CB129279

UVAS E VINHOS

O Prazer da Descoberta

UVAS E VINHOS

O Prazer da Descoberta

João Roberto

Editora Novo Conceito

© 2007 Editora Novo Conceito
Todos os direitos reservados
2ª. Impressão – março de 2008

Editora: Bete Abreu
Assistentes Editoriais: Marília Mendes e Sonnini Ruiz
Produtor Gráfico: Samuel Leal
Preparadora de Texto: Camila Werner
Revisora de Texto: Solange Pinheiro
Design da Capa: Ana Solt
Crédito da imagem da capa: 42-17718463|DC| © Marielle/Photocuisine/Corbis/LatinStock
Editoração e Diagramação: Triall

Dados Internacionais de Catalogação na Publicação (CIP)(Câmara Brasileira do Livro, SP, Brasil)

Roberto, João
Uvas e vinhos / João Roberto. -- São Paulo : Novo Conceito Editora, 2007.

ISBN 978-85-99560-26-6
1. Uvas 2. Vinhos e vinificação 3. Viticultura I. Título.

07-9257 CDD-641.22

Índices para catálogo sistemático:
1. Vinhos : Alimentos e bebidas 641.22

Editora Novo Conceito

Rua Sansão Alves dos Santos, 102 – 2º and. – Cj. 21 – Brooklin Novo
04571-090 – São Paulo – SP
www.editoranovoconceito.com.br

Para minha esposa Regina; meu filho Roberto e sua esposa Eliane; minha filha Fernanda e meus netos Felipe e Henrique.

SUMÁRIO

INTRODUÇÃO

Muitas pessoas que apreciam as qualidades de um bom vinho confessam que nada sabem a respeito e não se sentem à vontade para discutir o assunto, principalmente quando se deparam com os mais diversos termos utilizados para sua descrição.

A idéia de associarmos o conhecimento, considerado como um privilégio de cientistas, e portanto misterioso e inacessível, com algo como o vinho que nos é dado a conhecer como romântico, lírico e artístico, nos assusta.

Videiras e uvas são presentes que a natureza nos oferece capazes de extrair do solo os elementos que se transformam em aromas e sabores que nos encantam quando carinhosamente tutoradas por mãos privilegiadas são transformadas em vinhos.

A descoberta dos detalhes envolvidos na escolha do solo e clima adequados ao cultivo de videiras, sua integração com o meio ambiente, o conhecimento da geografia dos países produtores e suas varietais, os processos utilizados na elaboração de vinhos de qualidade, iniciando com a colheita, a prensagem, a maceração, a fermentação das uvas, a maturação do vinho, sua escolha e apreciação — tudo isso aumenta nosso prazer.

O conhecimento advindo do *prazer da descoberta* não tem a finalidade de revelar somente os segredos e mistérios da natureza, mas de nos renovar durante todo o processo da evolução diária a que estamos destinados.

Iniciando pela "Alma do Vinho", gradativamente notamos que ciência e artes se fundem e "Conhecimento e Prazer" se complementam. A conclusão a que chegamos é que a habilidade de interpretar e reinterpretar novos aromas e sabores surge à medida que aprofundamos nossos conhecimentos e firmamos nossos pontos de vista.

João Roberto

APRESENTAÇÃO

Em 12 de março de 2006 surgiu minha coluna semanal no jornal *Gazeta de Ribeirão*, que é publicada desde essa data, sem interrupções.

Iniciamos com algumas considerações e reflexões sobre a "Alma do Vinho" — uma apresentação do vinho como um presente da natureza que, ao ser elaborado com trabalho, carinho e dedicação, juntamente com seu conhecimento sólido, gradativo, profundo e sério, aumenta nosso prazer.

Caminhamos em seguida para "O Prazer da Descoberta", oriundo do conhecimento e auxiliado por nossos sentidos, em que o vinho é visto como muito além de uma simples bebida alcoólica; quando é de boa qualidade, ingerido com moderação e escolhido de maneira criteriosa, ele nos possibilita um dos maiores prazeres de vida: o prazer da descoberta.

Um outro artigo, "Queijos e Vinhos São Incompatíveis", mostrou que comentários prévios e precipitados, veiculados por uma revista de divulgação de notícias científicas antes da publicação da pesquisa em sua forma integral, nos induziram a conclusões errôneas, causando muita celeuma e muitos protestos.

"Venha me Conhecer" convidará o leitor a conhecer a uva, essa pequena fábrica bioquímica, em sua essência, obtendo, assim, maior proveito dos vinhos. Ao lado dessa coluna, introduzimos "Ao Redor do Mundo", com comentários das notícias recentes que podiam ser lidas em detalhes, indo à sua fonte de origem devidamente indicada.

O texto "Um Novo Mundo", foi dirigido à Páscoa de 2006, para que fosse festejada em nossa família com alegria e que nos fosse propiciada a passagem para um novo mundo, no qual prevalecesse a justiça sobre as injustiças, as verdades sobre as mentiras, a honestidade sobre a desonestidade.

"Equilíbrio e Harmonização" nos levou à conclusão de que essas duas etapas entre os vinhos e os outros alimentos é um assunto de alta complexidade, mas sem nada de mistério, simplesmente puro aprendizado.

As uvas mereceram uma avaliação semanal, detalhada, de cada uma das castas mais comuns: "A Cabernet Sauvignon", "A Cabernet Franc e a Merlot", "A Pinot Noir", "A Chardonnay", "A Riesling", "A Sauvignon Blanc" e "A Syrah".

A coluna que falava dos "Vinhos Fortificados" ofereceu ao leitor uma visão geral seguida de uma análise de cada um de seus tipos, entre os mais conhecidos: "O Vinho do Porto", "O Jerez", "O Madeira e o Moscatel".

E, durante seis semanas consecutivas, um trajeto de norte a sul da Itália foi percorrido nos artigos "As Vinhas e Vinhos da Itália".

Em "Os Taninos e os Vinhos Tintos", sua grande importância foi analisada detalhadamente.

Em seguida abordamos "Os Carvalhos e os Vinhos". As belezas da Provence, uma terra sem fronteiras", uma das regiões da França que mais nos encantam pela sua magia natural. O amarelo, lembrando o açafrão e os girassóis, os azuis do céu, as cores púrpuras dos imensos campos de lavanda, o reflexo prateado das oliveiras, os verdes reluzentes, as árvores frutíferas em sua fase de floração, o reflexo do sol nos campos de trigo já prontos para a colheita, todos usados como uma paleta de ricas cores à espera de serem transportadas para suas ricas obras-de-arte. Seus vinhos, com destaque para os rosés, e a simplicidade de sua culinária enriquecida pelo uso de azeites e ervas aromáticas, tudo colaborando para a maneira de viver "à provençale". "Châteauneuf-du-Pape", com sua grande variedade de castas, oferecendo-nos excelentes vinhos nos últimos anos; uma bela região com uma aparente confusa divisão geográfica, mas que, se olharmos em detalhes, está muito bem definida. A região do "Rhône do Norte", logo acima, onde a Syrah exerce seu domínio.

Um vinho ótimo para o verão, o rosé, foi analisado em "O Verão dos Rosés". Detalhes dos vinhos da Espanha e Portugal com suas grandes variedades de castas, a maioria pouco conhecida entre nós, com excelentes vinhos e mudando sua imagem, antigamente relacionada a vinhos de alta acidez; os vinhos dessas duas regiões têm recebido, nos últimos anos, merecido destaque em nossas adegas. Os vinhos da Bourgogne são apontados por nós como uma difícil escolha, sendo essencial o conhecimento das suas diversas regiões geográficas e o nome de seus produtores, bem como suas duas castas predominantes: a tinta Pinot Noir e a branca Chardonnay, que nos oferecem vinhos de incomparável distinção.

E muitos outros artigos: "Champagne: Uma Região, Um Vinho", na qual a qualidade está associada ao glamour de suas bolhas minúsculas e fascinantes em um contínuo movimento em nossas taças; "Alsace: Um vinho, Uma Paixão", já nos diz tudo; "A Alemanha e Seus Vinhos", com seus rótulos de aparência inicialmente muito difícil, mas, quando conhecidos, são os mais completos quanto ao nível de informação que esperamos obter para uma escolha adequada; "Áustria: Arte, Cultura e Vinhos", cujo título nos levou à Sinfonia Eroica de Beethoven, aos seus outros grandes compositores, Mozart e Haydn, e à introdução de uma excelente casta que produz vinhos brancos, a Grüner Veltliner, pouco conhecida entre nós, mas que sem dúvida merece nossa atenção; "O Vale do Loire", com seus belos rios, magníficos castelos e excelentes vinhos, merecendo destaque os brancos e suas muitas legendárias histórias ligadas aos vários reis da França, rainhas e amantes; Bordeaux, a região dos mais famosos vinhos do mundo, abordada no artigo "O Vinho Que Nasceu do Pântano", que causou muita surpresa entre os que o leram.

A essência do vinho esteve presente em "Languedoc e Roussillon", em que a rusticidade não conflita ou aniquila sua finesse e sua elegância — muito pelo contrário, a realça pelo contraste que se estabelece.

"A Evolução das Espécies e o Nosso Vinho de Cada Dia", ancorada na teoria de Darwin, levou-nos à descoberta de que aquela simples uva, muitas vezes crescendo nos quintais de nossas casas, guarda dentro de si um exemplo vivo da complexidade de nossa existência.

O artigo "Uvas e Vinhos: A Maturação Ideal" nos introduziu ao conceito de fenologia e sua importância na observação da maturação ideal, condição indispensável para a produção de vinhos de alta qualidade.

"Uvas e Vinhos: O Produto Final" levou-nos à conclusão de que, desde a escolha do solo, das castas específicas, até o engarrafamento do vinho, existe uma série de eventos que devem ser obedecidos para que ocorra a perfeita vinificação.

"Uvas e Vinhos: Os Quatro Elementos" mostrou a importância da nossa percepção sensorial na identificação e na integração dos quatro elementos: doce, ácido, amargo e salgado no processamento dos sabores no sistema nervoso central.

No artigo "O Vinho e a Nossa Percepção Sensorial" conhecemos a formação de um centro de sabores em nosso cérebro à medida que nossos conhecimentos sobre vinhos avançam e, como conseqüência, nos tornamos mais exigentes.

"Uvas e Vinhos: A Ponte" discorreu sobre a presença de um elemento de ligação entre o vinho e o alimento principal por meio de um terceiro, que seria a ponte.

Em "A Sangiovese: Uma Harmonização Regional", tratei da geografia, da história e da cultura de determinada região vinícola.

Em "Uvas e Vinhos: o Caminho das Especiarias" aprendemos o encanto exercido pelas especiarias no ser humano e as dificuldades de harmonização dos vinhos com elas.

"O Vinho e a Culinária Asiática" mostrou que o vinho, quando tratado como parte integral de uma refeição e não somente como um acompanhamento, facilita a harmonização com os mais difíceis pratos.

Depois falei de "Uma Nova Fronteira", que foi aberta com a migração das variedades viníferas para o Novo Mundo, estabelecendo "Os Vinhos da América do Norte" com resultados surpreendentes, principalmente após a devastação por uma praga que destruiu a vinhas da Europa e que nos levou ao título aparentemente paradoxal: "A *Phylloxera* e a Moderna Viticultura" indicando que ela se desenvolveu graças a uma praga.

Os vinhos dos diversos países do Novo Mundo com suas características e peculiaridades seguiram um invejável trajeto com ascendência sobre muitos daqueles conhecidos como vinhos do Velho Mundo. Observamos um forte predomínio do Estado da Califórnia ao lado do Chile com sua enigmática Carménère; a Argentina com a Malbec; a África do Sul que luta pela Pinotage e mais recentemente pela Chenin Blanc de boa qualidade e nos surpreende com a Syrah; a Austrália com a Shiraz; a Nova Zelândia com sua distinta Sauvignon Blanc.

Ao final desta primeira série de artigos, atingimos o conceito de que "Conhecimento e Prazer" se complementam. Durante esse período, tive o privilégio e o prazer de poder compartilhar minhas experiências profissionais de 24 anos na área de gastronomia, com especial interesse em vinhos.

Agradeço aos diretores, aos redatores e a todos da equipe da *Gazeta de Ribeirão* pelo apoio recebido e, em particular, meus agradecimentos a todos que nos vêm acompanhando desde o início por meio da leitura desta coluna semanal que sempre termina com "Um bom final de semana para todos nós". João Roberto.

UVAS E VINHOS

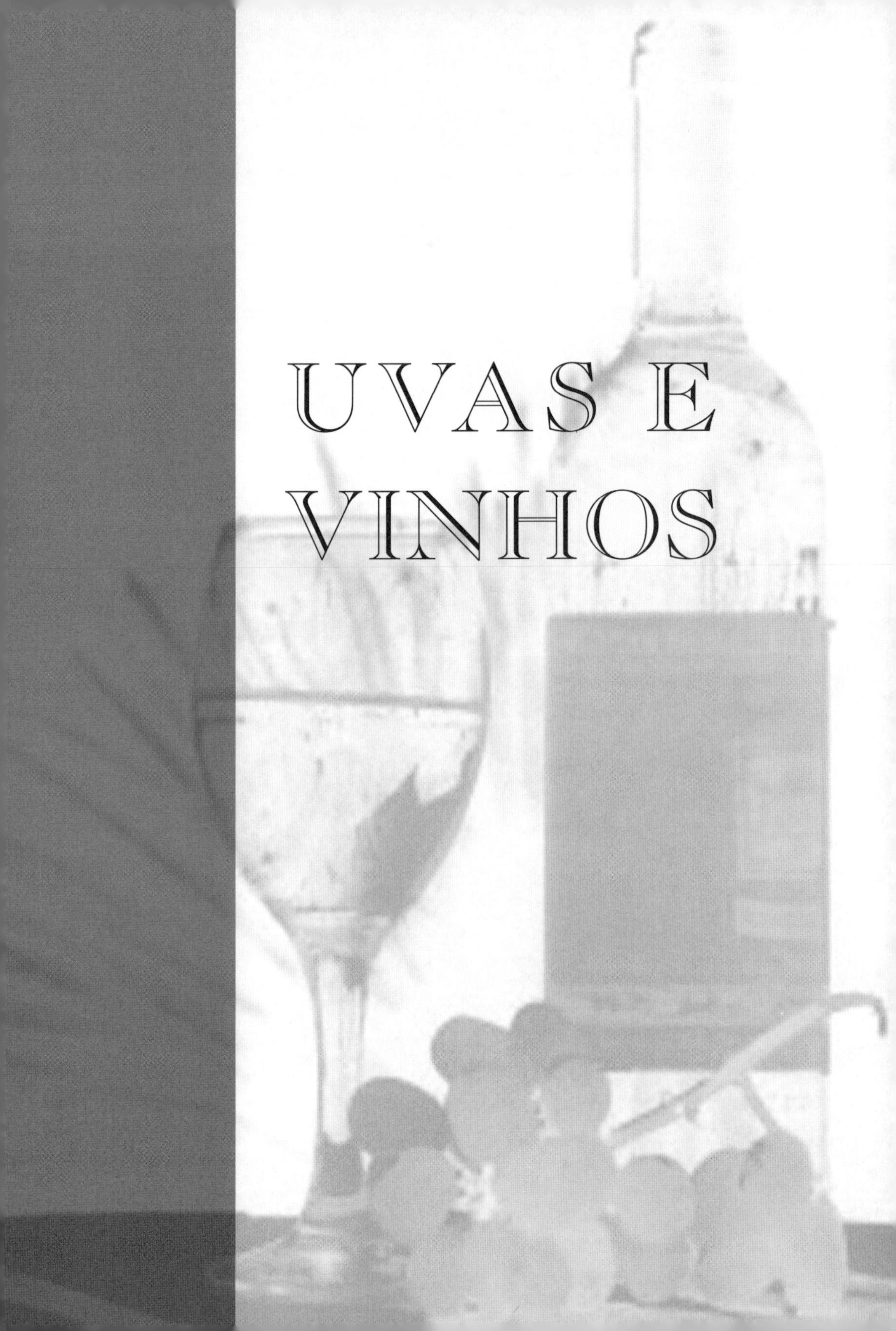

CAPÍTULO 1

A ALMA DO VINHO

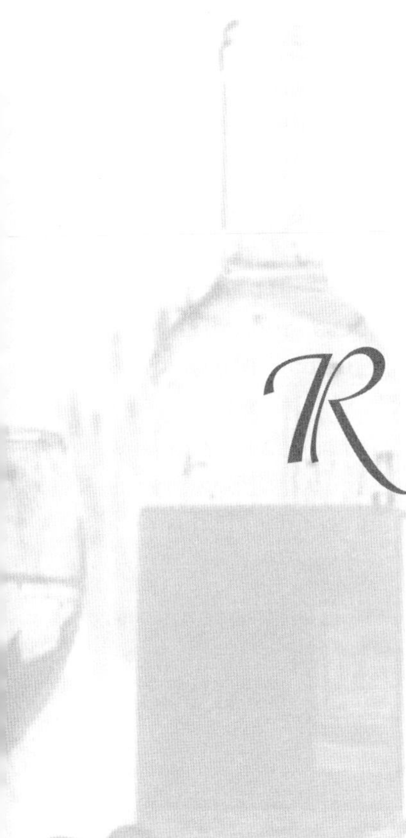

Raros artigos sobre vinhos falam da alma do vinho. O que existe é um esforço excessivo em nos dirigirem para esta ou aquela varietal de uvas, regiões específicas, *terroir,* safras, pontuações, harmonização e assim por diante.

Mas o horizonte dos vinhos é muito mais extenso e pode nos levar ao infinito. Somos constantemente desviados de sua verdadeira essência — ou seja, a alma do vinho.

Evidentemente, um conhecimento sólido, gradativo, profundo e sério sobre qualquer campo de atividade humana aumenta o nosso prazer, principalmente quando derivado de nosso esforço pessoal.

Para entendermos a linguagem do vinho, é necessário aceitá-lo como um presente da natureza, elaborado com trabalho, carinho e dedicação. Uma vez isso aceito, varietais de uvas, vinificação, maceração carbônica, fermentação maloláctica, nível de acidez, taninos e outros elementos inerentes aos vinhos cairão em nosso colo de braços abertos.

Aí, sim, poderemos falar sobre a mística da uva que se transforma em vinho, da degustação, da harmonização entre vinhos e comidas, e questionar o dúbio emprego da palavra francesa *terroir*, tão em voga hoje em dia.

Poderemos falar também da degustação, momento em que ativamos todos os nossos sensores organolépticos de maneira ordenada e sistemática à procura das qualidades inerentes a determinado vinho; e da harmonização, a arte de promover uma união prazerosa, feliz e prolongada entre vinhos e comidas, geralmente em presença de boa companhia.

O que deve ser feito de maneira casual, sem preocupação com análises sistemáticas, mas ouvindo, isso mesmo, ouvindo o que os vinhos e comidas têm a nos dizer por meio de seus aromas e sabores.

Aliás, vinhos e comidas são nada mais nada menos do que isso: aromas e sabores em permanente equilíbrio e harmonia.

Em meus 24 anos de experiência profissional na arte de lidar diariamente com comidas e vinhos e no cultivo de ervas aromáticas, aprendi a ver o mundo ao meu redor à maneira taoísta: uma troca de energia entre todos os elementos da natureza que nos cercam.

O taoísmo nos ensina que, quando respiramos absorvendo o ar vagarosamente, todos os elementos ao nosso redor, inclusive a terra, as pedras e as plantas, falam conosco e têm algo a nos dizer quando estamos dispostos a ouvir.

▸ 12 DE MARÇO DE 2006

CAPÍTULO 2

O PRAZER DA DESCOBERTA

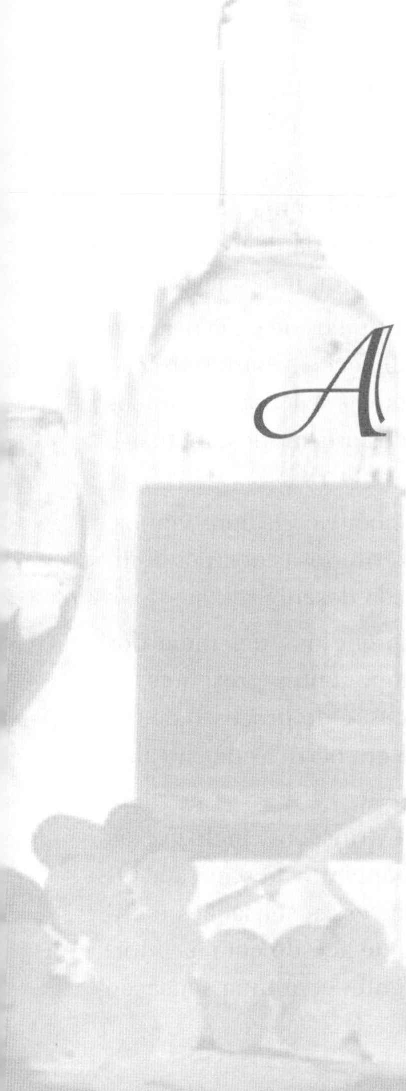

A multiplicidade de tipos de vinho decorrente da grande variedade de castas de uvas — Cabernet Sauvignon, Pinot Noir, Malbec, Nebbiolo, Chardonnay, Sauvignon Blanc, Riesling e muitas outras —, associada às diferentes técnicas de vinificação e mixagem dessas uvas, a *assemblage*, faz a escolha e a apreciação do vinho parecer algo complicado.

No entanto, o processo é subjetivo e depende igualmente do conhecimento adquirido. Como sabemos, a subjetividade é inerente a nós mesmos, mas devemos lembrar que é altamente influenciável.

O conhecimento é derivado do aprendizado e depende do nosso esforço e de nossa ambição para expandir seus horizontes, utilizando os elementos intrínsecos, os sensores organolépticos, e extrínsecos, os estímulos que a natureza oferece. Os intrínsecos já nascem conosco e são os seguintes:

- a sensação visual — os olhos nos permitem apreciar cores, limpidez e transparência;
- a sensação olfativa — nos permite reconhecer e diferenciar odores e aromas diretamente por meio das narinas e, indiretamente, por meio do contato entre a língua e o palato, no céu da boca;
- a sensação gustativa — as papilas linguais nos permitem identificar o doce, o ácido, o amargo e o salgado. O equilíbrio entre o doce, o ácido e o amargo é que dá equilíbrio e harmonia ao vinho, mas é importante notar que todos eles são ligeiramente perceptíveis, com exceção do doce, que predomina nos chamados vinhos doces ou de sobremesa.

O ligeiro sabor amargo que percebemos no final da degustação dos vinhos da casta Chardonnay é perfeitamente normal e aceitável. O excesso pode se constituir em um defeito.

Já os vinhos da casta Riesling apresentam acidez predominante, o que é uma de suas características e deverá se manter até o final da degustação, ao passo que a presença do amargo não é característica, e sim, indesejável.

Esses pequenos detalhes, juntamente com outros típicos de cada uva, são importantes quando estamos preocupados em estabelecer a harmonização entre vinhos e comidas. O vinho, acreditem ou não, talvez seja um dos únicos alimentos que nos permite exercitar e aperfeiçoar todos os sentidos, inclusive a sensação tátil.

O vinho é muito mais que uma simples bebida alcoólica. Os bons vinhos, ingeridos com moderação e escolhidos de maneira criteriosa, nos possibilitam obter um dos maiores prazeres da vida: o prazer da descoberta.

Quanto aos elementos extrínsecos, esses são aprendidos por meio dos contatos repetidos e constantes com os outros componentes presentes no vinho e provenientes de varietais, ou castas específicas, e do processo de colheita, vinificação, maturação e envelhecimento, seja em barricas de carvalho velho ou novo, aço inox, cerâmica ou na própria garrafa.

As sensações subjetivas derivam dos estímulos extrínsecos, inclusive da propriedade física quente/frio, que alteram sobremaneira a percepção. Os neurônios, que são as células nervosas, captam todas essas sensações e enviam-nas ao cérebro, que as reconhece e as processa de acordo com as informações armazenadas na memória e, conseqüentemente, gera uma sensação de prazer ou desprazer, aceitação ou rejeição.

Tudo isso, maravilhosamente, ocorre em milésimos de segundos. Imaginemos como é difícil elaborar um bom vinho ou uma boa comida em que todas essas percepções e sensações estão sendo continuamente processadas, e mantê-las em equilíbrio e harmonia permanentes.

Imaginemos a beleza da sinergia entre nós, seres humanos, e a natureza, que transforma tudo isso em realidade. Imaginemos que toda essa harmonia possa ser utilizada por nós, seres humanos, em nossos relacionamentos de cada dia. O presente nos foi dado logo ao nascermos e é renovado diariamente. Cabe somente a nós fazermos as opções.

▸ 19 DE MARÇO DE 2006

CAPÍTULO 3

QUEIJO E VINHO SÃO INCOMPATÍVEIS

Em 19 de janeiro deste ano, antecipadamente, a respeitável revista *New Scientist* publicou a afirmação que, baseada no resumo de uma pesquisa da importante e respeitada Universidade da Califórnia, especializada em enologia e viticultura, "independente da qualidade, os vinhos são todos iguais após o consumo de queijo".

Depois, a pesquisa foi integralmente publicada na edição de março do *American Journal of Enology and Viticulture* sob o título *Efeitos Sensoriais do Consumo de Queijo Antecedendo a Avaliação do Sabor do Vinho Tinto*.

A finalidade do estudo, feito por meio de uma análise descritiva, foi avaliar de que maneira a percepção das qualidades do vinho é influenciada por diferentes tipos de queijo.

O comentário prévio e precipitado, antes da publicação integral da pesquisa, publicado pela *New*

Scientist e outros comentários subseqüentes varreram a imprensa e causaram enorme celeuma e protestos.

Várias pessoas solicitaram minha opinião — daí o motivo de falarmos a respeito, bem como tirarmos várias conclusões.

O estudo foi realizado em laboratório, usando onze voluntários, após um rápido treinamento. Eles degustaram oito tipos de vinho de diferentes qualidades, sendo dois Pinot Noir, dois Cabernet Sauvignon, dois Merlot e dois Syrah, antes e após o consumo de vários tipos de queijo de diferentes sabores e texturas.

A conclusão foi a de que o aroma e o sabor da fruta, os taninos, a acidez e o carvalho se tornaram menos perceptíveis quando os vinhos foram ingeridos após o consumo dos queijos — em relação a quando ingeridos sem os queijos. Mas não chegaram ao ponto de impedir a diferenciação de cada tipo de vinho.

As conclusões que se espalharam, de que todos os vinhos são iguais após a ingestão de queijos independentemente da qualidade do vinho, de que, mais além, vinhos e queijos são incompatíveis e de que o sabor do vinho desapareceu, foram sem dúvida precipitadas e errôneas.

A própria doutora Hildegarde Heymann, supervisora da pesquisa, disse que a interpretação foi feita de maneira incorreta e que ficou muito surpresa com a repercussão.

O estudo não conclui que vinhos tintos e queijos são incompatíveis e não se combinam, mas simplesmente tenta nos dizer, pelas suas conclusões, que o queijo tem um efeito supressivo em certas características dos vinhos tintos.

A conclusão a que podemos chegar é que o estudo realizado em laboratório não acrescentou nada ao que já sabemos: existe uma integração entre vinhos e comidas, não somente queijos, e que vinho e comida se combinam com a finalidade de agradar ao paladar, com raras exceções. Nada mais, nada menos.

Muitos consumidores têm preferência por vinho branco, doce ou de sobremesa, para acompanhar queijos, há muito tempo, e o estudo não analisou vinhos brancos. Outra conclusão é que pesquisas parciais devem ser publicadas com muito cuidado, pois estão sujeitas a interpretações errôneas e precipitadas, o que pode desacreditá-las e gerar conclusões diferentes da publicação integral.

Do lado de fora dos laboratórios, em uma reunião social com gente circulando, muito burburinho, boa música e troca de idéias, acredito que o resultado da pesquisa seria bem outro. Namoro, noivado e até mesmo casamentos sairiam dali.

Você está convidado para nossa festinha de queijos e vinhos. Compareça, sua presença será motivo de muita alegria para todos nós. Endereço: em algum lugar do planeta Terra. Horário: agora e sempre. Observação: traga o vinho e o queijo que quiser; a salada e o pão são por nossa conta.

23 DE MARÇO DE 2006

CAPÍTULO 4

VENHA ME CONHECER

Ela pode ser dócil, amigável, temperamental. Universidades são dedicadas a ela. Gastam-se milhões em pesquisas anualmente. Mas apesar de tudo ela ainda guarda muitos mistérios no seu interior à espera de serem desvendados.

Ela gosta de nos transmitir a eterna sensação de ser indomável e está sempre a desafiar o ser humano, sorrateiramente sorrindo das nossas vãs tentativas de dominá-la completamente.

Ela é complexa, uma pequena fábrica bioquímica que absorve a luz solar, a água do solo com seus micronutrientes, aminoácidos e minerais, e os transforma em açúcares e outros elementos, de acordo com sua herança genética, para cumprir uma de suas finalidades.

Ela é a uva, que apesar de tudo, como todos nós, deixou uma pequena fresta na sua janela para ser espionada e descoberta. Ela gosta de ser transformada em uma paixão de sua vida, o vinho.

A uva é composta de uma pequena haste que a liga ao tronco da videira. Essa haste, enquanto verde, pode ser usada durante a vinificação e contém taninos. Os taninos quando na boca nos dão a sensação de banana verde e podem ser agradáveis ou desagradáveis.

Os taninos estão presentes nos outros dois elementos que compõem as uvas, nas sementes e na casca, juntamente com as antocianinas, que dão a cor característica das uvas tintas.

As uvas Pinot Noir, das regiões de Borgonha, Nova Zelândia, Chile, Argentina, Estados Unidos e outros países, apresentam uma casca fina e muito delicada, com nível menor de antocianinas e taninos, originando vinhos de um vermelho rubi-claro e transparente, de maturação mais rápida. Elas são mais delicadas do que as uvas Cabernet Sauvignon, que apresentam uma casca espessa e escura, produzindo vinhos praticamente em todas as áreas do mundo, com características que a diferenciam da Pinot Noir por seus vinhos apresentarem cor vermelho-escuro, maturação longa e taninos persistentes e muitas vezes agressivos.

Analisando as características dos vinhos feitos com essas duas uvas em relação à cor, quando em um copo à nossa frente, poderemos identificá-las — nada de misterioso, puro conhecimento.

Esse é o primeiro passo na avaliação e identificação de vinhos quanto ao tipo de uva: a cor. O outro elemento, a polpa, composta principalmente de água, é a parte mais ativa dessa fábrica biológica, cujo ciclo completo é de 120 dias divididos em dois períodos iguais. O primeiro é de formação e se inicia logo após a floração, quando são produzidos os ácidos tartáricos e málico, fundamentais na qualidade final do vinho, bem como os taninos e os vários compostos responsáveis pelo aroma e pelo sabor.

No período seguinte, a maturação, ocorre a produção de glicose-frutose (concentração das antocianinas-cor) e dos vários compostos responsáveis pelos aromas e sabores. Nesse período, a uva está colocada no berçário sob constante influência das condições climáticas, umidade do solo e vigilância constante do viticultor.

Retornaremos várias vezes a este tema específico sobre as uvas e suas características. Aproveite o seu final de semana, abra um Pinot Noir ou um igualmente bom Cabernet Sauvignon e relaxe. Mozart seria um bom acompanhamento para o Pinot Noir, ao passo que Beethoven adoraria um convite para o Cabernet Sauvignon. Afinal, parece haver uma semelhança entre eles e as características destas uvas.

▸ 2 DE ABRIL DE 2006

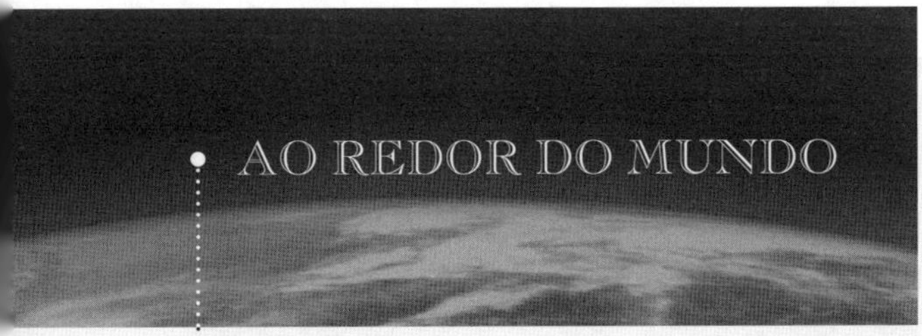

AO REDOR DO MUNDO

O aquecimento global provocará efeitos importantes nas uvas e, conseqüentemente, na produção de vinhos. As uvas tintas podem perder suas cores e características varietais, e as uvas brancas podem até desaparecer. Segundo o renomado viticultor australiano Richard Smart: "o efeito será profundo". Se o ritmo do aquecimento global continuar, dentro de cinqüenta anos uma das varietais mais sensíveis ao calor não poderá mais ser cultivada: a Pinot Noir. Nos últimos cinqüenta anos, houve um aumento de 2,9°C na temperatura global e modelos climáticos computadorizados prevêem um aumento adicional de 1,2°C a 1,4°C em diferentes áreas no próximo meio século. Essa foi a conclusão da primeira Conferência Mundial sobre Aquecimento Global e Vinhos, realizada em Barcelona dias 24 e 25 de março deste ano. A conferência chamou a atenção dos governantes em todo o mundo para esses sinais de alerta que, aparentemente triviais, são o mais direto e contundente exemplo das conseqüências do aquecimento global.

Fonte: www.decanter.com

CAPÍTULO 5

VENHA ME CONHECER: A TRANSFORMAÇÃO

A maturação das uvas, uma vez atingido o seu ponto ideal medido pela quantidade de glicose e frutose presentes na polpa, encerra um ciclo de 120 dias desde o início da floração das videiras. Os açúcares naturais são medidos em unidades denominadas Brix. Do início da maturação até o final, essas unidades variam de quatro até 26 Brix, no máximo, mas geralmente ficam entre 18 e 22 Brix durante a colheita.

As uvas são colhidas manualmente ou com auxílio de máquinas agrícolas. Todo cuidado é empregado para mantê-las intactas até chegarem ao seu destino final, o mais rápido possível, onde serão prensadas para a liberação do suco da polpa, juntamente com os pigmentos, as chamadas antocianinas, e os taninos presentes na casca e na semente.

A transformação da uva em vinho propriamente dito inicia-se com o processo da fermentação. Aos fermentos naturais presentes na casca, chamados fermentos endógenos, serão adicionados fermentos exógenos se necessário. Durante a fermentação inicial, os açúcares da uva serão transformados em álcool de vários tipos, com formação e liberação de gás carbônico e geração de calor.

Durante esse processo, o gás carbônico deverá ser eliminado continuamente por agitação, ou mais eficazmente, por meio da microxigenação, bem como a temperatura deverá ser reduzida, ou então a fermentação não ocorrerá.

O glicerol, conhecido como o álcool da uva, o etanol e outros tipos de álcoois conferem ao vinho sua viscosidade e, juntamente com os compostos aromáticos, são o sustentáculo para o desenvolvimento de ácidos desejáveis, aroma e sabor, de grande importância na qualidade final dos vinhos.

Na presença de um teor alcoólico ideal de 13 graus, pH derivado da presença dos ácidos ao redor de 3,4 e temperatura de 18ºC a 22ºC, juntamente com as bactérias desejáveis que estão presentes na casca da uva, ocorre a fermentação secundária, que é secundária somente devido à seqüência em que ocorre, não por sua importância.

Essa fermentação é denominada maloláctica, pois o ácido málico gerado no período de transformação da uva é transformado em ácido láctico. Ela é fundamental na produção dos vinhos tintos, principalmente nas regiões frias, e de alguns vinhos brancos com alto índice de acidez.

Essa fermentação é uma preocupação constante durante a vinificação e motivo de muitas pesquisas. Quando realizada de maneira correta e completa, confere ao vinho uma percepção sensorial agradável e balanceada.

O excesso de acidez, bem como sua falta, é desagradável ao paladar. Quando há falta de acidez dizemos que o vinho está morto, que não é mais vinho.

As cascas e as sementes são finalmente removidas. O líquido remanescente permanecerá nas barricas de carvalho ou aço inox, sendo a seguir clarificado por filtração ou decantação.

Durante esse período de amadurecimento e mesmo após o engarrafamento, o vinho desenvolverá os aromas e sabores típicos de onde é proveniente, bem como das diferentes varietais das uvas utilizadas. Os taninos se tornam macios e palatáveis e a acidez alcança níveis agradáveis.

O processo da elaboração do vinho, desde a escolha do terreno e clima adequados, passando pela vinificação até o produto final, é longo, complexo e requer muitos cuidados e dedicação integral. De uma breve maneira, descrevemos o ciclo da produção do vinho como uma base para que possamos, gradativamente, nos aprofundar naquilo para o que o vinho é destinado:

enaltecer o sabor dos alimentos, bem como nos trazer boas lembranças e um mundo de emoções ao lado de boa companhia. Não poderíamos aspirar por combinação mais feliz.

9 DE ABRIL DE 2006

AO REDOR DO MUNDO

A disseminação do vírus gripe aviária, o H5N1, está causando muita preocupação, e com razão, em toda a Europa. Nesta semana ocorre a degustação da nova safra de vinhos de 2005 de Bordeaux, na França, chamada *Em Primeur*. Centenas de futuros compradores e jornalistas do mundo todo se dirigem a essa região. O Ministério da Saúde da França emitiu uma portaria exigindo que todos os visitantes dessa região vinícola usem botas brancas de papel super-resistente para revestir os sapatos. Essas botas devem estar à disposição na entrada das propriedades, principalmente devido ao fato de que muitos dos visitantes vêm de áreas onde o vírus foi detectado. Segundo o comunicado de um dos integrantes do ministério: "Esta é uma área predominantemente rural. Existem muitas aves e gado nos arredores. Todo cuidado é pouco".

A globalização atingiu em cheio os produtores de vinhos da França. O orgulho francês cedeu lugar a uma prática condenada pela grande maioria dos produtores: a adição de lascas de carvalho às barricas para transmitir o sabor do carvalho aos vinhos. O uso de carvalho novo na produção dos vinhos poderia ser até suspenso e substituído por barricas de aço inox, o que reduziria consideravelmente o preço final dos vinhos mais comuns. Essa prática é comum no Novo Mundo. O mesmo procedimento foi autorizado pela União Européia, e em breve deverá ser utilizado por outros países da Comunidade. Há grandes polêmicas com respeito a esse procedimento. Seguiremos de perto.

Fonte: www.decanter.com

CAPÍTULO 6

UM NOVO MUNDO

O perfume das ervas aromáticas frescas e recém-colhidas, das especiarias, do vinho em que aquela perna de cordeiro, agora na panela e no fogo, passou a noite sendo acalentada e absorvendo todos os aromas e sabores, desprendem-se no ar. Enquanto cozinha lenta e preguiçosamente, ela nos antecipa o que vem a seguir. A torta, com o espinafre e os cogumelos mesclados aos ovos batidos e aconchegados naquela massa fina e delicada, está no forno para o deleite dos vegetarianos. A lasanha, o arroz de forno e a sobremesa, tudo está carinhosamente planejado e preparado. O vinho tinto, o branco e aquele sempre esquecido, mas não menos saboroso, o rosé, estão prontinhos para juntarem seus aromas e sabores às delícias da cozinha.

Este almoço será motivo de muita alegria e prazer — aliás, como todos deveriam ser. A mesa está posta com aquela toalha, os guardanapos para ocasiões especiais, os talheres, os copos e música ao fundo. Os tradicionais ovos de chocolate estão escondidinhos à espera de serem descobertos pelas crianças e lhes darem o prazer de serem degustados.

Ao redor da mesa, o barulho sutil dos pratos, travessas e talheres; acontecimentos, reflexões, pensamentos, fatos vividos e presenciados se materializam em palavras. Aqui gosto se discute. Todos os canais se abrem em sintonia com o universo. Que belo e delicioso almoço. O vinho doce de sobremesa completa o sabor daquela torta de sempre, receita da vovó, que a cada vez nos parece melhor que a vez anterior.

O vinho é o de sempre, aquele Porto ou Moscatel. A torta não mudou, a receita e os ingredientes são exatamente os mesmos. Nós mudamos, talvez tenhamos aprendido a apreciar as coisas simples da vida, a valorizar os presentes que a natureza nos oferece todos os dias. Em meio às minhas reflexões, alguém se levanta e convida a fazer um brinde à liberdade. Liberdade essa que nos permite que estejamos ali reunidos a expressar nossas opiniões, idéias e pensamentos.

Hoje comemoramos a Páscoa, palavra que significa passagem. Que esta Páscoa de 2006 seja para todos nós uma passagem real para UM NOVO MUNDO onde prevaleçam a justiça sobre as injustiças, as verdades sobre as mentiras, a honestidade sobre a desonestidade. Juntemos as nossas mãos. Oremos à nossa maneira para a Páscoa e para que este Novo Mundo não seja um anseio passageiro, logo esquecido, de belos e firmes propósitos. Boa Páscoa Brasil, você precisa. Nós todos brasileiros a merecemos. Que assim seja.

16 DE ABRIL DE 2006

AO REDOR DO MUNDO

Mozart: Die Zauberflöte — A Flauta Mágica

Se você é apreciador de música clássica, em especial de ópera, a gravação ao vivo dessa ópera de Mozart, sob a regência de Claudio Abbado, com o selo da gravadora alemã *Deutsche Grammophon e* realizada no Teatro Comunale di Modena, Itália, em setembro de 2005, está entre as mais recomendadas pela *The Gramophone e-newsletter* de abril de 2006. "Sem dúvida essa é a versão mais desejável usando instrumentos modernos (...). Apresenta contudo as imperfeições aceitáveis das gravações realizadas ao vivo." Se você é mais tradicionalista e conservador, é recomendável que fique com a segunda gravação, realizada pela Solti, em 1990. As versões modernizadas das peças em geral e das óperas de Mozart vêm causando um impacto altamente positivo. Visite sua loja ou site predileto e confira você mesmo. Boa Páscoa!

CAPÍTULO 7

EQUILÍBRIO E HARMONIZAÇÃO: INTRODUÇÃO

Um grande desafio que se coloca diante de um produtor de vinhos de alta qualidade é o equilíbrio entre os três elementos fundamentais na elaboração desses vinhos: os ácidos, os taninos e os açúcares.

(Daqui em diante vamos nos referir aos açúcares com o termo *fruta.*) A fim de que se possa estabelecer uma harmonização correta, adequada, completa e gratificante entre vinhos e comidas, é necessário o conhecimento de como interagem entre si esses três elementos para que se estabeleça um estado de equilíbrio.

É importante que se tenha em mente que o equilíbrio é um estado dinâmico e não estático. Dizemos que um vinho está em estado de equilíbrio, ou simplesmente equilíbrio, quando percebemos a presença desses três elementos, sem a excessiva dominância de um sobre o outro. Discutiremos em um futuro próximo quais fatores alteram esse equilíbrio, como, por exemplo, a temperatura em que o vinho é servido, entre outros.

Os taninos quanto às suas qualidades são considerados bons ou ruins. Quanto ao seu nível ou presença, podem ser leves, moderados, acentuados ou dominantes. A acidez pode ser alta, média ou baixa. E a fruta pode ser levemente perceptível, medianamente perceptível, ter presença generosa ou marcante.

Quando efetuamos a harmonização entre vinhos e comidas, todas essas variáveis e suas possíveis combinações, usando termos matemáticos, devem ser levadas em consideração, bem como a influência exercida pelos fatores ambientais. Daí a conclusão de que a harmonização e o equilíbrio entre vinhos e comidas não é um assunto banal e corriqueiro, mas de alta complexidade. Não é simplesmente "vinho branco combina com peixes, vinho tinto, com carnes", mas sim um desafio, muito agradável de se enfrentar, que deve ser baseado em conhecimento sólido, persistência e determinação quanto ao seu aprendizado. Nada de mistérios, puro aprendizado.

Os resultados obtidos são significantes. Vale apenas encarar o desafio que aquele vinho e aquela comida à nossa frente estão a nos propor. Aquele peixe perfeitamente grelhado com um leve toque de azeite, ervas aromáticas frescas e finalizado com gotículas de um aromático limão siciliano.

Aquele outro ligeiramente mais complexo, cozido ao ponto no vapor com gengibre fresco e especiarias ligeiramente adocicadas para balancear o gengibre e criar um terceiro sabor. Ou algo mais ousado e sofisticado, como um camarão levemente grelhado com um toque de creme fresco recoberto com raras trufas negras de aroma perfumado, lembrando-nos o aroma que exala da terra e das folhas espalhadas pelo chão de uma mata, ali presentes desde longa data, em um dia chuvoso.

Ou uma mais intrigante perdiz levemente grelhada e rosada no seu interior, em um leve molho de damascos, com mostarda em grãos e aspargos frescos cozidos ao vapor. E agora? Os damascos ligeiramente adocicados, os grãos picantes da mostarda e os aspargos com seu sabor naturalmente metálico. Qual o vinho para harmonizar? Pensando bem, talvez aqueles aspargos estejam fora do contexto. Pensando bem, vou colocar algo neutro em vez dos aspargos, que, aliás, não se integram com os elementos do prato.

Ficarei com o ligeiro adocicado dos damascos e com o picante da mostarda em grãos. Necessito de algo neutro para estabelecer uma ponte — olhe aí a engenharia presente — com o vinho que vou escolher. Alguém faz uma sugestão: "Que tal umas batatas úmidas por dentro e ligeiramente grelhadas por fora e um pouco mais de sal do que o usual no molho"? Bingo! Com os elementos do prato harmonizados entre si, é mais fácil e gratificante efetuar a harmonização com os vinhos à nossa disposição. Por enquanto, gostaria de fazer uma pequena consideração: muitos romances nasceram, nascem e nascerão da combinação entre vinhos e comidas. Experimente e me conte o resultado. Pensando bem, não me conte, eu já imagino e sei qual será sua resposta. Divirta-se. Um mundo fascinante está sempre à nossa espera, diariamente. Vamos descobri-lo, diariamente. Na maioria das vezes, ele não se encontra em terras distantes, mas está bem aqui juntinho de nós.

23 DE ABRIL DE 2006

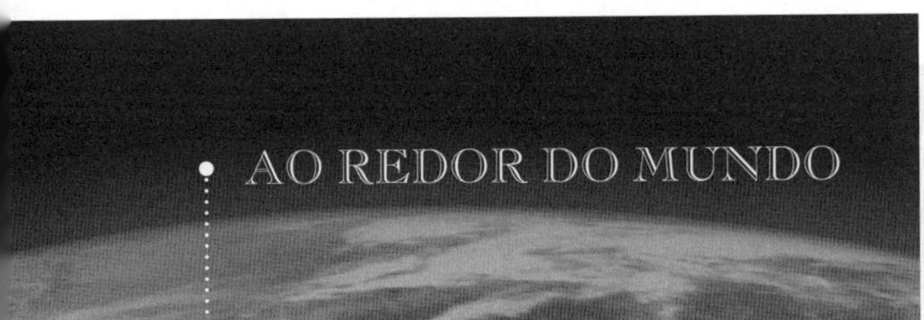

AO REDOR DO MUNDO

Uma pesquisa de mercado realizada na Itália pela *Verona Fiere* e pela *Confcommercio* foi divulgada durante o período de uma das maiores feiras de vinhos do mundo, a *Vinitaly*, realizada este mês. A pesquisa foi realizada junto a restaurantes que colocam vinhos como elementos importantes à disposição de seus clientes e mostrou que: 55,7% dos restaurantes indicam sua preferência pelos vinhos do Sul da Itália; 15,1% pelos da Itália Central; 12,9% pelos vinhos internacionais; 11,7% pelos vinhos produzidos na região onde se localizam; 7,4% pelos da região Noroeste da Itália e 4,6% pelos vinhos da região Nordeste da Itália. Quanto aos vinhos internacionais constantes das cartas de vinhos dos restaurantes: 85,4% apresentam vinhos franceses; 54,5% californianos; 50% espanhóis; 46,1% australianos e 46,1% chilenos. O que surpreende é a alta percentagem dos chilenos em relação aos vinhos do Novo Mundo. Uma grande vitória para o Chile, enfrentando os outros grandes concorrentes em um país considerado quase que como o berço dos vinhos. Uma consideração que gostaria de fazer em relação ao aumento de consumo e preferência pelos vinhos do Sul da Itália, é que esse fato está ocorrendo em todo o mundo, pois houve uma melhora considerável na qualidade das uvas e sua vinificação, bem como voltou-se ao uso das castas locais, que se encontravam esquecidas por algum tempo. O alto preço de alguns vinhos no Norte da Itália, bem como condições climáticas adversas, principalmente na Toscana, nos últimos anos, acredito que também tiveram forte influência nesses dados estatísticos.

CAPÍTULO 8

EQUILÍBRIO E HARMONIZAÇÃO: O VINHO TINTO

Há, sem dúvida alguma, uma grande preferência pelo consumo de vinhos tintos em relação aos vinhos brancos. Questões culturais e a pouca disponibilidade de vinhos brancos de qualidade em relação aos tintos talvez sejam os fatores mais relevantes a se levar em consideração. A maioria dos vinhos brancos oferecidos apresenta um grande desequilíbrio principalmente em relação à acidez, que predomina; o que sem dúvida é indesejável ao paladar.

Existe sim uma diferença considerável entre os tintos e os brancos, mas existe um momento adequado para um e para outro. A adequação ao momento vai de nossa disponibilidade de conhecer o desconhecido, sem medo de errar. Mas quando baseada no conhecimento, a descoberta se torna mais empolgante, mais gratificante. No futuro abordaremos os brancos em detalhes, esperando dar-lhes uma chance merecida de se fazerem conhecer e serem apreciados.

Os elementos básicos presentes nos vinhos — os taninos, os ácidos e os açúcares —, responsáveis pelo seu equilíbrio e conseqüente harmonização, diferem em suas qualidades e níveis nos tintos em relação aos brancos. O vinho tinto difere do branco não somente em relação à sua cor, mas por apresentar um nível de tanino muito mais elevado, menor acidez, maior complexidade e estrutura.

No tinto, os principais elementos que interagem são os taninos e os ácidos; no branco, são os ácidos e os açúcares. Para os vinhos serem harmônicos e, portanto, agradáveis ao paladar, independentemente do tipo de uva, devemos levar em consideração o seguinte: alto nível de tanino requer baixa acidez; baixo nível de tanino, alta acidez.

Quando taninos e acidez são altos, ocorre um desequilíbrio importante e temos um vinho adstringente, sensação percebida na boca quando finalizamos o chupar de um limão durante um tempo prolongado. Quando os taninos e a acidez são baixos temos a sensação de um vinho muito leve, diluído, "aguado". Um alto nível de álcool, por sua vez, é desejável em presença de uma alta acidez ou de um alto nível de taninos. Mas um vinho com alto teor alcoólico, além do desejado, provoca irritação da mucosa nasal e oral, pela sua volatilidade, bloqueando as sensações agradáveis que virão durante a degustação e mesmo o sabor das comidas.

No vinho tinto, e em casos excepcionais e desejáveis em vinhos brancos, o contato e a interação com o carvalho das barricas de madeira, ou suas lascas quando se usa o aço inox, é de fundamental importância para a obtenção dos extratos resinosos, que dão a estrutura sólida, de suma importância na sua qualidade final.

A percepção de baunilha que temos em alguns tintos vem desse contato. A preferência quanto ao tipo e qualidades de um vinho tinto varia de pessoa para pessoa. Há os que apreciam os vinhos com taninos presentes e bem perceptíveis, mas suaves e macios, com gosto de madeira e pouco predomínio das frutas, como os Bordeaux maturados com o predomínio da uva Cabernet Sauvignon.

Outros preferem o aroma e sabor dominante das frutas — amora, framboesa ou cereja — e ligeiramente apimentados, com pouco tanino e maior acidez: um Pinot Noir típico da Borgonha. A subjetividade, muito pouco considerada principalmente pelos gurus dos vinhos, o ambiente em que o vinho está sendo servido, a companhia e o regionalismo dos pratos são também importantes na sensação pessoal de equilíbrio do vinho.

Aquele molho de tomates frescos, ligeiramente refogado com um toque de azeite de oliva perfumado e finalizado com recém-colhidas folhas de basilicão fresco, fumegante no topo daquele *tagliolini* feito carinhosamente à mão, pulverizado ligeiramente com aquele *parmigiano*, simplesmente aguarda um *chianti* toscano elaborado com aquela uva Sangiovese típica para se completar. Nada mais é preciso, talvez um pedacinho de pão para finalizar o molho restante no prato e o "restinho" de vinho no copo. Aqui o regionalismo predominou.

Talvez um tanto poético da minha parte, mas os vinhos, a poesia e a música sempre caminharam juntos e continuarão a fazê-lo por muitos anos. Quem quer, cria o momento e a hora, relembra as suas raízes e, pelo menos por alguns momentos, esquece os gurus e toma a dianteira de si mesmo. Vale a pena tentar. Aproveite o seu fim de semana e o feriado prolongado. Divirta-se.

30 DE ABRIL DE 2006

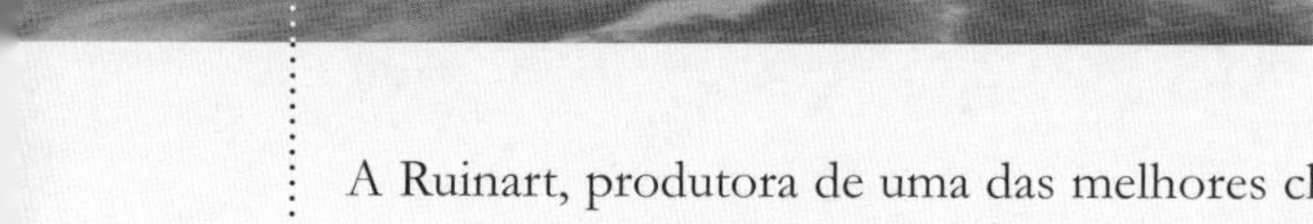

AO REDOR DO MUNDO

A Ruinart, produtora de uma das melhores champagnes da França, há 15 anos patrocina a importante competição do melhor sommelier da Inglaterra. Este ano, pela primeira vez, a vencedora é uma mulher de origem francesa — o que é considerado um grande feito em um ambiente de domínio altamente masculino. A seleção foi feita entre 210 participantes de 15 diferentes regiões em todo o país. Claire Thevenot é sommelier do *Hotel du Vin et Bistrot*, em Winchester. A competição é extremamente difícil, altamente competitiva e exige grande conhecimento sobre vinhos. Consiste em uma prova escrita, uma degustação às cegas, na correção de erros em uma longa carta de vinhos e em servir um Magnum de Champagne de 1,5 litro em 16 taças em nível igual, até o topo, sem derramar, em uma seqüência contínua e sem poder voltar ao início. Claire Thevenot participou pela primeira vez, ao lado de participantes veteranos. Parabéns a Claire que, por meio de sua dedicação, conhecimento e disposição para enfrentar obstáculos, anteviu a oportunidade de ser vencedora. A divulgação do resultado, em destaque por toda a imprensa mundial especializada em vinhos, é um atestado de reconhecimento.

CAPÍTULO 9

EQUILÍBRIO E HARMONIZAÇÃO: O VINHO BRANCO

O equilíbrio e a harmonização nos vinhos brancos dependem da interação entre o nível de ácidos e açúcares presentes no produto final após a completa vinificação da varietal da uva utilizada. Se na hora de escolher um vinho optamos, por exemplo, pela sempre presente e sempre em moda Chardonnay, devemos levar em conta a origem geográfica e as técnicas de vinificação empregadas por aquele determinado produtor. A mesma uva produz vinhos totalmente diferentes na França, na Califórnia, na Argentina, no Chile, na África do Sul, na Nova Zelândia ou no Brasil, especialmente em relação às variações climáticas de cada ano, mas a relação entre ácidos e açúcares deve ser respeitada para que o vinho seja agradável.

Os vinhos doces, conhecidos como vinhos de sobremesas e obtidos pela maturação das uvas com alto nível de açúcar, devem apresentar um nível adequado e equilibrado de acidez para que finalizem com sabor levemente ácido, do contrário o alto nível de açúcares nos dá uma sensação final pegajosa na boca, o que inibirá os sabores a seguir. O alto nível de acidez e baixos níveis de açúcares nos dão uma sensação de encolhimento da mucosa bucal e amortecimento das papilas linguais com os mesmos efeitos de bloquear a percepção dos sabores do vinho e da comida servida. Altos níveis de açúcares e acidez, por outro lado, provocam uma sensação indeterminada e não característica 'do que é o que'. Infelizmente muitos vinhos brancos disponíveis no mercado dão essa sensação estranha aos nossos sentidos, o que muitas vezes afasta-nos dos bons vinhos brancos com o errado conceito de que todos são iguais. Como isso ocorre? Para se compensar a alta acidez, decorrente do emprego de uvas não maduras e de castas naturalmente muito ácidas, adiciona-se açúcar em quantidade acima da necessária e esse açúcar não fermentado permanece em alto nível como o chamado açúcar residual, que por sua vez não combina com o alto nível dos ácidos presentes.

Procure por bons vinhos brancos, há vários disponíveis no mercado, de diferentes tipos de uvas, de diferentes países. Solicite orientação em caso de dúvida, mas não se prive de conhecer bons vinhos brancos. Muitos pratos da culinária mundial se harmonizam perfeitamente com os vinhos brancos e não com os tintos. Os vinhos brancos de melhor qualidade são produzidos em países e regiões de intenso inverno e frio e o consumo nestes países e regiões ganha longe dos vinhos tintos, como na Alemanha, na região francesa da Alsácia e o norte dos Estados Unidos.

Com o friozinho de fim da semana se aproximando, fuja da rotina e experimente um bom vinho branco em vez do sempre presente vinho tinto. Que tal uma torta de cebolas e alho-poró? E um frango ao vinho branco? Doure as partes de um frango em manteiga, retire-as da panela. Alho-poró, funcho e salsão são adicionados e cozidos, sem dourar, até se tornarem transparentes, adicione sal, um pouco de açúcar, caramelize e adicione o vinho branco generosamente. Reduza à metade, adicione suas ervas aromáticas favoritas e as partes do frango já douradas, cozinhe em fogo baixo. Quando cozidas ao ponto, retire as partes, reduza o molho, acrescente creme de leite, que seja fresco, muito importante. Novamente reduza à metade e coloque sobre o frango. Uma massa fresca seria o ideal, bem como um vinho branco de baixa acidez e aromático, pois o molho final será de sabor ligeiramente adocicado, assim teríamos uma harmonização perfeita. Procure por um bom Riesling, de preferência um da Alemanha ou da Nova Zelândia que são menos secos do que os da Alsácia. Um bom fim de semana para todos vocês. Divirtam-se.

7 DE MAIO DE 2006

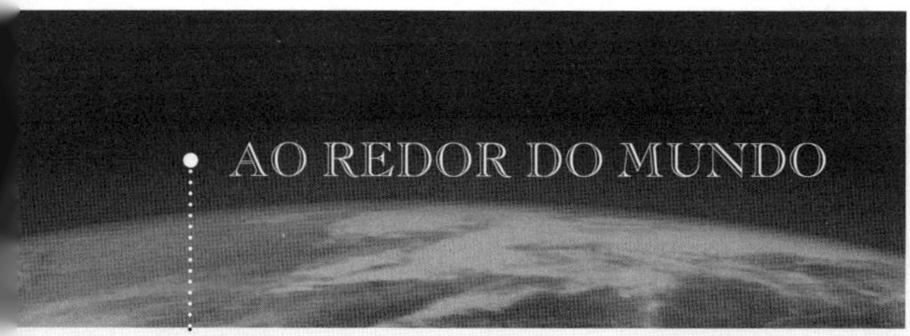

AO REDOR DO MUNDO

O que esperar da produção dos vinhos em 2005? Na Argentina, o clima durante o ano foi favorável especialmente para a Chardonnay, para a Cabernet Sauvignon e para a Malbec. No Chile, temperaturas abaixo do normal privilegiam a Chardonnay e a Sauvignon Blanc, com vinhos aromáticos e com menor teor alcoólico, bem como os tintos foram, com taninos maduros e de boa qualidade, aroma de frutas intenso, menor teor alcoólico do que o usual e prometem vinhos com ótimo equilíbrio. Na Nova Zelândia, como sempre a estrela será Sauvignon Blanc. Sorte nossa, porque os neozelandeses ainda mantêm preços acessíveis. Em Bordeaux, na França, só festas, o ano de 2005 foi considerado excepcional, o que foi confirmado pela degustação ainda em barricas. Espera-se um aumento de até 300% nos preços dos rótulos famosos. Não é para qualquer um de nós. Para compensar os pequenos também serão de ótima qualidade, vamos esperar para ver os resultados finais nos próximos dois anos. Na África do Sul, os tintos se deram melhor que os brancos. No Rio Grande do Sul, em informações oferecidas por um excelente produtor do Vale dos Vinhedos, a safra 2005 foi considerada histórica, com vinhos equilibrados de longa guarda: Cabernet Sauvignon, Merlot, Malbec, Tannat, e, surpresa, a Tempranillo. Boas notícias para todos nós.

CAPÍTULO 10

A CABERNET SAUVIGNON

Sou a mais conhecida e a mais popular de todas elas. Estou presente no Novo e Velho Mundo, nos climas mais frios, amenos e quentes; se bem que me comporto de diferentes maneiras dependendo do meio ambiente em que estou. Não me considero uma camaleoa, mas sei me adaptar às diferentes situações que o meio ambiente me submete, bem como à constante interferência do ser humano no meu genoma e DNA, tentando melhorar algo que já é ótimo ou desvendar meus segredos. Mas se me deixarem em paz como os ancestrais o fizeram, prometo lhes dar um prazer que é característico de minhas propriedades e minha identidade.

Eu sou a uva que as outras uvas gostariam de ser. Mas não sou única e reconheço as qualidades das minhas irmãs e primas por afinidade. Eu sou a Cabernet Sauvignon. Eu tenho uma qualidade invejada pelos seres humanos, eu me harmonizo perfeitamente bem com todas as minhas irmãs e primas, especialmente com duas delas: Cabernet Franc e Merlot. Formamos um trio, somente comparável em harmonia e equilíbrio aos clássicos trios para piano — piano, violino e cello — de Haydn, Mozart e Beethoven, em que fico com 70% da interpretação e divido os restantes 30% com a Cabernet Franc e a Merlot, constituindo assim a clássica composição básica dos famosos e conhecidíssimos vinhos das principais regiões francesas de Bordeaux. Como veremos no futuro, essas duas últimas também fazem o solo para piano, o violino e o cello. Eu, por minha vez, em algumas raras regiões do mundo, como, por exemplo, na Toscana (Itália), faço solo nos conhecidos "Super Toscanos", com um belíssimo resultado. Mas, pessoalmente, aprecio estar em companhia das outras uvas.

Após permanecer de 15 até 30 meses em barricas de carvalho velho ou novo, ou na presença de chips de carvalho, amadurecendo, respirando lentamente, reduzindo minha acidez em presença do oxigênio, reduzindo e amaciando meus níveis de tanino, captando o aroma de baunilha, uma das minhas fortes características, estou pronta para me apresentar no palco das grandes casas de concertos musicais ao redor do mundo. Aliás, fui elaborada com muita arte e competência profissional, atingi minha maioridade, fui transformada em vinho e sou agora artista. Sou considerado o "Rei dos Vinhos". Quando as cortinas se abrem aqui estou eu, pronto para compartilhar e desprender meus aromas e sabores. Sou todo seu: amoras, ameixas, cerejas, especiarias picantes, ervas aromáticas, anis e, sem esquecer o meu ponto forte, baunilha. Lentamente vou impregnando as suas papilas gustativas e o aroma vai suavemente se materializando em sabor. O espetáculo continua. A absorção é total por parte do público participante. O solo apresentado pela Cabernet Sauvignon, amparado e complementado pela Cabernet Franc e a Merlot, foi um sucesso.

Aguardemos a próxima temporada, ou melhor, a próxima safra. Composições diferentes surgem em outras regiões do mundo, fugindo das já clássicas. Na Austrália e Provence, faço duo com a Syrah; na África do Sul, trio com a Cabernet Franc e Merlot, à moda de Bordeaux, bem como na Califórnia. No Brasil, estou fazendo sucesso em forma de quarteto com a adição da Tannat, na região do Vale dos Vinhedos no Rio Grande do Sul. Em algumas áreas onde sou executada, o excesso de carvalho, a excessiva graduação alcoólica e a pouca concentração da fruta têm dificultado minhas apresentações, provocando desequilibro e poucos aplausos ao fim dos espetáculos e até mesmo certo grau de rejeição. Mas isso está sendo amplamente reconhecido e a caminho das devidas correções. Estou me modernizando e estou contente com isso.

Hoje, neste domingo, quero estar ao lado de todos vocês, neste dia em que todas as mães serão lembradas com especial carinho pelos filhos, filhas, netas e netos. Que as boas lembranças de nossas infâncias e os momentos de carinho, amor e afeição que nos foram dedicados sejam os principais motivos desta comemoração, e que as nossas esposas, mães de nossos filhos, e filhas recebam de nós um abraço bem apertado. Elas todas mais do que o merecem. Feliz almoço do Dia das Mães.

14 DE MAIO DE 2006

AO REDOR DO MUNDO

Existe uma crescente campanha ao redor do mundo para a substituição da rolha de cortiça no fechamento das garrafas de vinhos, visando a proteção ao meio ambiente. Em contraposição os defensores da cortiça apresentam vários pontos pouco conhecidos para nós em relação à cortiça:

A cortiça é natural, é biodegradável, reciclável e obtida com o máximo de respeito ao meio ambiente; nenhuma árvore é derrubada. Cada retirada da cortiça é realizada entre nove e doze anos, o que não mata ou ofende a árvore. A sobrevida de uma árvore é de trezentos anos; suas florestas formam um dos maiores ecossistemas da Europa e sustentam uma grande diversidade de animais nativos e várias espécies em extinção; as florestas dessas árvores formam uma paisagem indescritível e são importantes para a conservação do solo; a cortiça é um símbolo da cultura e riqueza do Mediterrâneo, um meio de vida para milhares de famílias permitindo a produção de ervas medicinais e aromáticas, frutas silvestres, cogumelos, mel e etc.

O argumento de que a substituição do fechamento de milhões de garrafas por plástico ou alumínio, em vez da rolha de cortiça, irá proteger o ambiente a nosso ver não encontra qualquer fundamento. Outros argumentos podem sem usados e debatidos, mas sem dúvida não esse de proteger o ecossistema.

Fonte: www.wine.co.za

CAPÍTULO 11

A CABERNET FRANC E A MERLOT

Muito usadas na composição dos vinhos onde a Cabernet Sauvignon predomina com cerca de 70% ou mais, a Cabernet Franc e a Merlot são importantes para dar o apoio necessário aos vinhos produzidos com aquela varietal. A Cabernet Franc é usada na *assemblage* dos vinhos de Bordeaux e de outras regiões do mundo em que se usa a vinificação estilo *bordelaise*, geralmente na proporção de 10% a 15%, para adicionar acidez e aroma, o que é uma de suas fortes características. Mas ela também tem seu reinado, se bem que muito menor, mas estrategicamente não menos importante. Em climas adequados, com vinificação correta, é a varietal que domina em grandes e premiados vinhos.

Um dos mais famosos vinhos do mundo produzido na região de Saint Émilion, na França, o Château Cheval Blanc, apresenta em sua composição 66% de Cabernet Franc, 33% de Merlot e 1% de Malbec. O Château Cheval Blanc, quando adequadamente conservado, tem uma vida média de até 39 anos. Outro vinho superestrelado e igualmente respeitado é o Château Pétrus da região do Pomerol na França, região situada a cerca de 500m de Saint Émilion. Sua composição é 95% de Merlot e 5% de Cabernet Franc e a sua vida média é de 42 a 45 anos. Outros vinhos produzidos nessas duas regiões são igualmente famosos e apresentam composição semelhante.

A região francesa de Chinon e Bourgueil produz excelentes vinhos Cabernet Francs usando 100% dessa varietal. Nessa região, ela atinge o que considero o máximo de sua expressão com aromas florais característicos: ameixas, frutas vermelhas, ligeiramente picante e duas qualidades que aprecio muito em vinhos e que me ligam ao solo — sabor mineral e presença do aroma e sabor de ervas frescas. Essas duas qualidades, eu considero como uma das grandes virtudes que a Cabernet Franc consegue extrair do solo, transmitir e preservar durante uma vinificação correta e, desde que não seja, sobretudo, mascarada pelo carvalho. Os Cabernet Francs dessa região devem ser consumidos de preferência ainda enquanto jovens, ao contrário dos da região de Saint Émilion, que se desenvolvem melhor no decorrer dos anos. Como este aparente paradoxo pode ocorrer? O mesmo ocorrendo com os Merlots na região do Pomerol? Veremos mais adiante.

A Merlot se dá muito bem na Itália como solo e, em especial na Califórnia, onde chegou a reinar durante muitos anos, apagando o brilho de muitas outras varietais. Mas sua popularidade vem decrescendo de maneira rápida e ela vem sendo substituída, em preferência, pela Pinot Noir. Coisas que ocorrem no país do Oscar: muito barulho no início, sem uma óbvia razão de ser ou uma explicação que seja plausível para o resultado final. Aguardemos qual será a próxima no "Uva Fashion Festival".

Vários outros países do Novo Mundo têm produzido muito bons vinhos com Cabernet Franc ou Merlot predominantes, ou solo. Os Merlots, quando elaborados em condições ideais, apresentam aromas e bouquet que nos levam imediatamente às frutas vermelhas, uma de suas fortes características. Em geral são vinhos com baixo nível de taninos, macios em textura, com tendência à maturação precoce, mas de longa guarda. Quando atingem seu ápice de maturação, se aproximam na sua finalização ao sabor de um bom vinho do Porto. Sua tendência a apresentar um baixo nível de acidez, mais acentuada no cultivo da uva em solo e clima inadequados, prejudica seu equilíbrio e harmonia e seu produto final é muitas vezes um vinho insosso. Mas existem excelentes Merlots disponíveis, provenientes de várias áreas do Novo Mundo. A Merlot também está se dando muito bem aqui no Brasil, onde a tendência é a de produzir vinhos de baixo teor alcoólico. A presença de um alto teor alcoólico nos vinhos da casta Merlot deve ser evitada, pois nos dá uma sensação irritante na boca. Mas quando presente, para contornar esse problema, os Merlots devem ser refrigerados por cerca de vinte minutos antes de seu consumo, o que diminui a volatilidade do álcool e, conseqüentemente, seus efeitos secundários sentidos no paladar.

O melhor do vinho é quando retiramos a sua rolha e o colocamos em uma taça. Mas não podemos negar que por trás daquele simples gesto existe um mundo cheio de mistérios a nos convidar e a nos desafiar diariamente para que os desvendemos e os conheçamos. Três simples uvas, primas-irmãs, se espalharam por todo o mundo e desenvolveram uma incrível capacidade de adaptação, de sobrevivência e de nos encantar, com a dedicada e constante ajuda do ser humano. Quanto ao aparente paradoxo acima citado, recheado de controvérsias, será um grande tema que abordaremos em breve. Um bom Cabernet Franc ou Merlot seria uma companhia ideal para os pratos elaborados com suas receitas culinárias preferidas e para os seus convidados; para aquele jantar que você sabe preparar tão bem. Um bom fim de semana. Divirtam-se.

21 DE MAIO DE 2006

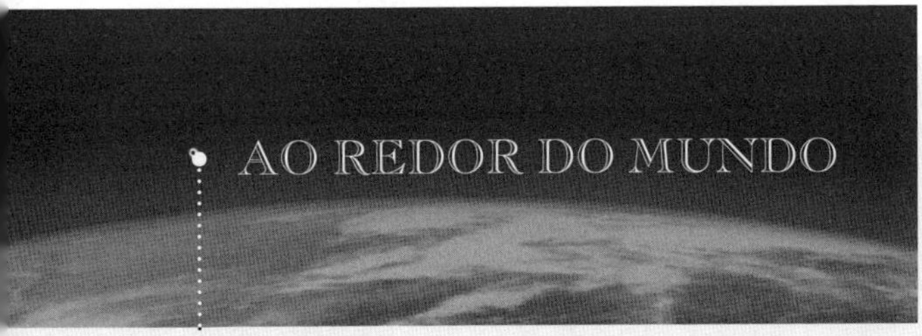

AO REDOR DO MUNDO

Os resultados tão esperados da Internacional Wine Challenge foram divulgados em 16 de maio de 2006. Os 450 juízes selecionados para o grande evento apreciaram e julgaram 9.111 vinhos competidores de diferentes partes do mundo. Entre os premiados com medalhas de ouro, a França ficou com cinqüenta medalhas e empatou com a Austrália. Cabe aqui notar que as importações de vinhos australianos para o Reino Unido, onde acontece a competição, superaram as de vinhos franceses no ano de 2005. Uma grande preocupação para os franceses. Portugal, um dos menores países produtores de vinho do mundo, obteve um grande feito com 43 medalhas, sendo 15 para os chamados vinhos de mesa e o restante para os vinhos do Porto e vinhos Madeira. A Áustria ficou com 17 medalhas e a Nova Zelândia, uma estrela que desponta, com 14. Para uma lista completa visite o site da www.internationalwinechallenge.com, atualizado a cada competição anual. Vale a pena conferir.

CAPÍTULO 12

A PINOT NOIR

Sua beleza, sua elegância, sua delicadeza, sua independência, sua capacidade de cativar sem se deixar possuir e suas idiossincrasias a tornaram ainda mais desejada e, ao mesmo tempo, a fizeram uma refém nas mãos dos vitinicultores na região francesa da Bourgogne. Presa ao *climat*, palavra preferida na Bourgogne ao invés de *terroir*, sob a alegação de que fora desta região ela não sobreviveria, incitou ainda mais o desejo de introduzi-la no Novo Mundo. O desafio foi lançado e aceito. Regiões de clima frio com névoa matutina lhe foram apresentadas, e gradativamente ela se deixou seduzir, nos revelando seus encantos, antes restritos ao seu antigo habitat. Mas ela ainda guarda em seu interior pequenos segredos que fazem parte de seu charme. Como é de seu feitio, logo se transformou em manchete na imprensa especializada em vinhos, livros foram dedicados a ela e, no cinema, foi a estrela em filme recente, realizado nas vinícolas da Califórnia e premiado com o Oscar de melhor roteiro. São as conseqüências de seu sucesso obtido na produção dos vinhos do Novo Mundo que levam o seu nome: Pinot Noir.

Na região da Bourgogne, essa uva não aceita *assemblage* — participações de outras uvas — na composição de seus vinhos, ela se apresenta 100% solo. Os vinhos Pinot Noir de excelentes qualidades nos transmitem uma sensação das mais agradáveis, com sua cor vermelho-rubi, aroma de frutas vermelhas, em especial o de cerejas, leve toque de menta e cogumelos frescos. O paladar-corpo que vai de leve a pleno e rico, mas ao mesmo tempo delicado, e sua textura macia e sedosa são para mim duas de suas mais apreciadas qualidades. Quando produzido em áreas de clima adequado aos requisitos exigidos por esta varietal e com perfeita vinificação, atinge um grau perfeito de harmonia dos aromas e sabores da fruta, álcool, acidez, tanino e corpo.

Nos estados americanos do Oregon, Washington e Califórnia, na Nova Zelândia, na Austrália e, mais recentemente, na Argentina, no Chile e na África do Sul, vinhos Pinot Noir de excelentes qualidades são produzidos, mas devem ser escolhidos com muita cautela para que não lhe cause desapontamento. Um bom Pinot Noir nunca nos desaponta. Na França, somente os Pinot Noir simples levam o nome da varietal no rótulo, os grandes vinhos recebem o nome das várias regiões da Bourgogne onde são produzidos e de seus produtores.

Nestas noites frias e de névoa ocasional, uma autêntica preparação de *boeuf à la bourguignonne*, ou seja, à moda da Bourgogne, nos atrai como um prato muito convidativo: carne de boi macia cortada em cubos, cozida em vinho tinto com pequenos cogumelos — *bois* de Paris — inteiros, minicebolas e pedacinhos de bacon. Faça pequenos e múltiplos cortes nos cubos de carne e insira os pedacinhos de bacon. Deixe-os repousar, cobertos e refrigerados em um vasilhame com uma pequena quantidade de um bom Cognac, o suficiente para que permaneçam bem úmidos, revirando-os ocasionalmente, durante oito horas. Pré-aqueça o forno. Em uma panela pesada que possa ir ao forno, coloque os cubos de carne juntamente com 750 ml de vinho tinto de boa qualidade. Não doure a carne ou adicione qualquer tipo de gordura, pois os pigmentos do vinho não penetrariam na carne e se separariam, dando uma cor desagradável à carne e ao molho. Dessa maneira, as proteínas liberadas pela carne durante o aquecimento da panela em forno baixo formam uma liga com o vinho, preservando a cor e conferindo uma consistência gelatinosa, o que é desejável, ao molho e à carne. Corte duas folhas de papel-manteiga com diâmetro maior do que o da panela, molhe-as bem com água

— nem todos os papéis-manteiga disponíveis no mercado suportam esse procedimento — coloque uma delas em direto contato com a carne e a outra nas bordas da panela juntamente com uma folha de alumínio e a tampa, se houver. Reduza a temperatura do forno ao mínimo e coloque a panela no seu interior. Quando a carne estiver quase cozida, retire o molho e toda a gordura acumulada. Adicione os cogumelos, as minicebolas, o molho desengordurado e cubra a panela, repetindo o mesmo procedimento e mantendo-a no forno com temperatura mínima por uma hora ou mais. O tempo total de permanência no forno é de cerca de quatro horas. Você obterá, assim, um molho espesso escuro e gelatinoso, típico do verdadeiro *boeuf bourguignon*, ou seja, preparado com vinho tinto, cogumelos, minicebolas e pedacinhos de bacon. Se por acaso houver necessidade de adicionar líquido durante o processo de cocção, faça-o em pequenas quantidades e frio, do contrário você perderá a desejada consistência gelatinosa. Qualquer prato preparado dessa maneira recebe o nome *à la bourguignonne*, inclusive os peixes de textura firme, mas sem o bacon e, evidentemente, com uma considerável redução no tempo de permanência no forno. Um bom Pinot Noir se harmonizará perfeitamente com os aromas e sabores que você acabou de criar. Experimente com um *fettucine* fresco e, ao lado, um pedacinho de pão para absorver o molho que por acaso restou no seu prato, se é que o *fettucine* já não o fez. Divirtam-se e tenham todos um bom fim de semana.

4 DE JUNHO DE 2006

AO REDOR DO MUNDO

Os fatores que condicionam o consumo de vinho no mundo são sempre uma surpresa. Após um aumento acentuado no consumo de vinhos do Novo Mundo nos EUA e, em especial, os de sua produção local, houve um aumento substancial nas importações da França em 2005, com um aumento de 13,5%. Quanto aos vinhos da mais famosa região da Espanha, a Rioja, está ocorrendo um aumento substancial e progressivo das importações nos últimos cinco anos em relação aos anos anteriores. Volta às origens? Exagero em técnicas modernas de vinificação em alguns países do Novo Mundo? Talvez sim, talvez não, ou, tão somente, um fenômeno clínico natural que ocorre cada vez mais no comércio mundial. Quanto aos outros países, em particular na superconservadora Inglaterra, as importações do Novo Mundo vêm superando as dos países europeus, lideradas pelos Australianos.

Fonte: Impact Databank

CAPÍTULO 13

A CHARDONNAY

O grande sucesso alcançado pela varietal Chardonnay na região da Bourgogne, sobretudo em Chablis, e na região de Champagne, na França, foi o responsável pela sua rápida propagação em todo o mundo. No seu afã de produzir vinhos com uvas Chardonnay com a finalidade de imitar os franceses, os produtores de outras regiões do mundo, assessorados por zelosos gurus, exageraram na dose e o que se obteve foram "vinhos produzidos", em vez de vinhos com a verdadeira expressão dessa uva. Suas características naturais, que nos lembram pêras, maçãs crocantes e o aroma e o sabor cítrico do limão fresco, foram mascaradas pelo excesso de carvalho e pelo aroma e sabor herbáceo devido ao contato prolongado com os resíduos que se precipitam durante a vinificação e uma desnecessária fermentação maloláctica com o intuito de reduzir sua acidez, que pela natureza da própria uva Chardonnay já é baixa, principalmente quando cultivada em climas quentes. Produziram-se assim, vinhos de rápida maturação, prontos para beber, agradáveis ao paladar e de fácil harmonização com comidas de igualmente baixa acidez.

Os consumidores aprovaram e Chardonnay se tornou sinônimo de vinho branco. Outras uvas brancas não se prestam a esse tipo de manipulação e, apesar de sua personalidade marcante, caíram no esquecimento, em particular a Riesling e a Sauvignon Blanc. Como sempre, os excessos, os exageros e os artificialismos dos anos 1980 e meados dos anos 1990 não mais se sustentaram. Independentemente de sua origem, o sabor era praticamente igual para todos os Chardonnays do Novo Mundo. O índice de rejeição pelos consumidores foi alto. Naquela ocasião, várias oportunidades se apresentaram de degustar alguns deles com apenas três anos de idade e que apresentavam cor amarelo-ouro intensa, ao invés da característica cor amarelo-palha, intensamente amadeirados e quase oleosos, apesar de conservação adequada.

Felizmente, os exageros foram corrigidos e os aromas e sabores naturais dessa delicada e saborosa uva voltaram a ser respeitados nos últimos anos. Atualmente, bons Chardonnays do Novo Mundo estão disponíveis, mas muitos ainda têm se apresentado extremamente diluídos. Procure por aqueles aromáticos, concentrados e com um nível adequado de acidez. Um leve toque de carvalho, baunilha e uma sensação amanteigada, quando presentes, conferem elegância e finesse aos Chardonnays de excelente qualidade.

A Chardonnay está presente na elaboração do mais famoso vinho espumante do mundo, produzido na região de Champagne, na França. Sua plantação ocupa uma área de 25% do total, juntamente com a Pinot Meunier, com 40%, e a Pinot Noir, com uma área de 35%. Sua participação é responsável pela leveza, elegância e finesse do Champagne, em diferentes tipos de *assemblage*. Nos Blanc de Blancs, a varietal usada é 100% Chardonnay, produzindo o mais delicado de todos os Champagnes. Diferentemente dos vinhos Pinot Noirs tintos, que não aceitam *assemblage* na sua elaboração, essa varietal adiciona os seus aromas característicos, bem como longevidade, ao lado da Meunier, que fornece uma estrutura básica de apoio aos aromas e sabores, tornando-os mais persistentes ao final da degustação.

Qualquer que seja o local de sua escolha para celebrar o Dia dos Namorados, um brinde com Champagne será sempre lembrado. Música, perfumes, luz de velas, flores e Champagne têm uma capacidade ímpar de transformar qualquer local em um romance. E como em todos os romances, os momentos criados e vividos serão sempre inesquecíveis. Um bom final de semana e um bom Dia dos Namorados para todos nós. Divirta-se.

▸ 11 DE JUNHO DE 2006

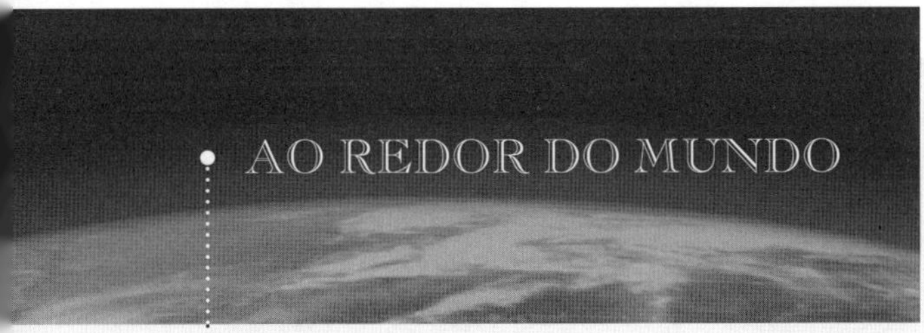

AO REDOR DO MUNDO

Paris, 1976. Em um "confronto" entre vinhos, os californianos Stag's leap Wine Cellars Sauvignon 1973 e Ridge Montebello 1971 foram os vencedores contra dois dos mais famosos vinhos franceses, Chateau Mouton Rothschild 1970 e Haut Brion 1970, em uma degustação cega. Essa degustação se tornou lendária. E sobre ela George Taber escreveu o livro *Judgment of Paris: California versus France*, contando a história da degustação que mudou o mundo dos vinhos. Os vinhos californianos, representando o Novo Mundo, fizeram o seu *debut* para o mundo. Hollywood, como não poderia deixar de ser, aproveitando a oportunidade da repetição do feito neste mês de maio em Paris, em que a Califórnia novamente repetiu o feito de 1976, e a enorme publicidade que o fato mereceu, transformará o livro de Taber em filme. As estrelas serão Jude Law ou Hugh Grant, interpretando o editor-consultor da revista *Decanter*, Steven Spurrier, que organizou a degustação. O Império ataca de novo e não perde a oportunidade de transformar em ouro tudo aquilo que possa tocar. Aguardemos o filme, ainda sem um título definido. Enquanto isso, o livro se encontra à disposição em nossas livrarias: *O Julgamento de Paris*, Editora Campus, em primeira edição com 380 páginas. Boa leitura, para este final de semana. Aproveite.

Fonte: www.decanter.com

CAPÍTULO 14

O JULGAMENTO DE PARIS

Muitas vezes, a falta de boas opções estabelece restrições quanto às oportunidades de se conhecer o novo e de se aventurar no desconhecido; é muito mais fácil ficar com aquilo que já conhecemos. Afinal, por que correr riscos desnecessários? Mas muitas vezes as escolhas não cabem tão somente a nós, mas às limitações que nos são oferecidas. Se alguém já nos deu as direções certas a serem seguidas, por que não segui-las? Mas isso não implica que amanhã, na minha primeira viagem de avião, irei saltar de paraquedas, nem tão pouco que irei escalar o Monte Everest; mas sim, se desejar fazê-los, sairei à procura dos conhecimentos, treinamento e dos meios adequados para realizar essas façanhas.

Capacidade de imaginar, criar, realizar e de se rejubilar com os nossos feitos são qualidades inerentes aos nossos genes e não há como negá-las, a sua negação é a principal geradora de nossos conflitos internos, é o principal empecilho à "descoberta do novo". A rejeição advém daquilo que não conhecemos ou temos medo de nos aventurar a conhecer, o medo das frustrações. Aliás, frustrações são ocorrências perfeitamente aceitas dentro daquilo que chamamos de "normalidade" e, quando bem administradas, transformam-se em uma fonte de recursos para novas experiências, fechando assim um círculo sobre si mesmas. A presença de uma taça de vinho, proveniente das mais longínquas regiões do mundo, com suas diferentes varietais, e de sérios e responsáveis produtores, é como um passeio e uma experiência que, sem repetições, podem se renovar ano após ano. Em cada taça encontramos um pouco daquele solo, daquele clima, o toque daquelas mãos ásperas mas delicadas que colheram aquelas uvas, as esperanças dos viticultores e de toda sua família.

Para a produção dos bons vinhos é necessária uma intimidade constante com os elementos do solo, o conhecimento do seu terreno palmo a palmo, pois o mesmo tem a capacidade de imprimir sua impressão digital a cada grão da uva e, quando corretamente vinificada, transmiti-la ao seu produto final tão desejado — o vinho. O melhor vinho do mundo não existe. Existe sim o bom, o muito bom, o ótimo e o excelente. Não se pode dizer que, quando comparados, um Chardonnay é melhor que um Riesling. Apesar de se originarem de uvas brancas, elas são geneticamente diferentes. Não podemos excluir um vinho por suas generalidades. Uma mesma uva pode nos dar vinhos totalmente diferentes, condicionados à sua origem geográfica, vinificação, safra e seus produtores. Muitos pequenos e desconhecidos produtores elaboram com muita experiência, amor e carinho vinhos de excelentes qualidades, que a nós nunca, talvez, será oferecida a oportunidade de conhecer. Eles existem e lhes garanto, por experiência própria, que vale a pena sair à sua procura. Aventure-se, renove-se, experimente sempre e sinta os resultados. Atrás de cada rótulo há escondida uma revelação pronta para se manifestar. Minhas considerações aqui ficam.

Quanto à celebração do trigésimo aniversário do chamado "Julgamento de Paris", em que novamente o mesmo vinho tinto californiano venceu os grandes Châteaux que participaram do primeiro "confronto" em 1976, minha opinião se resume aos seguintes pontos altamente positivos. Em primeiro lugar, obteve mérito a introdução dos vinhos do Novo Mundo, com as suas qualidades e potencialidades. Sua grande capacidade de envelhecimento, semelhante aos franceses, que se achavam muito superiores quanto a esse item, e que foi muito questionada em 1976, foi confirmada em 2006. É um forte estímulo para todos os produtores do Novo Mundo para a melhoria da qualidade de seus vinhos. E um alerta para os franceses que, infelizmente, subestimaram os resultados, caracterizando a "derrota" como acidental e sem maiores repercussões. Mas não foi o que aconteceu, como vimos na repetição daquele evento, na comemoração do trigésimo aniversário daquela histórica competição.

A caracterização em qualquer circunstância é sempre perigosa. Em 1976, o único jornalista presente, George M. Taber da revista *Time*, encaminhou a notícia intitulada "O Julgamento de Paris" e que repercutiu como uma bomba no mundo todo. Os grandes vinhos franceses não perderam seu prestígio, continuam prestigiados e com grande demanda como sempre, mantendo sua personalidade própria através dos anos. Os do Novo Mundo foram alavancados, cresceram e continuam a fazê-lo de maneira vertiginosa, às vezes com exageros, mas nada que não possa ser corrigido. Como já mencionei na semana anterior, não deixe de ler o *Julgamento de Paris* de George M. Taber, traduzido e editado no Brasil pela Editora Campus. Uma leitura obrigatória para todos os apreciadores de vinhos. Um bom fim de semana para todos nós e que seja uma ocasião para muitos brindes e comemorações.

18 DE JUNHO DE 2006

AO REDOR DO MUNDO

Os Vinhos Franceses no Purgatório

Está sendo avaliada no Congresso Americano a resolução 399 do senador democrata pelo estado da Califórnia Mike Thompson intitulada "Reconhecendo o trigésimo aniversário da vitória dos produtores de vinhos dos USA, na degustação de Paris de 1976". Além do mais, garrafas do Cabernet 1973 e do Chardonnay 1973, os vinhos que receberam as maiores pontuações naquela degustação às cegas, estão presentes no famoso Smithsonian Museum em Washington DC. Ênfase é dada ao fato, pois, após trinta anos, os tintos obtiveram igual vitória, na repetição do evento em 2006. A notícia publicada no órgão oficial do congresso americano, *The Hill*, em 13 de junho de 2006, assim termina: "So take that, Monsieur Chirac", ou seja, "Agüente esta, Monsieur Chirac". Do meu ponto de vista, uma verdadeira demonstração de francofobia e pura demagogia, nada mais. A finalidade da degustação de Paris jamais foi a de mostrar superioridade e, sim de apresentar e introduzir os vinhos da Califórnia ao mundo, sem qualquer intenção de estimular rivalidades.

Fonte: www.decanter.com

CAPÍTULO 15

A RIESLING

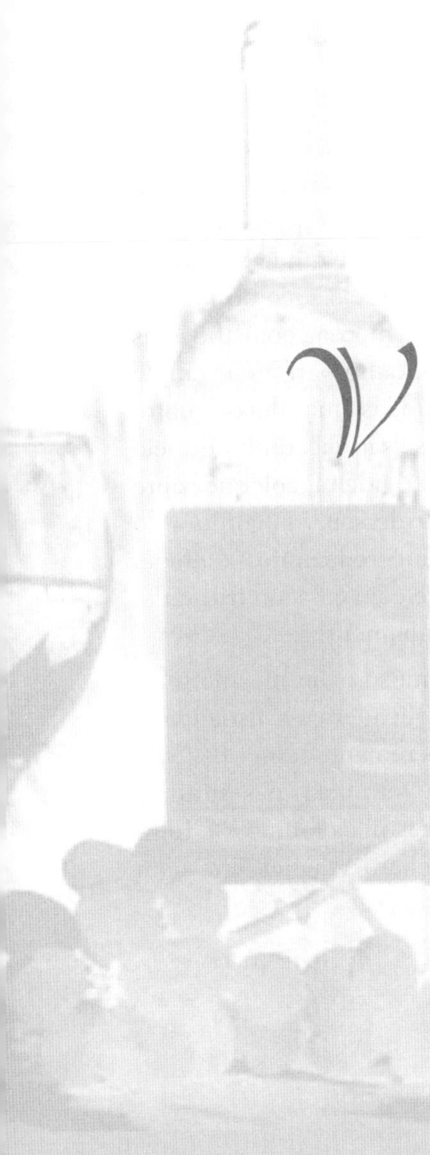

Versátil em sabor e com uma imensa capacidade de se combinar com os mais variados tipos de pratos da culinária mundial, a uva Riesling merece muito mais destaque do que atualmente lhe conferimos. Sua história, originalmente, está ligada à Alemanha, Áustria e à região francesa da Alsace, migrando a partir dos anos 1960 para outras regiões frias do mundo, onde vem se adaptando muito bem, com destaques para o Estado de Nova York (EUA), na região dos Fingers Lakes, Nova Zelândia e Austrália. Quanto ao Chile, à Argentina e à África do Sul, a tentativa de se produzir bons vinhos Rieslings ainda continua, mas sem um resultado convincente.

A Riesling é uma das poucas uvas que consegue apresentar, em destaque e de maneira bem perceptível, uma extensa gama de aromas e sabores de frutas como maçãs, pêras, pêssegos, cítricos, lichia, jasmim e outros dentro dessa mesma categoria. Críticos especializados em vinhos sempre usam a palavra mineral para os Rieslings, como sendo uma de suas características importantes, mas não explicam o que seja. Aqui temos que recorrer ao auxílio dos geólogos. Os australianos I. J. Bear e R. G. Thomas cunharam a palavra "petrichor", do grego *petros* (pedra) e *ichor* (o fluido que corre nas veias dos deuses da mitologia grega), e que descreve o termo mineral como "o aroma de terra fresca que invade o ar quando ela é molhada após um período de seca e liberado por moléculas de óleos provenientes das plantas, as quais foram previamente absorvidas pela terra".

Os Rieslings tem um baixo teor alcoólico ao redor de 11 graus. Seus estilos são o seco, o meio seco e o doce. Sua capacidade de maturação e conservação é muito grande, e quando bem conservados atingem facilmente 15 anos. É, sem dúvida, um dos maiores exemplos do equilíbrio açúcar-ácidos em vinhos brancos. Se você está à procura de vinhos que combinam com pratos picantes, um Riesling de corpo leve e seco é uma excelente escolha. Com a culinária asiática, algumas cozinhas latinas, defumados, saladas ou um queijo de cabra fresco, onde outros vinhos simplesmente perderiam sua vivacidade, experimente um Riesling com um corpo médio e um ligeiro toque adocicado. E com aquela torta de maçãs, um Riesling meio seco ou mesmo um doce. Uma salada de batatas servida quente ou morna, com todas as suas nuances de aromas e sabores, de origem alemã, é um perfeito exemplo para combinação vinho comida: batatas cozidas e cortadas em rodelas, quatro fatias de bacon, cebolas cortadas em rodelas finas, salsão picadinho e meio copo de vinho Riesling seco. Doure o bacon em uma frigideira, coloque sobre papel absorvente, refogue as cebolas em uma colher de sopa da gordura do bacon, até caramelizá-las, adicione o salsão e o Riesling, reduzindo à metade. Coloque o molho sobre as batatas quentes e pulverize com o bacon triturado. Sem dúvida, use o restante do vinho para o acompanhamento.

O Riesling é o que eu chamaria um vinho charmoso e, ao mesmo tempo, elegante. Apresenta "um quê" de feminilidade, delicadeza e sensualidade aliadas a uma personalidade marcante, que seriam os remanescentes das Valquírias, perfiladas ao longo dos rios Reno e Mosele e retratadas nas pinturas dos seus castelos e museus, nas obras dos seus poetas mais famosos e reinterpretadas de maneira romântica nas óperas de Richard Wagner. Um bom fim de semana para nós todos.

25 DE JUNHO DE 2006

AO REDOR DO MUNDO

A União Européia está muitíssimo preocupada com a crise que atinge as vinícolas européias, com exceção daquelas que produzem vinhos finos. Em comunicado oficial de 22 de junho de 2006, Mariann Fischer Boel, Comissária da Comunidade Européia para o Desenvolvimento Rural e da Agricultura, fez os seguintes comentários: “os vinhos europeus são os melhores do mundo, mas apesar disso o setor enfrenta sérios problemas. O consumo caiu, as importações do Novo Mundo estão crescendo vertiginosamente e se nada for feito, em breve seremos maiores importadores de vinhos do que exportadores”. Dentre as sugestões oferecidas para debate estão a erradicação de vinhas em áreas pouco ou não produtivas e a modernização e simplificação tanto na rotulação de vinhos, que é realmente um pouco confusa, como na produção e elaboração de vinhos. Já alguns sites da Internet interpretaram o comunicado da seguinte maneira: “Ministro da Agricultura da Europa concita produtores a fazerem seus vinhos no estilo do Novo Mundo”. Em visita ao site oficial do ministério não há nada que sugira isso. Como sempre um pouco de cautela não faz mal a ninguém.

Fonte: http://ec.europa.eu

CAPÍTULO 16

A SAUVIGNON BLANC

Para nós, seres humanos, existe uma tendência natural de rejeição do excesso de acidez, bem como para o excessivo amargor, quando presentes no sabor dos alimentos. Muitos vinhos brancos secos produzidos de maneira indevida, especialmente na região conceituada de Bordeaux, em que alguns produtores se aventuraram a produzi-los de uma maneira indiscriminada e sem critérios, são, sem dúvida, os responsáveis pela grande rejeição que ocorre atualmente pelos vinhos brancos, ocupando o primeiro lugar da lista os produzidos com a uva branca Sauvignon Blanc. Quando trabalhada de maneira adequada, essa uva produz maravilhas e combina, de maneira surpreendente, com praticamente todos os tipos de alimentos, superando qualquer outra varietal, quer seja tinta ou igualmente branca. Mas ela não tolera a falta de cuidados no seu trato, dando como resultado vinhos com o predomínio de tal acidez e intenso aroma e sabor herbáceos que são rapidamente rejeitados.

Os chamados vinhos doces e perfumados, por outro lado, produzidos igualmente sem os devidos bons critérios exigidos na obtenção de uma vinificação séria e provenientes da Alemanha, aproveitaram-se da brecha que a Sauvignon Blanc lhes deu e dominaram o mercado por muitos anos. Mas a insistência com que se permaneceu nessa linha de produção os levou igualmente a um alto índice de rejeição pelos consumidores de vinhos, semelhante ao que acontecera anteriormente com os Sauvignon Blancs provenientes da região de Bordeaux, famosa pelos seus inigualáveis vinhos tintos.

A Sauvignon Blanc, juntamente com a varietal branca Sémillon, devido à sua estrutura complexa, contribui de maneira significativa para a elaboração dos excelentes e famosos vinhos doces da região de Sauternes na França. Com raras exceções, bons Bordeaux brancos, por meio de um trabalho intenso de vinificação, foram produzidos em anos em que o clima foi favorável à produção de Sauvignon Blanc de boa qualidade, mas nada que nos pudesse impressionar. O reverso da medalha ocorreu e o Novo Mundo, que aprendeu com o Velho Mundo a cultivar e "a fazer vinhos", no anseio de aproveitar as excelentes qualidades da uva Sauvignon Blanc, utilizou-se das novas tecnologias de vinificação, conhecidas como "Vinificação Moderna", obtendo resultados excelentes. Apesar do estrondoso sucesso, iniciado pela Austrália, seguido pela África do Sul e com resultados realmente surpreendentes na Nova Zelândia, poucos produtores do Velho Mundo se mostram dispostos a aceitá-las. Aqueles viticultores franceses apegados ao quase mítico uso da palavra *terroir* (solo + clima), ou seja, de que os bons vinhos nascem das videiras e não dependem do tipo vinificação utilizada, dificilmente mudarão de opinião nos próximos anos, apesar da crescente pressão dos diferentes órgãos reguladores das atividades econômicas e agrícolas do Mercado Comum Europeu.

Podemos dizer que o *terroir* é de fundamental importância para as videiras e suas uvas na adaptação ao meio ambiente, na preservação das suas qualidades e na conservação de suas características genéticas que serão transmitidas através de suas várias gerações. Uma vez as uvas colhidas, o *terroir* deixa de existir, só nos restando o seu produto final — a uva —, que será vinificada com a finalidade de se extrair e enaltecer, da maneira mais natural possível, as suas qualidades e nos dar um vinho que agrade de maneira plena todos os nossos sentidos.

A Vinificação Moderna não significa a ruptura com os métodos tradicionais, mas sim a utilização de seus alicerces para se atingir novas dimensões, compatíveis com as atuais condições da natureza humana, que cada dia mais tenta atingir as suas bases, com novas tecnologias, na procura por respostas às várias perguntas ainda não respondidas pelas fontes onde são mais procuradas: a filosofia, a história e a teologia. Não nos faltarão ocasiões de discutir, em futuro próximo, os detalhes da Vinificação Moderna e sua importância atual. Os vinhos elaborados com a uva Sauvignon Blanc dentro dos critérios atuais empregados no Novo Mundo se apresentam com aromas e sabores de frutas tropicais e cítricas (tangerina, laranja, limão siciliano, abacaxi, maracujá, kiwi etc.), ervas aromáticas várias (como tomilho, manjerona e basilicão) e muitas vezes um final de baunilha. Possuem um corpo de leve para médio e combinam muito bem com as comidas ácidas, picantes e elaboradas com ervas naturais. Um dos grandes defeitos dos Sauvignon Blancs é quando se apresentam com uma acidez elevada e excessivo sabor e aroma herbáceos. Os vinhos dessa uva provenientes da Nova Zelândia — em especial os da região de Marlborough, pela sua excelente vinificação, equilíbrio açúcar-acidez, frescor e a utilização, muita bem indicada nesse caso, de cápsulas de rosca de alumínio para o fechamento das garrafas — têm merecido, e com toda a razão, uma grande preferência entre os consumidores de vinhos brancos. Não deixe passar a ocasião de prová-los. Um bom fim de semana para todos nós, com muitos bons motivos para comemorações.

2 DE JULHO DE 2006

AO REDOR DO MUNDO

Como não poderia deixar de ocorrer em um mundo globalizado, a procura por novos mercados consumidores de vinhos vem aumentando de maneira rápida e agressiva, por parte de seus produtores e exportadores. Aliás, grandes investidores estão cada vez mais à procura desse nicho para os seus investimentos. No período de 17 a 19 de outubro de 2006, será realizada em Moscou a *Russian International Wine & Spirits Fair 2006*. As importações de vinhos franceses pelos russos cresceram em 45% no último ano, e de argentinos em 80%. EUA e África do Sul dobraram suas exportações para a Rússia em 2005. Fortes competições à vista no horizonte. Será que todos sobreviverão a esta acirrada concorrência na qual o capital e as qualidades dos vinhos andam de braços dados? Vamos aguardar para ver.

Fontes: www.wine.co.za

CAPÍTULO 17

A SYRAH

Uva tinta que ocupa posição de destaque na região Norte do Vale do rio Rhône, na França, onde inicia seu reinado logo abaixo da região da Pinot Noir na Bourgogne, e na Austrália, onde é responsável pela produção de um dos seus melhores vinhos, ela também está em franca ascensão em várias outras partes do mundo pelas suas características de produzir vinhos perfumados, sedutores, envolventes e com uma textura que nos dão uma sensação de plenitude e, ao mesmo tempo, nos proporcionam um final prolongado, tão ao gosto dos consumidores atuais de vinhos.

Essa seria a uva dos nossos sonhos, aquela para todas as ocasiões, de fácil harmonização com todos os tipos de pratos, especialmente quando os vinhos são jovens — de três a cinco anos — e capazes de excitar todos os sentidos com um entusiasmo contagiante. A Syrah, também conhecida pelo nome de Shiraz, desde que trabalhada de maneira correta e respeitando-se as suas características, produzirá um vinho de cor vermelha intensa, com uma nítida aparência violácea que se nota na borda da taça, e aromas de cacau, ameixas pretas e uma infalível presença de figos maduros, que se nota quando atinge sua fase completa de maturação.

Na época de sua colheita, além do ponto de maturação das uvas deve-se avaliar o de suas hastes, pois essas amadurecem conjuntamente com a fruta, ao contrário da Cabernet Sauvignon, cujas hastes permanecem verdes quando a fruta já está perfeitamente madura e devem ser removidas antes de se iniciar o processo da fermentação. A fermentação da Syrah, ocorrendo em barricas de carvalho, em presença de uma pequena quantidade de suas hastes (também conhecidas pelo nome de engaço) e com temperatura controlada, harmoniza carvalho-taninos originando um vinho estruturado e redondo, ou seja, um vinho que se percebe em todos os cantos da boca, onde permanece como um conjunto de sabores únicos, indivisível.

Essa uva é freqüentemente associada a Cabernet Sauvignon ou a Merlot em concentração de 15% até 30% ou mesmo em proporções semelhantes, e com a Sangiovese, com a finalidade de "amaciá-las". Essa prática vem caindo em desuso, pois a Syrah, nessas circunstâncias, retira as características daquelas varietais resultando em um vinho chamado "agradável", mas sem personalidade definida, pois não há afinidade genética entre elas. Quando associada às varietais geneticamente afins como a Grenache, Mourvèdre, Cinsault e a pouco conhecida Coudoise, na região sul do vale do rio Rhône, a Syrah produz vinhos de excepcionais qualidades, entre eles o famoso Châteauneuf du Pape. Quanto à região norte do vale do rio Rhône, somente é permitida a *assemblage* de no máximo 20% da varietal branca típica daquela região, a Viognier; poucos, no entanto, a usam e, quando o fazem, não vão além de 5%.

Na Austrália, a Shiraz é a varietal dominante com produção de excelentes vinhos. Com a obsessiva observação das regras impostas pela tecnologia e as sérias pesquisas desenvolvidas naquele país, os australianos, de uma maneira geral, produzem vinhos cujo principal objetivo é satisfazer o consumidor, mas sem imediatismo. A *assemblage* Cabernet Sauvignon e Shiraz, no entanto, muito utilizada naquele país, apesar do propalado sucesso, não me impressiona, pois a ela falta um componente que aprecio nos grandes vinhos, o excitamento. Grande parte do sucesso da chamada vinificação moderna é creditada à Austrália, inclusive as técnicas adotadas pelos franceses, mas ainda com relutância por parte de muitos. O Chile é outro país que vem obtendo igualmente excelentes resultados com a Shiraz e alguns dos seus vinhos nos lembram aqueles do norte do vale do Rhône, mas ainda é cedo para avaliar como será sua evolução nos próximos anos e por enquanto são uma muito boa escolha entre os Shirazes.

O Chile tem demonstrado uma imensa capacidade de diversificação na área de produção de vinhos, não ficando estacionado na Cabernet Sauvignon e tornando-se um país cada vez mais conhecido e respeitado como um dos maiores e melhores produtores de vinhos do mundo. A tecnologia moderna de vinificação tem colaborado para que os vinhos elaborados com a Syrah obtenham uma aceitação cada vez mais crescente, pelo fato de conseguir eliminar a acidez e um apimentado excessivos que se tornam irritantes ao paladar quando as uvas são cultivadas em regiões com condições climáticas adversas com frio muito intenso ou quando colhidas excessivamente maduras. De qualquer maneira, o melhor guia para apreciarmos um vinho são as nossas preferências individuais e a presença daqueles aromas e sabores que nos causam maior prazer.

Aprendendo a arte da avaliação e aperfeiçoando nossas capacidades sensoriais, em conjunto com a arte da aquisição constante de conhecimentos, colocamos-nos em uníssono com a natureza e com todos os seus elementos que nos cercam. A sintonia estabelecida com a natureza aliada à tecnologia tem muito a nos ensinar, cabe tão somente a nós querermos aprender. Certamente as descobertas tecnológicas não destruirão o romantismo associado aos vinhos. O temor é muito grande, mas o maior de todos é o temor de nos aventurarmos no desconhecido. Um bom fim de semana para todos nós.

9 DE JULHO DE 2006

AO REDOR DO MUNDO

Professor Harold P. Olmo (1909-2006)

"O falecimento do professor Harold Olmo marca o fim de uma era para a indústria vinícola. A extensão de seus conhecimentos e seu espírito de aventura foram fatores essenciais para a reativação da viticultura na Califórnia. Seu último legado foi a sua tradição de inovação, ilustrada pela sua enorme coleção de diversos tipos de *Vitis Viniferas*, que permanecem como um importante acervo para a viticultura da Califórnia." Dr. Andrew Waterhouse, Departamento de Viticultura e Enologia da Universidade da Califórnia, Davis, em comunicado da Universidade.

O professor Olmo reverteu os milhares de dólares obtidos por meio de patentes e royalties dos 29 tipos de uvas que desenvolveu para dar apoio aos novos professores e estudantes do Departamento de Viticultura e Enologia daquela universidade. Ele viajou pelo mundo todo espalhando seus conhecimentos, inclusive ao Irã e Afeganistão, sendo conhecido com o "Indiana Jones da Viticultura". O Professor Olmo faleceu em 30 de junho de 2006, aos 96 anos de idade. Os fatos relatados acima falam por si mesmos. Sem comentários.

Fonte: www.winebusiness.com/news

CAPÍTULO 18

OS VINHOS FORTIFICADOS

Os vinhos fortificados, ou vinhos generosos, apesar de suas excelentes qualidades são pouco conhecidos, apreciados e discutidos entre nós. Dentre os eleitos para nossas futuras apreciações se destacam o Porto, o Jerez, o Madeira e o Moscatel. A fermentação dos açúcares presentes nas uvas, cuja quantidade depende principalmente do grau de maturação ao tempo da colheita, naturalmente resulta em diferentes tipos de álcoois. Mas, quando se adiciona álcool extrínseco antes, durante ou após o processo de fermentação do mosto, o vinho assim obtido recebe o nome de vinho fortificado ou generoso. A qualidade do álcool extrínseco utilizado é de fundamental importância para a produção dos vinhos fortificados. Esse álcool é produzido pela destilação de vinhos com o teor alcoólico ideal de 8% em volume, semelhante ao utilizado para a produção do conhaque. O processo de destilação conserva o bouquet original do vinho utilizado.

Em uma época em que existe uma crescente preocupação com a harmonização de vinhos com outros alimentos, os esquecidos vinhos fortificados merecem um destaque especial. Os vinhos do Porto, por exemplo, estão muito além da explorada associação "Porto e chocolate", e também podem ser apreciados solo, após o jantar, ao som de uma bela peça de música clássica, um jazz, um livro de contos ou poesias, ou seu programa favorito de TV.

Os vinhos do Porto, juntamente com o Jerez de origem espanhola, são os mais conhecidos e apreciados entre os chamados vinhos fortificados ou generosos. Quanto ao grau de doçura, ou seja, a maneira como se apresentam em relação ao nível de açúcar, são classificados como muito doce, doce, meio-doce ou meio-seco, seco e extra-seco. A cor varia do branco, passando pelo amarelo, até o tinto com um tom vermelho intenso. A graduação alcoólica varia de 17,0 a 19,5 graus. Nos vinhos do Porto, a fortificação se dá durante a fermentação, que é assim interrompida. O momento de se realizar essa interrupção, bem como a quantidade de álcool utilizada e a qualidade do mesmo são de fundamental importância na qualidade final dos vinhos do Porto. Daí já podemos deduzir que o nome do produtor, mais do que em qualquer outro vinho, é uma escolha que deve ser feita de maneira altamente criteriosa, o mesmo acontecendo com o Jerez e os outros vinhos fortificados de uma maneira geral.

Na elaboração do Jerez, a fortificação se dá após a fermentação ter sido completamente concluída. Em geral, notamos que o Jerez apresenta um bouquet e sabor bem mais próximos da uva utilizada na sua vinificação, em comparação a todos os outros vinhos fortificados. Mas cada um deles apresenta características próprias que nos permitem identificá-los quanto a sua origem. Os vinhos Madeira passam por um processo semelhante ao dos vinhos do Porto, sendo, no entanto, submetidos, enquanto em barricas de carvalho, a ambientes fechados com temperaturas de cerca de 50°C por períodos de até seis meses, quando então sofrem um processo de oxidação com conseqüente caramelização do açúcar residual, dando o aroma característico dos vinhos Madeira. Após esse período, o vinho é mantido resfriado por cerca de um ano. Sua única origem é a ilha de onde seu nome é proveniente — a ilha da Madeira —, onde são produzidos em diferentes estilos, a partir de diferentes tipos de uvas e em várias concentrações. O Moscatel, preferido quando já envelhecido, rivaliza com qualquer um dos outros e era um dos vinhos de sobremesa prediletos dos nossos avós, em particular os produzidos com a uva Moscatel de Setúbal, variedade da região de Azeitão em Portugal. O aroma e sabor muito agradável de maçã é uma de suas características marcantes, lembrando, quando bastante envelhecido, o mel produzido a partir desta fruta. Quando jovem, já não é tão agradável. Talvez a falta de paciência para aguardar um longo período de envelhecimento, incompatível com o imediatismo dos dias de hoje, seja um dos fatores responsáveis pelo seu relativo esquecimento.

Os vinhos fortificados têm um lugar muito importante na elaboração de pratos culinários, especialmente sobremesas, e uma facilidade enorme e muito esquecida de se combinar de maneira insubstituível com determinados tipos de queijos e frutas secas. No decorrer das próximas semanas esses vinhos estarão aqui presentes conosco, dando-nos a oportunidade de melhor conhecê-los. Nesse intervalo de tempo, faça um teste simples e tire as suas próprias conclusões. Procure por um bom queijo mineiro meia-cura, de preferência um que tenha pouco sal, experimente-o junto com um igualmente bom vinho do Porto Ruby ou Tawny. Posteriormente, junte ao mesmo queijo uma goiabada de pura fruta, pouca acidez e não muito doce, conhecida entre nós como "goiabada caseira". Esse é um exemplo de simplicidade aliada à sofisticação natural de um bom vinho. Os resultados obtidos em várias tentativas desse tipo podem ser surpreendentes. Um bom fim de semana para todos nós.

16 DE JULHO DE 2006

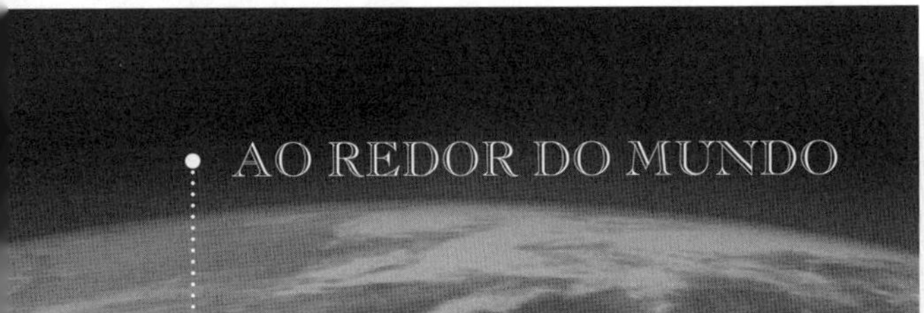

AO REDOR DO MUNDO

A força do marketing é realmente surpreendente, haja vista a excepcional venda dos vinhos alemães com o logo da FIFA durante o campeonato mundial de futebol, realizado este ano na Alemanha. Cerca de dois milhões de garrafas de vinhos elaborados com a uva Riesling e outras varietais obscuras, como a Lemberger e Trollinger, foram vendidas. Cem mil garrafas foram consumidas pelos convidados vips nos estádios e mais de setenta mil vendidas em supermercados europeus a preços entre 3,50 e 7 euros. O German Wine Institute desembolsou para a FIFA nada menos do que 750 milhões de euros para usar a sua logomarca. Além dos lucros obtidos, a divulgação dos vinhos alemães para o mundo foi o principal alvo do acordo firmado com a FIFA. A África do Sul, com sua grande produção de bons vinhos, certamente não deixará passar a oportunidade de repetir o mesmo feito obtido pelos produtores de vinhos alemães, no próximo campeonato mundial de futebol.

Fonte: www.decanter.com

CAPÍTULO 19

O VINHO DO PORTO

Setembro chegou. Em Portugal, as noites ao longo do rio Douro se enchem de cantos festivos ao som de acordeões e tambores, a tradição continua. Enfileirados, homens, mulheres e crianças desfilam por um terreno inóspito e suas íngremes colinas. Pequenos cestos repletos das uvas colhidas a mão são carregados nas costas a caminho da adega. Um árduo trabalho realizado com alegria, uma raridade que ainda persiste nos dias de hoje. São seres humanos, orgulhosos por fazerem parte de uma lenda e de mantê-la viva através dos séculos. Após um longo dia de colheita, a festa continua noite adentro com a pisa das uvas nos lagares de pedra. O suco e a cor se desprendem das bagas pisadas, o processo de fermentação está a caminho e os primeiros aromas do Vinho do Porto estão no ar. Algumas das melhores Quintas, felizmente, utilizam exclusivamente a pisa feita com os pés e conseguem os melhores vinhos, especialmente nos anos das melhores safras, em que são produzidos os chamados Porto Vintage. O ano da safra é colocado nos rótulos para sua identificação. Outras associam a pisa feita com os pés a métodos mecanizados, ou simplesmente aboliram esta prática e se tornaram totalmente mecanizadas. Os apreciadores e colecionadores dos vinhos do Porto têm uma nítida preferência por vinhos elaborados pelos métodos tradicionais.

Os testes para se avaliar a crítica fase de maturação e a data ideal para se iniciar a colheita e seleção de cada varietal são realizados em finais de agosto. As condições climáticas no decorrer do ano, associadas à escolha das melhores bagas, permitem antecipar como será a qualidade da vindima. A terminologia utilizada para o entendimento e conhecimento dos vários estilos de vinhos do Porto é importante para que possamos melhor fazer a nossa escolha, aproveitando ao máximo o sabor deste extraordinário vinho. Suas qualidades, seus aromas e seus sabores, como em todo vinho, dependem sobretudo dos critérios adotados pelos seus produtores na sua elaboração, mais do que da qualidade de suas uvas, que devem obedecer às regras rigorosas estabelecidas pelo Instituto do Vinho do Porto. O bom produtor, além de cumpri-las ao pé da letra, estabelece suas próprias normas adicionais, preservando com orgulho o seu nome e de sua família, procurando atualmente estabelecer um equilíbrio entre a tradição e as inevitáveis técnicas inovadoras.

Quanto ao tipo de amadurecimento, os vinhos do Porto se apresentam em dois estilos. O Ruby, com cor vermelha forte e brilhante quando jovem e sabor e aroma intensos de frutas, recebe os nomes de Ruby, Reserva, Late Bottled Vintage (LBV) e, finalmente, os grandes Vintage. O LBV e o Vintage podem ser guardados por tempo indeterminado, pois continuam seu amadurecimento após o engarrafamento. Esse sim é o verdadeiro exemplo de "quanto mais velho melhor". Os de estilo Tawny, por sua vez, ficam em tonéis de carvalho, somente são engarrafados quando atingem seu grau máximo de amadurecimento e não amadurecem mais após o engarrafamento, exatamente o oposto do estilo Ruby. Durante o período de amadurecimento, os Tawny intensificam seus aromas e os sabores típicos de frutas secas e da madeira onde foram amadurecidos, agregados aos das frutas provenientes das uvas. São classificados em Tawny, Tawny Reserva, Tawny de 10 anos, 20 anos, 30 anos, 40 anos e, finalmente, o Colheita com a indicação da colheita e tempo de amadurecimento. Quanto ao Porto Branco, seu estilo está relacionado principalmente ao seu grau de doçura.

Por apresentarem todos esses estilos, podemos antecipar que os vinhos do Porto nos oferecem uma quase infinita viagem através de aromas e sabores, modificados ano após ano. Apesar de todos os mitos e as tradições associadas à imagem do vinho do Porto, ele pode ser degustado, bebido e apreciado como normalmente fazemos com os outros vinhos. O amplo espectro de aromas e sabores, uma das grandes características dos vinhos do Porto, permite-nos uma imbatível flexibilidade na harmonização com praticamente todos os tipos de alimentos. Um bom Porto é complexo, tem um perfeito equilíbrio acidez-taninos e seu sabor permanece por um longo tempo na boca. Temperatura de 18°C e copo de tamanho médio em forma de tulipa são pequenos detalhes a serem observados ao servir. Quanto ao Porto Vintage, que normalmente apresenta sedimentos naturais, a decantação é indicada. O Porto Branco seco ou meio-seco, resfriado, é um excelente e elegante aperitivo, principalmente se no decurso do seu jantar outros vinhos serão oferecidos. Para finalizar aquele jantar que você preparou com tanto carinho, compartilhado a dois ou com mais convidados reunidos no recanto favorito de sua casa, um Porto Vintage, um simples Ruby ou Tawny, saboreado lentamente será sem dúvida uma experiência inesquecível. Certifique-se e tenha um bom fim de semana.

23 DE JULHO DE 2006

AO REDOR DO MUNDO

A União Européia está cada vez mais pressionada a realizar mudanças drásticas em seu sistema de produção de vinhos. Os principais fatores são o enorme declínio nas vendas, a presença de um altíssimo estoque e a grande concorrência dos países produtores do Novo Mundo a que foi submetida durante os últimos dez anos. Mas há uma falta de consenso entre seus membros quanto às medidas, consideradas drásticas demais para serem tomadas. Por exemplo, a eliminação de quatrocentos mil hectares de um total de 3,4 milhões, mesmo com generosos subsídios propostos pela EU, encontra forte oposição por parte dos produtores ao longo do Mediterrâneo. Há propostas também para a proibição de adição de açúcar aos vinhos e para a permissão do uso irrestrito de lascas de carvalho, a critério dos produtores. Todas essas mudanças seriam um incentivo à produção de vinhos mais frutados, ao gosto dos consumidores atuais.

Só para ter uma idéia da tremenda concorrência, nos últimos anos a África do Sul aumentou suas exportações de vinhos em 770%; os Estados Unidos, ainda o maior exportador do Novo Mundo, em 160%; e a minúscula Nova Zelândia, que até anos atrás era conhecida pela produção de cordeiros e kiwis, já começa a fazer sombra com seu Sauvignon Blanc. Será que a produção do Brasil com vinhos de excelente qualidade está se preparando para ocupar um lugar neste nicho de crescimento vertiginoso? Nossa torcida é forte e já tenho visto muitos bons resultados; eles merecem nosso total apoio.

Fonte: www.monstersandcritics.com

CAPÍTULO 20

O JEREZ — PARTE 1

Andaluzia. Suas praias, cavalos, touros, música e danças. As vibrantes cores de sua arquitetura, sua cozinha tradicional e típica ligada aos sabores do mar e da terra, tudo em perfeita harmonia com um dos mais complexos e deliciosos vinhos da Espanha: o Jerez. Pertencente à categoria dos vinhos fortificados, tem a denominação de origem rigorosamente controlada: Jerez, Xérès, Sherry, Manzanilla. Esses vinhos são produzidos no triângulo de Jerez, cujos ângulos são formados pelas três cidades andaluzas — Jerez de la Frontera, Puerto de Santa María e Sanlúcar de Barrameda — situadas na ponta sul da Espanha, e tendo como referência a famosa Baía de Cádiz, histórico reduto dos mais famosos piratas do mar. São versáteis, produzidos por meio de um dos mais criativos processos de vinificação e sem qualquer necessidade de preocupação com a modernização. Palomino é a varietal predominante, colhida à mão no mês de setembro, colocada em pequenas caixas e enviada cuidadosa e rapidamente para as bodegas, onde exclusivamente as bagas selecionadas são gentilmente prensadas originando o "mosto de yema", a seguir fermentado em tanques verticais de aço inox à temperatura de 22°C a 24°C ou ainda em barris de carvalho novo chamados de "botas". Uma primeira fermentação tumultuosa ocorre com produção de 90% de álcool etílico e gás carbônico. Uma segunda fermentação ocorre até o início de dezembro, resultando em um vinho branco, seco e álcool de 12% em volume. Nessa fase ocorre "O Mistério da Flor": na superfície do vinho aparece um véu cremoso de fermentos naturais, o *sacharomyces beticus* — a flor. Os especialistas, por meio da degustação, determinam a qual processo de amadurecimento aquele vinho será submetido.

Os mais claros, leves e de aroma delicado permanecem debaixo da "flor" e produzem o Jerez Fino e o Manzanilla, que serão fortificados com álcool 15% vol. proveniente rigorosamente da destilação de vinhos. Os encorpados são classificados como Jerez Olorosos e são fortificados com álcool 17% vol. A seguir, esses vinhos já fortificados são transferidos para os barris de carvalho chamados "botas" com capacidade de seiscentos litros. Ao contrário dos processos de vinificação de outros vinhos, em que são isolados do ar e afastados do contato com o oxigênio, aqui um volume de ar de 1/6 da capacidade das "botas" é mantido. Nos Finos e Manzanilla, a "flor" isola o vinho do oxigênio e impede a sua oxidação e os fermentos naturais presentes consumem vagarosamente o álcool, liberando aromas e sabores específicos; é um processo de maturação biológica — "crianza biológica". Quanto aos Olorosos, fortificados com álcool a 17% vol., a flor é consumida e desaparece, e o vinho em contato direto com o ar sofre um processo de oxidação, nesse caso não-biológica. Se nos Finos ou nos Manzanilla, a "flor" desaparece ou é removida, a oxidação pelo ar ocorre e surge um outro tipo de Jerez denominado de Amontillado, com um leve aroma de canela e ameixas e sabor típico de avelãs e gengibre, que dificilmente poderíamos identificar em outros vinhos. O Jerez Amontillado é considerado como uma preciosidade entre todos os vinhos produzidos no mundo.

Nas bodegas de pé direito altíssimo, que promove uma grande circulação de ar, de grande beleza arquitetônica e com o solo constantemente molhado para a manutenção de um alto nível de umidificação, as "botas" são colocadas em fileiras e em camadas de três a quatro níveis. Aquela que fica diretamente em contato com o solo recebe o nome de "solera", as que ficam logo acima, são as "criaderas". Somente os vinhos provenientes das "soleras" são engarrafados e a exata quantidade removida é imediatamente substituída pela igual quantidade da "criadera" logo acima, e assim consecutivamente, ano após ano. A famosa figura do supervisor das bodegas de Jerez, impecavelmente vestido com um colete vermelho e calça preta com larga cinta igualmente vermelha, segurando um longo sifão de prata suspenso no ar com a mão direita, de onde flui o líquido dourado, e vertendo-o em duas "copitas" conhecidas como "catavino", é um dos símbolos mais venerados dessa região e de toda a Espanha, e é conhecido em todo o mundo. O chamado "venanciador" determina com uma inigualável capacidade a hora exata para se iniciar o processo de engarrafamento do Jerez.

A produção desses vinhos, chamados doces ou de sobremesa, provém das castas Pedro Ximénez e a Muscat, que após a colheita permanecem ao ar livre para que sofram um processo de dessecação pela evaporação dos líquidos e a conseqüente concentração dos níveis de açúcares, sendo em seguida prensadas e fermentadas. Os vinhos da região de Jerez apresentam uma incrível gama de tipos, compatíveis com todos os gostos, e uma invejável capacidade de se harmonizar com todos os tipos de outros alimentos. Sua elaboração é um verdadeiro exemplo da respeitosa associação do ser humano, com suas infinitas capacidades criativas, em perfeita sintonia com a natureza. Vamos ajudar a preservá-los.

30 DE JULHO DE 2006

AO REDOR DO MUNDO

As vinícolas do Líbano, pouco conhecidas entre nós, produzem vinhos de excelente qualidade na região do Vale do Beeka, a 50 km ao leste de Beirute, e muito apreciados no Reino Unido. Como não deixaria de acontecer, seus proprietários e trabalhadores estão preocupados com a situação atual, pois essas vinícolas são valiosas pela excelente qualidade de seus vinhos e por suas videiras antigas e praticamente insubstituíveis. O vale é considerado como um suposto caminho de passagem de armas provenientes da Síria e Irã para Baalbek, ao norte de Bekaa, onde se situa o antigo Templo de Baco, refúgio do Hezbollah. Os vitinicultores e trabalhadores, já isolados nessa região, e como todos nós, torcem por uma breve solução para esse conflito. A nossa esperança é de que o bom senso prevaleça em ambas as partes e que a paz volte a reinar nesta tão sofrida parte do nosso mundo.

Fonte:- www.decanter.com

CAPÍTULO 21

O JEREZ — PARTE 2

O Jerez, jóia da vitinicultura da Espanha, se desenvolve no já mencionado Triângulo de Jerez onde o atual solo, o *albariza*, é composto de milhões de conchas de moluscos transformadas em areia do que foi antigamente o leito do mar, e é poucas vezes lembrado como um vinho, sendo visto tão somente como um aperitivo para ser apreciado antes do início do jantar ou como um vinho de sobremesa. Seus diferentes tipos, no entanto, permitem que seja colocado do início ao fim de uma refeição, como qualquer outro vinho. Sua graduação alcoólica de 15 a 22 graus, com um bouquet característico para cada um dos seus diferentes tipos, bem como os seus sabores que variam do delicado ao mais pronunciado, em perfeita sintonia com seus diferentes níveis alcoólicos, juntamente com uma acidez quase imperceptível, lhe conferem um lugar de destaque na gastronomia universal.

Uma das características peculiares do Jerez é que o álcool presente eleva seus aromas ao primeiro contato com a boca, como os bons perfumes, e não somente após a sua evaporação, como acontece com a maioria dos outros vinhos. Uma única, intrigante, complexa e agradável sensação acontece, a qual pode ser apreciada por si só ou seguida dos sabores dos mais simples ao mais elaborados pratos. O passo inicial para sua apreciação é o conhecimento dos seus vários tipos. Primeiro temos o grupo dos Secos Generosos, que são: o Fino, com uma cor amarelo-claro, bouquet delicado lembrando amêndoas, seco ou muito seco; o Amontillado, dourado com um bouquet mais intenso de avelãs; o Oloroso, com um dourado mais escuro, bouquet lembrando nozes e encorpado; e o Palo Cortado, de cor escura e brilhante com um intenso e penetrante aroma de avelãs. A seguir temos o grupo dos Jerez Doces Naturais formado pelo Pedro Ximénez e pelo Moscatel, cujas cores nos lembram caramelo, com um bouquet penetrante e persistente, denso e adocicado.

Experimentá-los é a melhor maneira de conhecê-los e, ao apreciá-los, uma agradável surpresa nos aguarda ao finalizar o jantar com uma sobremesa à base de frutas frescas ou secas e queijos de textura firme. Os outros diferentes tipos — Pale Cream, Medium e Cream — são originados de uma mistura dos secos com os doces, dando origem a um Jerez de delicado bouquet, aveludado ao paladar e de delicada e agradável doçura. O Manzanilla de Sanlúcar de Barrameda, que recebe uma denominação especial, é derivado da presença de um tipo especial de "flor", que é o seu fermento natural, e que está presente somente nessa área de Jerez. A temperatura e a umidade mais elevadas nessa região mantêm por um tempo prolongado essa "flor" que extrai aromas intensos consumindo o álcool que se originou na fermentação, produzindo vinhos amarelo-dourado, leves, muito secos, com um bouquet típico e penetrante.

O Jerez pode acompanhar todos os pratos de uma refeição do começo ao fim, iniciando pelos aperitivos, terminando com as mais variadas sobremesas, sem sair de uma mesma região. A imaginação é o seu melhor guia, onde houver indicação para outros tipos de vinhos, na mesma categoria, substitua por um tipo adequado de Jerez e aguarde o resultado, você se surpreenderá. O conceito de que certos pratos não combinam com vinhos deixa de existir na presença do Jerez. Por exemplo, cozinhe algumas alcachofras, abra as pétalas, prepare os fundos removendo o miolo, acrescente azeite de oliva, um toque de um bom vinagre, sal, um toque de pimenta e suas ervas favoritas e sirva um Jerez Fino bem gelado. Aspargos preparados de maneira semelhante seriam igualmente bem-vindos, bem como os delicados sushis. Os pratos asiáticos picantes, sempre questionados quanto à sua harmonização com vinhos, seriam uma ótima companhia para um Amontillado levemente gelado. Se o Champagne se apresenta associado ao glamour, que em grande parte das vezes é passageiro, o Jerez permanece com sua elegância e uma inigualável finesse, associadas ao seu persistente e concentrado bouquet. Se os vinhos da região francesa de Sauternes gostam de se impor, muitas vezes com certa arrogância alegando que são "insubstituíveis", um Jerez Pale Cream pode ser sua melhor escolha. Um vinho para ser apreciado lenta e delicadamente, solo ou acompanhado, o Jerez, sem dúvidas, é uma ótima escolha fora do convencional. Vamos conhecê-lo. Um bom fim de semana para todos nós.

6 DE AGOSTO DE 2006

AO REDOR DO MUNDO

A safra 2005 dos vinhos da Bourgogne é, como se esperava, uma das mais promissoras, assim como acontece com os Bordeaux 2005. As condições climáticas daquele ano somadas à expertise dos vitinicultores favoreceram os vinhos, tanto os tintos derivados da Pinot Noir como os brancos da Chardonnay, com as características das mais desejáveis: aroma e sabor de frutas maduras, acidez vibrante e taninos equilibrados, harmonizados entre si e que se encontram presentes desde o início da sua fermentação e maturação. Essas características, quando presentes já nesse estágio, nos permitem concluir que a qualidade final será excelente e seu consumo pode ser feito enquanto os vinhos são ainda jovens. Sem dúvida essa safra de 2005 poderá ser considerada como uma pura expressão do *terroir* ou *climat* dessa famosa região de vinhos da França.

Fonte: www.winespectator.com

CAPÍTULO 22

O MADEIRA E O MOSCATEL

Produzido exclusivamente na ilha que lhe dá o nome, a Madeira, entre os vinhos fortificados é o que apresenta um dos maiores períodos de longevidade, que se estende por tempo indeterminado, melhorando consideravelmente suas características pela manutenção de sua acidez, bem como por meio de um processo contínuo de oxidação. Sua vinificação é semelhante à do vinho do Porto, que já abordamos anteriormente. Os seus diferentes tipos estão diretamente relacionados às uvas que lhes dão origem: a Sercial, a Verdelho, a Boal (ou Bual) ou a Malvasia (ou Malmsey). Cada uma delas dá origem a vinhos de mesmo nome, indicando igualmente o tipo do vinho em relação ao grau de açúcar, ou seja, sua doçura.

Como a grande maioria dos vinhos, o Madeira é produzido com a uva doce denominada tinta negra mole. Mas se tem a errônea idéia de que todos os Madeiras são vinhos doces e de sobremesa. Somente os vinhos que levam o nome genérico de Madeira são produzidos com essa uva. Tradição e alquimia estabelecem uma íntima e estreita relação entre o bouquet original da uva e o tipo e a qualidade da madeira utilizada na confecção dos cascos, onde os vinhos serão envelhecidos por longos anos. Essa íntima relação confere ao Madeira inexplicáveis características, como a de se manter vivo durante um processo contínuo de oxidação e de conservar uma agradável e persistente acidez, que permitem que ocorra um infindável processo de amadurecimento, tornando-o mais agradável, tanto no aroma quanto no paladar, através dos anos. Dificilmente qualquer outro vinho se manteria vivo e se comportaria dessa maneira, realmente uma verdadeira alquimia que se constata, mas não se explica.

Como outros vinhos fortificados, a sua graduação alcoólica varia de 17 a 22 por cento em volume, e o seu conteúdo em açúcar de 0 a 150 gramas por litro, daí concluirmos que o seu tipo em doçura varia de muito seco até o doce de acordo com a uva submetida à vinificação: o Sercial, muito seco, ideal como vinho de aperitivo; o Verdelho, seco e bastante aromático; o Boal (ou Bual), meio-doce com aromas e sabores pronunciados; e o Malvasia (ou Malmsey), com aroma e sabores persistentes, doce e aveludado. Entre os vinhos Moscatel, merecem especial destaque os elaborados com a varietal moscatel de Setúbal, com uma graduação alcoólica de cerca de 18 por cento em volume e açúcar residual de 160 gramas por litro. Entre os fortificados doces, o Moscatel se destaca pelo excelente equilíbrio, acidez e açúcares. O seu processo de fermentação é interrompido pela adição de álcool vínico e as cascas das uvas são removidas seis meses após o inicio da fermentação, ocorrendo então a decantação e a prensagem do mosto remanescente. O processo de maturação ocorre em barricas de duzentos litros, durante dez anos, sendo em seguida engarrafado e liberado para o consumo.

Pouco conhecidos em sua vasta extensão, quando mencionamos o Porto, o Jerez e o Madeira imediatamente nos vem à mente aquele "vinho docinho" de cor escura e xaroposo, para ser servido e apreciado após o jantar, de preferência junto a uma sobremesa. Como vimos ao longo desta série sobre os vinhos fortificados, eles podem ocupar um espaço muito maior do que nós normalmente lhes concedemos. Várias sugestões foram feitas para que melhor sejam apreciados durante todas as estações do ano. Há sempre um vinho fortificado apropriado para acompanhar todos os tipos de pratos das diferentes cozinhas praticadas ao redor do mundo. Os vinhos sempre foram considerados como uma arma poderosa no mundo dos negócios e da diplomacia e, muito particularmente nos dias de hoje, em que, além de serem um elemento de prazer, têm uma importante, mas muitas vezes subestimada, relevância cultural. Quando efetuamos uma escolha pautada pelo conhecimento, pela elegância e pela finesse e, de preferência, fora do convencional, permanecerá conosco uma boa, longa e duradoura impressão daquele momento que foi compartilhado. Um bom vinho não necessita de adjetivos qualificativos e, como uma boa música, ele fala por si só. Experimente e tenha um bom fim de semana.

13 DE AGOSTO DE 2006

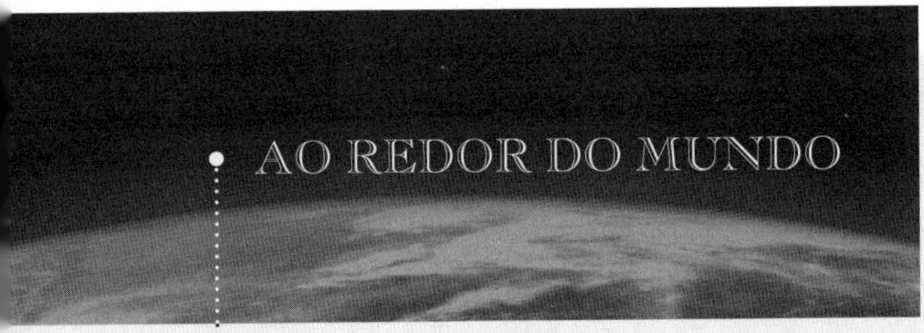

AO REDOR DO MUNDO

Apesar de ser reconhecido por suas excelentes qualidades, o Jerez vem apresentando uma queda muito acentuada em volume de exportação e consumo ao redor do mundo, não atingindo os de alta qualidade, e também as marcas renomadas que sempre contam com consumidores exigentes e fiéis. Com os vinhos chamados genéricos, de um modo geral, o mesmo fenômeno tem ocorrido. O mercado mundial tem sistematicamente rejeitado produtos que não apresentam alto índice de qualidade, o que deve servir de lição para nós aqui no Brasil. Por mais que queiramos resistir, a globalização veio para ficar, o protecionismo exercido por muitos países vai continuar e a única arma de que dispomos é a qualidade aliada a uma acentuada redução nos custos de produção. Enfrentamentos e reuniões do tipo Doha têm se mostrado estéreis.

CAPÍTULO 23

VINHAS E VINHOS DA ITÁLIA: UMA INTRODUÇÃO

Na Itália, a história e a geografia regionais estão intimamente ligadas às extensas vinhas e vinhos. As vinhas, formadas por videiras das mais diversas características, literalmente cobrem o país de norte a sul, de leste a oeste, e encontramos uma íntima relação entre os vinhos e a comida regional. As sucessivas invasões ocorridas durante um período de milhares de anos estabeleceram fortes influências da cultura e dos costumes dos invasores sobre a culinária e, conseqüentemente, sobre os vinhos da Itália, e assentaram as origens para seu desenvolvimento da maneira definitiva e típica como os conhecemos atualmente. Os etruscos ao norte, os gregos ao sul e os sarracenos, que aportaram posteriormente aos gregos, deslocando parte dessa influência para si, legaram uma culinária de altíssima qualidade. Dificilmente vamos falar das uvas e vinhos da Itália sem nos referirmos conjuntamente à sua culinária. Essa é uma diferenciação em relação às outras regiões produtoras de vinhos ao redor do mundo que a Itália compartilha igualmente com Espanha, Portugal e França, onde vinho e regionalismo estabelecem uma estreita relação. Esse fato pode servir como um importante guia para nos orientarmos quando da combinação de vinhos e comidas, além de diversos outros fatores que devem, igualmente, ser levados em consideração.

Ao contrário da culinária italiana, que vem passando por leves modificações mas mantém fortes as suas raízes, os produtores de vinhos substituíram a qualidade pela quantidade na ânsia de atender a uma crescente demanda mundial durante um determinado período, mas não sem sofrerem as conseqüências. No início dos anos 1960, os consumidores e os compradores sumiram, o mercado havia sido inundado principalmente por Chiantis "aguados". Foi aí que os viticultores italianos perceberam que o potencial que seus vinhos poderiam oferecer ainda era quase que completamente inexplorado. A quantidade foi cedendo cada vez mais espaço para a busca de melhor qualidade, o que aliás, sempre deveria ter ocorrido. Produtores com visão ampla e forte determinação iniciaram uma verdadeira reformulação na produção dos seus vinhos, sendo liderados por duas importantes regiões: Piemonte e Toscana. O início dos anos 1970 já viu de imediato o resultado da radical postura adotada. As vinhas eram as mesmas, mas os cuidados na produção das uvas e na vinificação sofreram uma radical mudança, para a alegria de todos nós. Os Chiantis, que somente a Sangiovese na Toscana pode produzir, de uma maneira inconfundível, recuperam sua posição. Os Barolos, os Barbarescos, os Dolcettos e os Barberas, que levam a marca indelével do Piemonte, se colocaram entre os melhores vinhos produzidos pela Itália. As outras regiões produtoras aderiram às modificações, mas não sem muita relutância. Os vinhos da Itália atingiram altíssima qualidade, sendo produzidos cada vez mais para o consumo enquanto ainda jovens, ironicamente, adotando métodos utilizados com grande sucesso pelas vinícolas da Austrália e da Califórnia. No sul, a Campania vem se destacando pela sua varietais nativas, o mesmo ocorrendo no extremo sul, no calcanhar da "bota", a Puglia, pela atenção dada aos excelentes e frescos vinhos rosés e pelos vinhos produzidos pela varietal Primitivo, com uma crescente qualidade que tem impressionado sobremaneira os aficionados dos vinhos tintos, com características diferentes dos convencionais. Essa varietal também encontrou um nicho na Califórnia, com o nome de Zinfandel.

Os vinhos da Sicília, antigamente uma paixão entre os romanos e gregos, vêm se modernizando de uma maneira rápida e surpreendente com muito bons brancos derivados da Chardonnay, tintos, como a Nero d'Avola, e os surpreendentes vinhos doces, conhecidos como vinhos de sobremesa. O Valle d´Aosta, no extremo norte, produz vinhos brancos a partir da Chardonnay e da Pinot Grigio, de muito boa reputação. Se bem que os vinhos preferidos da Itália são ainda os tintos, que fizeram a sua fama de produtora de vinhos de alta qualidade, principalmente nas últimas décadas. Durante algumas semanas, continuaremos nosso passeio pelas vinhas e vinhos da Itália e sua culinária regional. Um bom final de semana para todos nós.

20 DE AGOSTO DE 2006

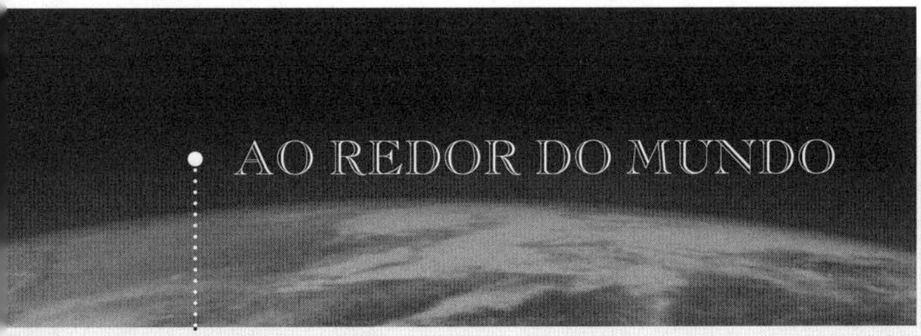

AO REDOR DO MUNDO

Um rigoroso controle de qualidade é requisito *sine qua non* para a sobrevivência em um mundo globalizado, bem como uma forte estratégia de marketing baseada em produtos que confirmem a qualidade que se propaga. Essa é a lição que a Austrália nos está a ensinar, com o crescimento das exportações de cinco milhões de caixas de vinhos em 2000 para 23,8 milhões para os EUA e 29,9 milhões de caixas para o Reino Unido, até junho de 2006. O vinho é o terceiro produto agrícola de exportação da Austrália, com um volume de 82 milhões de caixas, cada uma com nove litros cada, no valor de 2,1 bilhões de dólares anuais. Em exportações para os EUA, a Austrália ainda não conseguiu alcançar a Itália, mas está seguindo a mesma trilha.

Fonte: Impact Databank

CAPÍTULO 24

VINHAS E VINHOS DA ITÁLIA: PIEMONTE

Situada na região Nordeste da Itália, na fronteira com a Suíça e a França, de onde recebeu forte influência culinária, além das influências das regiões vizinhas do Valle d´Aosta, Ligúria e Lombardia, a região do Piemonte possui o maior número de regiões de Denominação de Origem Controlada — DOC — e de Denominação de Origem Controlada "Garantita" — DOCG — de toda a Itália, perfazendo um total de 52 regiões. Selecionamos algumas delas para tratar aqui. Como o nome claramente indica, essas denominações estão relacionadas ao controle governamental quanto a padrões previamente estabelecidos para os vinhos originados naquelas áreas geográficas. Essas denominações são um certificado para o consumidor quanto à manutenção da originalidade em relação ao tipo de uva plantada, as delimitações geográficas permitidas, entre muitas outras característica. Um guia a seguir quanto à qualidade dos vinhos daquela região, mas a real garantia de qualidade somente pode ser dada pelo produtor. Esse controle se estende pelas vinte regiões produtoras de vinhos da Itália, e em algumas delas foi introduzido o IGT — *Indicazione Geográfica Típica* —, com a mesma finalidade, mas essa denominação não está presente no Piemonte.

Uma das uvas nativas mais típicas da Itália, a Nebiollo, cujo berço está nas colinas carregadas de neblina, a *nebbie*, origem de seu nome, com seus altos níveis de taninos oriundos das cascas e sementes e igualmente acidez, necessita vinificação cuidadosa e longo período de maturação para que os seus vinhos, de longa guarda, possam ser consumidos. Novas técnicas estão sendo utilizadas por seus produtores, como, por exemplo, pequenas barricas de carvalho de 250 litros, menor contato com as sementes e várias outras inovações para agilizar o amadurecimento para o consumo enquanto jovens. Essas inovações estão sendo questionadas pelos seus inúmeros apreciadores em todo o mundo com receio de que suas características se percam ao longo dos anos: o vermelho escuro intenso, a aparência espessa, o alto nível de acidez e taninos bem equilibrados, o intenso bouquet e o aroma de frutas vermelhas com um final igualmente prolongado dos grandes vinhos — o Barolo, o Barbareso, o Gattinara e o Ghemme.

Na região de Alba, os vinhos que recebem o nome de Nebiollo d´Alba são de excelente qualidade. Os derivados da varietal Dolcettos — d´Alba, d´Asti, da região de Monferrato, e di Dogliani — são os mais conhecidos e são vinhos agradáveis, de fácil consumo, bela cor rubi, aroma de amêndoas, taninos leves, baixa acidez e presença de um final ligeiramente amargo, nada de doce como o nome possa vir a sugerir. A varietal Barbera, presente nas mesmas regiões da Dolcetto e com características semelhantes, tem uma rusticidade atraente, dando uma falsa impressão de despojada, mas que muitas vezes nos surpreende.

As varietais brancas do Piemonte se destacam na região de Asti, onde a Moscato reina, produzindo um vinho ligeiramente frisante e o seu não menos famoso espumante, o Moscato d´Asti. São vinhos aromáticos, doces e de baixo teor alcoólico, que nos lembram os panetones, a colomba pascal e o autêntico tiramisù. O raro Brachetto d´Acqui, com uma produção extremamente pequena, é considerado como um dos melhores vinhos de sobremesa produzido na Itália. O Gavi, produzido a partir da varietal Cortese e pouco conhecido entre nós, é um dos raros brancos do Piemonte que merece especial destaque por apresentar uma acidez que complementa os pratos elaborados à base de peixes, moluscos e crustáceos, grelhados com ervas aromáticas e recebendo um toque final de azeite de oliva extravirgem, sem dúvidas uma perfeita associação. É mesmo um fato interessante, visto que os vinhos do Piemonte se caracterizam por um forte regionalismo e essa região não está em contato direto com o mar, do qual é separada pela pequena região da Ligúria. Como não poderia deixar de acontecer, a sempre presente Chardonnay vem produzindo muito bons brancos aqui.

A região é rica em vários tipos de cogumelos, em especial a trufa branca da região de Alba, um tipo de tubérculo que se desenvolve no subsolo e é localizada pelo seu intenso aroma, durante os meses de agosto a janeiro, por cães farejadores treinados para esse fim. Além de serem apreciadas pelos seus aromas e sabores, as trufas são um importante fator na economia dos pequenos agricultores dessa área, muitos deles dependendo quase que exclusivamente de sua colheita para sobreviver. Aves, carnes, massas e risotos preparados com seus vinhos tintos regionais são os preferidos pratos da culinária piemontesa. A polenta, bem como seus cogumelos nativos, queijos, frutas de origem silvestre, seus doces, sempre podem ser degustados ao lado dos vinhos que os piemonteses se esmeram tanto em produzir para a nossa alegria. Um bom fim de semana para todos nós.

27 DE AGOSTO DE 2006

AO REDOR DO MUNDO

A Good Year

Está prevista para 27 de outubro a estréia de outro filme em que o vinho é novamente a estrela, dirigido por Ridley Scott, de *Alien*, *Blade Runner* e *Gladiador*. Russell Crowe e Albert Finney são os protagonistas desse filme baseado na novela de Peter Mayle, famoso por escrever vários livros romanceados sobre a Provence, no sul da França. Uma trama sobre investimentos milionários na produção de vinhos nessa região: uma propriedade recém-adquirida é reclamada como pertencendo a uma herdeira, que afirma ser ela a dona legítima do château. Rodado no Château La Canorgue, no Luberon, construído no século 18 e que é atualmente produtor de vinhos orgânicos, o filme promete ser uma boa diversão, senão pelo menos uma boa promoção para os vinhos da Provence, que por sinal são em geral excelentes.

CAPÍTULO 25

VINHAS E VINHOS DA ITÁLIA: LOMBARDIA E EMILIA-ROMAGNA

Suíça, Trentino-Alto, Veneto, Emilia-Romagna e Piemonte circundam a Lombardia em toda a sua extensão, que não tem como seu forte a produção de vinhos, mas apresenta junto com a Emilia-Romagna uma das mais ricas e sofisticadas culinárias da Itália e de toda a Europa, exercendo uma influência significativa na cozinha que se pratica ao redor do mundo. Mas a Lombardia produz orgulhosamente o Franciacorta que, com muitos méritos, projetou essa região no mundo dos vinhos, graças ao trabalho rigoroso e constante da população de Brescia, cidade que ostenta a denominação Franciacorta. Toda a produção é rigorosamente supervisionada, promovida e amplamente festejada sob a tutela de um instrumento particular local, o *Consorzio per la Tutela del Franciacorta*, que promove um festival anual, o Festival de Franciacorta: são três dias em setembro em que tudo gira em torno de seu vinho. Os 99 produtores dessa *denominazione* acolhem o público vindo de todas as partes do mundo na Abbazia Olivetana di Rodengo Saiano. Esse vinho é um espumante cem por cento Chardonnay, ou em *assemblage* com a Pinot Nero e a Pinot Bianco, com uma curta jornada de produção, iniciada nos anos 1960 e atingindo completa maturidade no início dos anos 1990. Esse espumante de bolhas finíssimas e persistentes, características que consideramos imprescindíveis, amarelo-palha, com toques de amêndoas, nozes e figos frescos, leve e refrescante, classificado de Extra Brut — muito seco — até Demi-seco, de acordo com seu nível de açúcar, é uma companhia ideal para os pratos compatíveis com vinhos brancos. A Nebbiolo, a Cabernet Sauvignon e a Barbera também estão muito bem representadas na Terre di Franciacorta DOC.

Queijos de vários tipos estão associados à Lombardia, como o Gorgonzola — nome oriundo da cidade de mesmo nome próxima a Milão —, queijo à base de leite de vaca com as características veias azuis, cremoso e companheiro das massas, da polenta e dos molhos para carnes e peixes. Gorgonzola, pêras e nozes com um espumante meio seco complementam um bom jantar. O Grana Padano, queijo de longa cura, produzido em região delimitada também no Piemonte, Trentino — Alto Adige, Veneto e Emilia-Romagna. O queijo Provolone Valpadana, o Quartirolo, o Tallegio. Também são característicos dessa região a Bresaola, carne de boi desidratada ao ar livre nas proximidades da Suíça; a mostarda de Cremona, frutas cristalizadas em líquido xaroposo picante e doce; o Torrone, sempre lembrado e perigosamente compulsivo ao paladar; o panetone e a colomba Pascal.

A Emilia-Romagna, por sua vez, fronteiriça com a Lombardia ao norte, com a Ligúria ao oeste, com o Veneto ao nordeste, com a Toscana ao sul e com o mar Adriático ao leste, é conhecida como o coração da culinária do norte da Itália. Bologna é conhecida como a capital italiana da gastronomia. Região do famoso Parmigiano Reggiano, por lei produzido somente nas cinco áreas que levam a *Denominazione d'Origine Protetta*: Parma, Reggio Emilia, Modena, Bologna e Mantova. O Prosciutto di Parma, por lei, somente pode ser produzido e curado na Emilia-Romagna, nas colinas estritamente delimitadas ao redor da cidade de Parma, sendo autenticado com uma coroa gravada com o nome Parma no centro. Perfume característico e sabor leve e delicado contribuem para a fama desse inigualável presunto. Se você conseguir encontrar, não deixe de experimentar o raríssimo presunto cru, produzido rigorosamente durante os meses de inverno, o Culatello di Zibello, uma verdadeira obra-de-arte da gastronomia italiana. O vinagre produzido do mosto de uvas frescas cozidas, mosto concentrado e vinagre de vinho maturado, originado somente de uvas da Emilia-Romagna e posteriormente envelhecido em barricas, é o famoso, autêntico e muito imitado Aceto Balsamico Tradizionale di Modena e o Aceto Balsamico di Reggio-Emilia. Os vinhos frisantes com 60% Lambrusco di Sorbara e 40 % Lambrusco Salamino variam em cor, nível de açúcar e sabor e são conhecidos como Sorbara, Grasparossa di Castelvetro e Salamino di Santa Croce. Os brancos Trebbiano são comumente vinificados em frisantes e espumantes. Os Sangioveses di Romagna são produzidos ao longo da costa da cidade de Rimini, no mar Adriático, com 100% Sangiovese. Há ainda os Cabernet Sauvignon, Cabernet Franc e Merlot, sem nos esquecermos dos Sangioveses produzidos na fronteira com a Toscana.

Como um presente da Emilia-Romagna para nós, aqui fica uma pequena sugestão da culinária da região de Modena e Reggio: prepare um frango inteiro, esfregue toda a superfície com azeite de oliva, alho, alecrim fresco, sal e pimenta do reino, moída no momento de ser utilizada. Coloque alguns ramos de alecrim no interior da cavidade. Asse no forno moderado até ficar completamente cozido e dourado, girando a cada quinze minutos. Retire do forno e, ainda quente, despeje lentamente em todo o assado quatro colheres de Aceto Balsamico em que foi dissolvido uma colher de café de açúcar mascavo. Escolha seu vinho e sua companhia preferidos. Um bom jantar e um agradável e memorável fim de semana para todos nós.

3 DE SETEMBRO DE 2006

AO REDOR DO MUNDO

Franciacorta foi o primeiro, e até agora o único, vinho italiano produzido exclusivamente pelo processo de fermentação lenta em garrafa. A Comunidade Européia concedeu a essa região status semelhante à de Champagne na França e Cava, na Espanha, permitindo retirar a denominação DOCG e os termos vinho espumante, método clássico ou tradizionale exigidos por lei e que deveriam ser aplicados aos rótulos. Agora somente o nome Franciacorta nas embalagens já é uma indicação suficiente da origem e qualidades inerentes a esse vinho proveniente dessa região da Lombardia. Franciacorta equiparada com Champagne e Cava é uma grande conquista para esses bravos produtores de Brescia e um exemplo a ser seguido por todos nós. O Festival de Franciacorta será realizado de 16 a 18 de setembro de 2006 em Rodengo Saiano, na Brescia.

Fontes: www.wineindustryreport.com
www.franciacorta.net

CAPÍTULO 26

VINHAS E VINHOS DA ITÁLIA: TOSCANA

Um Chianti, por favor. Com suas garrafas típicas com sua cestinha e alça de palha, dependuradas sobre as nossas cabeças e ao longo dos balcões dos restaurantes, cantinas e pizzarias de todo o mundo, o Chianti era sinônimo de vinho italiano. As garrafas vazias eram guardadas como relíquias, transformando-se em vasos de flores, castiçais, conferindo um ar bucólico e italiano aos ambientes. Um vinho despretensioso, rubi claro, transparente, aromático, leve e com acidez acima do desejado, mas que juntamente com o primo-irmão Valpolicella do Veneto, com características semelhantes, obteve o grande mérito de difundir os vinhos italianos ao redor do mundo, com o apoio de seus azeites, queijos, presuntos, salames e da culinária típica italiana, que é universal.

Após um período de esquecimento e de queda acentuada no consumo de seus vinhos, a Itália, graças à "Revolução Toscana" com o epicentro na Bolgheri, seguida pelas outras regiões, vem produzindo vinhos fenomenais de altíssima qualidade: os novos Chiantis, os consistentes Brunellos e o polêmico irmão mais novo, o Supertoscano. A despeito da invasão dos vinhos do Novo Mundo, o Império Romano, simbolicamente representando a Itália, está pronto a retomar a sua posição como um dos maiores produtores de vinhos do mundo, não em quantidade, mas em qualidade. A França, a Espanha, Portugal e até a superconservadora Alemanha estão igualmente formando as suas legiões de produtores, com resultados igualmente surpreendentes.

Entre os vinhos tintos, a uva Sangiovese reina na Toscana. Extremamente sensível às variações climáticas, capaz de integrar e interpretar as características do solo onde nasce, com um bouquet floral, sabor de frutas vermelhas, com belas variações de acordo com o território onde é produzida, ela é a alma do Chianti, no qual participa com 90%, recebendo um apoio complementar da Malvasia, da Trebbiano, da Canaiolo, da Cabernet Sauvignon ou da Merlot, a critério do produtor. O leque de escolhas colocado à nossa disposição encontra-se nos diferentes territórios: o Chianti Clássico, que recebe esse nome por ser o primogênito, o Colli Fiorentini, o Rufina, o Colli Senesi, o Colli Arentini, o Colli Pisani, o Montespertoli e o Montalbano — delimitados pelas províncias de Pistoia, Prato, Firenze, Pisa, Arezzo e Siena. Um imenso território a ser descoberto, com o auxílio de nosso olfato e paladar.

O Brunello di Montalcino, produzido em Montalcino, na província de Siena, a partir da varietal Sangiovese Grosso, que nessa região é batizada com o nome de Brunello, é um vinho estruturado, consistente, que faz frente aos Barolos do Piemonte. Vermelho escuro, bouquet de madeira aromática, frutas vermelhas, baunilha natural, sabor intenso e persistente, elegante até o final, é um vinho que pode ser facilmente conservado por dez a trinta anos. Os Brunellos são a jóia da Toscana.

Os Supertoscanos são produzidos com total liberdade, seja com 100% Sangiovese, seja com Cabernet Sauvignon e Merlot em partes iguais, ou com as combinações da Cabernet Sauvignon, Merlot, Sangiovese e Syrah. O processo de vinificação é complexo, com resultados surpreendentes e muitas vezes polêmicos, mas o aspecto mais importante é a sua grande aceitação pelos mais exigentes consumidores. Quando diferentes varietais são utilizadas, elas são maceradas individualmente em um pré-estágio de fermentação em baixa temperatura. A temperatura é elevada a 22ºC, uma nova maceração ocorre, seguida de fermentação alcoólica durante dois dias. Segue-se a fermentação maloláctica — o agressivo ácido málico é transformado no suave ácido lático — durante seis meses. A *assemblage* — mistura das varietais — é efetuada e, após seis meses de permanência em barricas, ocorre o engarrafamento. Um bonito, engenhoso e elaborado processo, basicamente utilizado na elaboração dos Supertoscanos, com inúmeras possíveis variações. O resultado é um vinho de um vermelho intenso, odor e sabor persistentes de frutas vermelhas, carvalho aveludado quando já maduro, com um final elegante e prolongado. São realmente complexos, os Supertoscanos, do começo ao fim.

O Rosso di Montalcino, o Vino Nobile di Montepulciano, o Morellino di Scansano, Carmignano, o San Gimignano. Os excelentes 100% Cabernet Sauvignon, o Merlot, o Syrah, produzidos no Bolgheri. Os brancos das varietais Malvasia e Trebbiano. A jóia enológica da Toscana, o Vino Santo di Toscana, usa as técnicas mais empíricas passadas de pai para filho. O Montecarlo, um vinho de grande consumo local e regional, com características mediterrâneas, é produzido no distrito de Lucca, juntamente com um dos mais requintados e delicados azeites extra-virgem de toda a Itália. Colocamos aqui um pedacinho, para aguçar a nossa curiosidade, do grande panorama que nos é oferecido pela Toscana; uma grande parte dela está aqui conosco, vamos saboreá-la. Um bom final de semana para todos nós.

10 DE SETEMBRO DE 2006

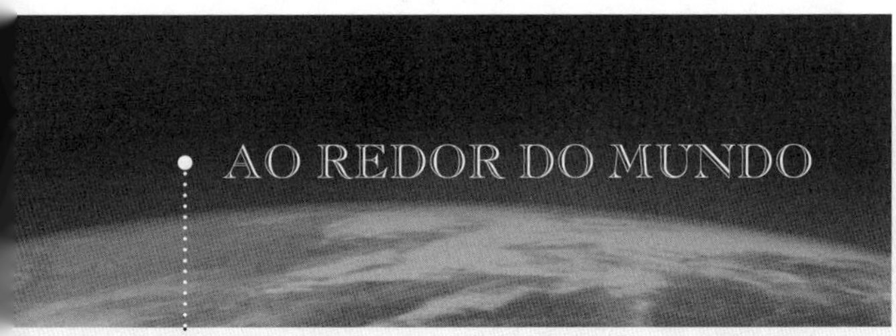

AO REDOR DO MUNDO

A Associação Portuguesa de Cortiça, a APCOR, lançou um curso on-line, com emissão de certificado, para os interessados em manifestar sua apreciação pelas rolhas de cortiça. Profissionais do ramo, educadores e o público em geral são convidados a participar, através do site: www.realcorkusa.com. Boa sorte nos testes. Vale a pena conferir em uma visita ao site e obter mais informações. A crescente substituição da rolha de cortiça no tradicional fechamento das garrafas de vinho tem preocupado sobremaneira os portugueses.

CAPÍTULO 27

VINHAS E VINHOS DA ITÁLIA: DO VENETO A MOLISE

O Veneto, juntamente com as regiões Trentino-Alto Adige e Friuli-Venezia Giulia, ao nordeste da Itália, possui uma forte tradição vinícola ao lado de técnicas inovadoras no cultivo da sua maioria de varietais nativas e na produção de seus vinhos típicos e característicos. Na região do Veneto, as uvas Garganega e Trebbiano di Soave produzem um vinho branco pouco difundido entre nós, o frutado e seco Soave, nome derivado da cidade de Soave. Nessa região, também é produzido o popular Valpolicella, produto de uma *assemblage* das uvas Corvina, Rondinella e Molinara, um tinto leve e de fácil consumo; o Bardolino, equiparado ao francês Beaujolais; e os disputadíssimos e superclássicos Amarone della Valpolicella, que são a resposta do Veneto aos Barolos do Piemonte e aos Brunellos da Toscana, sendo igualmente tintos de longa guarda. O Amarone é produzido com uvas naturalmente desidratadas durante um período de seis meses, quando é iniciado o processo de fermentação; apresenta um vermelho escuro, intensamente aromático, é seco, com um levíssimo aroma e sabor de uvas passas, e um incrível balanço álcool-tanino-acidez, estruturado, com um prolongado final. Sua produção iniciou-se nos anos 1950 e ele rapidamente se tornou um clássico. Sua graduação alcoólica de 14,5% a 16,0% é agradável, ao contrário do que ocorre com os vinhos do Novo Mundo, que ao atingir esses níveis se tornam, na maioria das vezes, irritantes ao olfato e ao paladar. Se uma oportunidade surgir, experimente e deguste um bom Amarone e sinta o que é de fato um grande vinho. Excelente acompanhamento para carnes vermelhas, carnes de caça e queijos maduros.

O sempre presente Prosecco, que infelizmente sofre uma grande variação em qualidade, é branco e pode ser frisante ou espumante, seco ou levemente adocicado, e origina-se da uva do mesmo nome, na província de Treviso, entre as cidades de Conegliano e Valdobbiadene. Na região de Friuli-Venezia Giulia, produtores usando técnicas inovadoras colocam seus vinhos brancos entre os melhores da Itália, em particular os do Collio Goriziano, em Friuli, com seus excelentes aromáticos, frutados, equilibrados e encorpados vinhos, elaborados com a varietais Sauvignon Blanc, Tocai Friulano, Malvasia, Pinot Bianco e Pinot Grigio. Na região do Trentino-Alto Adige, varietais, em sua maioria utilizadas igualmente na Alsácia e Alemanha, como a Riesling, Traminer e a Gewürztraminer, produzem brancos muito apreciados e um excelente Pinot Nero. Na região do Marche, o branco Verdicchio, produzido em Castelli di Jesi, é amplamente conhecido e divulgado; aromático, leve e de consumo fácil. As uvas Montepulciano e Sangiovese são as responsáveis pelos seus tintos muito apreciados, o Rosso Conero e o Rosso Piceno. Na região da Umbria, o branco Orvietto, produzido em larga escala com o intuito de consumo rápido, vem passando por uma fase de refinamento, com novas varietais sendo adicionadas à Trebbiano, para satisfazer consumidores mais exigentes. Os tintos Montefalco Sagrantino e Torgiano estão brilhando na Umbria e vale a pena experimentá-los. Na região do Lazio, o universal e simples Frascatti, de uvas Malvasia e Trebbiano, é conhecido como o vinho branco de Roma; despretensioso e com tendência para uma merecida sofisticação, é leve e deve ser consumido enquanto jovem. A região de Abruzzo vem sofrendo mudanças radicais nos métodos de cultivo e produção de vinhos nos últimos anos. Mais conhecida e apreciada pela sua culinária regional, essa região vem se projetando no mundo dos vinhos como poucas com os excelentes Montepulciano d'Abruzzo e os brancos da Trebbiano, que são surpreendentes.

A região de Molise, por sua vez, continua ancorada em práticas muito antigas em termos de produção e vinificação, o que é compreensível por ser uma região de terrenos altamente montanhosos e com áreas de difícil acesso. Por meio deste pequeno e compacto percurso pelas vinhas da Itália e seus vinhos, que será finalizado na próxima semana com as regiões do sul e sua ilhas, constatamos as suas riquezas em diferentes tipos de uvas, o conhecimento profundo e o domínio dos italianos sobre cada uma delas e a sua luta ferrenha e diária, em climas os mais diversos e nas regiões das mais inóspitas, e a crescente valorização das espécies nativas. Os vinhos italianos devem ser avaliados e apreciados sempre em correlação com sua culinária regional, mas a sua universalidade é compatível com todas as cozinhas ao redor do mundo, realçando seus sabores. Utilizando-se de técnicas modernas de vinificação, os italianos não estão de modo algum mascarando a tipicidade de seus vinhos, o seu uso judicioso tem, isso sim, reafirmado suas qualidades e, portanto, são merecedores de nossa profunda e sincera admiração; como sempre são um exemplo para todos nós. Os vinhos das diferentes regiões que apresentamos encontram-se disponíveis com certa facilidade aqui no Brasil. Vale a pena conhecê-los e, como sempre, tentar fugir do lugar-comum. Um bom fim de semana para todos nós.

17 DE SETEMBRO DE 2006

AO REDOR DO MUNDO

No recente 232º encontro anual da American Chemical Society, um dos tópicos que despertou a atenção foi o polêmico tema do uso de alta tecnologia para a produção de vinhos em massa. O crescente número de produtores de vinhos orgânicos, prática que vem se ampliando rapidamente e com muito sucesso, acredita que a produção em larga escala fará com que todos os vinhos tenham o mesmo gosto. O mistério que envolve seus aromas e sabores é, até hoje, um segredo bem guardado pela natureza e, pelo visto, ainda o será por muito tempo. É um presente que ela nos oferece e que torcemos para que continue sendo um segredo. Os bons vinhos integram e interpretam a personalidade do produtor.

Fonte: www.wine.co.za

CAPÍTULO 28

VINHAS E VINHOS DA ITÁLIA: OENOTRIA

A parte da Itália composta pela Campania, Puglia, Basilicata, Calábria e as ilhas da Sicília e da Sardegna era conhecida pelos romanos como a extensa região da Magna Graecia, e pelos gregos, que a dominaram e a rebatizaram, como Oenotria, a terra dos vinhos. Arraigadas na preservação das suas uvas nativas, essas seis regiões vêm se destacando pela produção de vinhos de altíssima qualidade nos últimos anos. Felizmente as chamadas "varietais internacionais", com poucas mas boas exceções, não invadiram o território das varietais nativas.

Na Campania, a tinta Aglianico, com seus vinhos Taurasi, enfrenta facilmente os Barolos do Piemonte e juntamente com a Falerno Del Massico, quando na mão de produtores excelentes, nos oferece vinhos com "gosto do vinho", cujo aroma, bouquet e sabor não necessitam de rebuscadas descrições: eles falam por si só, como deveria acontecer com todos os bons vinhos. A Cabernet Sauvignon, a Merlot e Aglianico em *assemblage* são excepcionais, bem como a surpreendente vinificação com 100% Merlot. A tinta Piedirosso, as aromáticas brancas Greco, com os seus Greco di Tufo, a Fiano, com os atraentes Fiano di Avellino, e a despretensiosa mas agradável Falanghina, colocam a Campania, sem qualquer dificuldade, entre as melhores regiões vinícolas de toda a Itália, graças à ampla visão e ao espírito empreendedor de seus dinâmicos habitantes.

A Puglia, por sua vez, nos oferece duas importantes regiões com seus tintos, seus brancos e os mais famosos rosatos de toda a Itália. Castel Del Monte merece ser seguida de perto pelo seu rápido desenvolvimento nos últimos anos. Salento, região mais ao sul, brilha, já por um longo tempo, com a Negroamaro, a Primitivo e a Malvasia. A DOC Rosato del Salento é uma das denominações que mais se destaca. No geral, os vinhos da Puglia tendem a ser de corpo leve a moderado, com intenso aroma e bouquet e muito bem equilibrados. Os seus rosés podem mudar o seu conceito, por não dizer preconceito, sobre esses tipos de vinhos. Não deixe passar a oportunidade de prová-los.

A Basilicata árida, montanhosa e com suas drásticas variações climáticas hospeda, e muito bem, uma importante varietal, a Aglianico, abrigada sob a DOC Aglianico del Vulture. A própria natureza se encarrega de domá-la, ainda nas vinhas. O vinho resultante é encorpado, de longa maturação e duração, com características próprias inconfundíveis, derivadas da concentração natural da Aglianico e de seu estágio de até 24 meses em barricas de carvalho, antes do engarrafamento. Se você deseja sentir o corpo de um vinho, procure por um bom Aglianico, ele não o desapontará.

Na Calábria, a Gaglioppo é a sua tinta e a Greco a sua branca. A sua bandeira é o tinto Cirò, encorpado, alcoólico, com alta concentração de aromas e sabores. Com uma vinificação rústica e tradicional, o Cirò tem seus fiéis admiradores e tradicionais consumidores que não desejariam vê-lo mudado. Mas alguns produtores caminham cautelosamente para a produção de vinhos mais delicados, com muito bons resultados, mas com um longo e difícil trabalho ainda pela frente. Vamos acompanhar de perto.

Enquanto isso, na Sicília, tradição e renovação andam lado a lado sem conflitos. A sua tinta tradicional, a Nero d'Avola, e as brancas Inzolia e Grecanico ocupam lugar de destaque ao lado das Cabernets, Merlot, Pinot Nero, Syrah e a sempre presente Chardonnay que produz os melhores brancos da Itália aqui mesmo na Sicília. A Pinot Nero, por sua vez, e a Itália, em todas as suas regiões vinícolas, ainda não se encontraram; mas existem raras e boas exceções, como já mencionamos anteriormente. Doce e agradável, com sabor e aroma de amêndoas, o Passito de Pantelleria, originado da difícil varietal Zibibbo, é um dos grandes nomes da Sicília. O mal interpretado Marsala, o orgulho DOC da Sicília, produzido em Trapani e comercializado sob a influência dos ingleses, foi durante muito tempo usado tão somente, mas com sucesso, para elaboração de cremes, caldas e doces. Conhecido e ingerido solo, como vinho de sobremesa, é mais apreciado como um fortificado seco, o Marsala Vergine, e quando envelhecido por mais de dez anos é chamado de Stravecchio. Após um período de esquecimento, o Marsala está em franco ressurgimento em toda a Europa.

A Sardegna é a mais isolada de todas as vinte "vino-regiões" da Itália. Também é a mais tradicionalista, mas um pequeno número de bons produtores tem nos apresentado seus vinhos de excelente qualidade. As tintas Cannonau, Carignano e Monica de Sardegna, e as brancas Nuragus e Vermentino de Sardegna merecem destaque especial.

A Itália, suas vinhas e vinhos formam um imenso universo. O solo, o clima, as mãos zelosas que plantam e tutoram as vinhas, colhem as uvas, fazem e nos ofertam o vinho, espelham a grandeza da indomável, mas generosa natureza. A nossa esperança é de que esse processo de integração nunca tenha um fim. Tudo isso está ali, compartilhado conosco, naquela pequena taça de vinho. Um bom final de semana para todos nós.

24 DE SETEMBRO DE 2006

AO REDOR DO MUNDO

A UNESCO — United Nations Educational, Scientific and Cultural Organization — inaugurou na Universidade de Bourgogne, na França, seu primeiro curso de Vinho e Cultura dedicado ao intercâmbio entre acadêmicos, produtores e comerciantes de vinhos, especialmente dirigido a Vietnã, Brasil, China e aos países do leste Europeu. A finalidade principal é estabelecer uma constante troca de informações em todos assuntos relacionados à enologia e à cultura do vinho. Cursos de pós-graduação serão inicialmente realizados à distância, com fornecimento de diplomas, e há fundos para pesquisas relacionadas ao programa. Se você estiver interessado, confira os detalhes no site: www.decanter.com.

CAPÍTULO 29

OS TANINOS E OS VINHOS TINTOS — PARTE 1

O agradável sabor final de um vinho, sem o qual não haveria consumo, depende da manutenção constante do difícil equilíbrio entre sua acidez, os taninos e o álcool, sendo os taninos de fundamental importância nos tintos. Os taninos são os principais responsáveis pela manutenção da estrutura do vinho, com função semelhante à da nossa coluna dorsal: sem o seu suporte o nosso corpo e o do vinho desabam. Os dois elementos que considero de maior importância quando da avaliação de um vinho tinto são elegância e finesse, que nos transmitem sensações agradáveis, autênticas, sem necessidade de recorrer a artificialismos, e estão diretamente ligados à qualidade e à quantidade dos taninos. São eles que caracterizam o corpo de um vinho, que nos dão a sensação de volume e peso na boca durante um tempo prolongado após a degustação e são de fundamental importância na harmonização com os outros alimentos. Um vinho sem corpo "não harmoniza", independentemente de seus aromas, bouquet ou sabor.

Os taninos fazem parte de um grupo de substâncias químicas conhecidas como fenóis, de alta capacidade antioxidante, estabilizante e conservante natural. Presentes em toda a natureza, como, por exemplo, nas folhas de certos tipos de chás e nas cascas de frutas, são amplamente utilizados na curtição de couros. Nos vinhos, os taninos são obtidos a partir das cascas, hastes e sementes das uvas e, em menor importância, pelo contato com o carvalho das barricas ou pela adição de suas lascas em concentração de quatro a oito gramas por litro, quando a fermentação ou maturação é feita em aço inox — prática controvertida mas largamente utilizada nos vinhos do Novo Mundo.

A quantidade e as qualidades dos taninos verdes ou maduros são responsáveis pelo maior ou menor grau de sensação de secura das gengivas e céu da boca e de encolhimento da língua. Os taninos conhecidos como "verdes", ásperos e amargos, não evoluem durante o processo de maturação dos vinhos tintos e bloqueiam seus aromas e sabores, ao contrário dos desejáveis taninos maduros, suaves e aveludados, que nos dão a sensação de peso e volume na boca, uma condição indispensável para a harmonização com os outros tipos de alimentos, como já nos referimos acima. A meta principal dos viticultores é obter o domínio total sobre os taninos. Os pequenos, experientes e antigos produtores testam as uvas uma a uma para avaliarem não só o nível de açúcar na boca, bem como os taninos na casca e sementes antes da colheita, e sabem que não há correlação entre eles: nível máximo de açúcar não implica maturidade de taninos.

As condições climáticas, exposição direta aos raios solares e quantidade de água no solo ao tempo da colheita alteram sobremaneira as qualidades dos taninos, que são avaliadas de maneira empírica, mas ainda não cientificamente como se gostaria, ao contrário do que ocorre com a sua quantidade. Gostaria aqui de enfatizar mais uma vez que, independentemente do tipo de uva e do país de origem, o nome do produtor é de fundamental importância na escolha de um bom vinho. Várias técnicas, chamadas modernas, são utilizadas para "domar" os taninos e merecem serem conhecidas. Nós as discutiremos posteriormente, visto a importância que ocupam atualmente na produção de vinhos ao redor do mundo, inclusive na Europa, para facilitar o seu consumo enquanto ainda jovens. Essas técnicas são questionáveis quanto à longevidade dos vinhos assim produzidos, mas estão possibilitando uma maior democratização, se é que esta palavra ainda faz sentido nos dias de hoje, dos bons vinhos, permitindo uma acessibilidade cada vez maior para a alegria de todos nós. Apesar da sua produção milenar, os estudos científicos para identificar os elementos que condicionam as qualidades dos taninos presentes nos vinhos ainda são incipientes. A avaliação da qualidade dos elementos que compõem um vinho é ainda extremante subjetiva. Taninos maduros são fundamentais na produção dos vinhos de alta qualidade, pois são eles que irão realçar os aromas, o bouquet e o sabor das frutas, características de cada tipo de uva.

Se à minha disposição fossem colocados os vários elementos de um vinho tinto para analisar as suas qualidades com direito a uma só escolha, esta sem dúvida recairia sobre os seus taninos. O conhecimento do complexo tema dos taninos pelo qual começamos a nos enveredar sempre é interessante, visto que gradativamente poderemos formar a nossa própria opinião sobre o que podemos esperar de um bom vinho tinto e o que ele nos tem oferecer e podemos continuar, assim, a desfrutar o nosso prazer da descoberta. Um bom fim de semana para todos nós.

1 DE OUTUBRO DE 2006

AO REDOR DO MUNDO

A disputa entre os defensores do uso de rolha de cortiça e os defensores da cápsula de alumínio, que vem ganhando espaço no mercado rapidamente, continua. A degustação às cegas dos vinhos Chardonnay 2001, Pinot Noir 2001 e de três diferentes tipos de Pinot Noir 2002 na vinícola Argyle, no Oregon (EUA), onde a produção de Pinot Noir é surpreendente, mostrou uma grande vantagem da cápsula no Chardonnay sobre a rolha de cortiça e uma ligeira vantagem da cortiça para o Pinot 2001. A pequena amostragem e o curto período de engarrafamento não permitem uma conclusão definitiva, mas se considerarmos como empate, tudo indica que a concorrência entre os adeptos de uma ou de outra técnica de fechamento após o engarrafamento dos vinhos ainda vai ser longa. Confira os detalhes no site www.winespectator.com.

CAPÍTULO 30

OS TANINOS E OS VINHOS TINTOS — PARTE 2

O controle da produção de taninos em relação às suas qualidades e quantidade é um dos alvos principais da intitulada vinificação moderna, que não é nada mais nada menos do que a elaboração de vinhos para o consumo imediato, enquanto ainda jovens, o que pode ocorrer logo após o seu engarrafamento. O objetivo primordial seria diminuir os custos de produção para enfrentar a crescente concorrência por meio de mecanismos que reduzem o tempo de fermentação e, principalmente, o tempo mínimo de permanência em barricas de carvalho, ou aço inox, necessário para que a casta da uva original possa lenta e gradativamente desenvolver suas características originais.

O controle já se inicia nas vinhas, muito antes da colheita final das uvas consideradas maduras, com o corte da irrigação, quando utilizada, na fase de maturação. Também é usual a remoção de até 50% dos cachos das uvas durante seu crescimento e das folhas em até quase sua totalidade, para que ocorra uma exposição forçada aos raios solares, apesar do risco de provocar queimaduras, o que traria uma conseqüência indesejável: o aumento acentuado da acidez do mosto. Também se costuma aguardar a maturação excessiva das uvas em busca de taninos maduros — não ásperos —, com um conseqüente aumento do açúcar e o risco da produção de um alto nível de álcool durante o processo de fermentação alcoólica, que pode atingir facilmente valores acima de 14,5% e tornar esse vinho impossível de se harmonizar com qualquer outro tipo de alimento. Outro procedimento é a remoção detalhada das hastes dos cachos, onde há um grande acúmulo de taninos nem sempre de qualidades desejáveis. Esses taninos também se armazenam nas sementes, e sua liberação é evitada por meio de uma prensagem delicada, que ocorre após o resfriamento das bagas e antes da extração dos sucos, seguida de uma posterior elevação da temperatura.

Alguns desses procedimentos são utilizados na vinificação clássica sem qualquer detrimento da qualidade final dos vinhos assim obtidos. Um dos métodos largamente utilizados, inclusive em vinícolas de Bordeaux e em grande parte do Novo Mundo, é a controvertida técnica da microxigenação, desenvolvida por Patrick Ducournau em 1991 na região de Madiran, França, para "domar" o alto nível dos taninos da varietal Tannat. A técnica consiste na liberação artificial de finíssimas bolhas de oxigênio desde o fundo das barricas de fermentação até atingir a sua superfície, de tal maneira que o oxigênio liberado é totalmente absorvido pelo líquido proveniente da prensagem das uvas. O oxigênio é um importante elemento no processo de redução dos taninos imaturos para os agradáveis e desejáveis taninos maduros, de fundamental importância nos vinhos tintos de qualidade, bem como para o pigmento antocianina presente nas uvas, inicialmente de cor clara e que dá a cor vermelha típica dos vinhos tintos após contato prolongado com o oxigênio. O processo de oxigenação é empregado pelos viticultores há muitos anos por meio de várias outras técnicas, consideradas mais trabalhosas e muito prolongadas.

A finalidade da oxigenação dos vinhos é fundamentalmente a de controlar e manipular os taninos e as antocianinas. Utilizando-se a microxigenação, o vinho, após o final de sua fermentação, já estaria teoricamente pronto para ser engarrafado e consumido. Essa técnica cada vez mais adotada tem seus adeptos e seus adversários. Os adeptos visam vinhos tintos de consumo imediato, supostamente mais acessíveis, sem se preocupar com as qualidades que se desenvolvem naturalmente ao longo dos anos. Eu, pessoalmente, não tenho nada contra a utilização dessa técnica, desde que esses vinhos não tenham defeitos de vinificação, não se manifestem de maneira desagradável ao paladar e nem dificultem a sua harmonização com os outros alimentos.

Os adversários classificam os vinhos submetidos a essa técnica como sendo todos iguais, com poucas características da uva originalmente vinificada, ou seja, a Pinot Noir não apresenta sabor e aromas de Pinot Noir, a Cabernet Sauvignon não traz os sabor e aromas de Cabernet Sauvignon, e assim por diante. Outra crítica é quanto a sua curta longevidade, visto que são vinhos geralmente elaborados para consumo enquanto jovens.

Essas pequenas considerações nos mostram a importância dos taninos na vinificação das uvas tintas, agindo em conjunto com os outros vários elementos que fazem parte da sua composição e que dependem de sua estrutura para nos dar um vinho que se caracteriza por elegância e finesse. Muitas vezes o excesso de manipulações e técnicas inovadoras resulta em elementos que supostamente estariam de acordo com o nosso gosto segundo os que as utilizam, mas isso nem sempre corresponde à realidade. Um bom fim de semana para todos nós.

8 DE OUTUBRO DE 2006

AO REDOR DO MUNDO

Um sinal importante dos efeitos do crescente aquecimento global nos é fornecido pelas vinhas ao redor do mundo, servindo como um alerta para aqueles que ainda não despertaram para os problemas causados pelo pela poluição por gases industriais e pelo conseqüente aquecimento global, a serem enfrentados no futuro que, ao que tudo indica, já chegou. Em Conegliano, na Itália, as uvas Sangiovese floresceram 14 dias mais cedo, assim como as Riesling na Alsace. Em Bordeaux, a colheita se iniciou 16 dias mais cedo por amadurecimento precoce das uvas, fato histórico para essa região. A escassez de água é outro efeito não tão remoto do aquecimento global. Esse sinal emitido pelas uvas não deve em hipótese algum ser subestimado.

CAPÍTULO 31

OS CARVALHOS E OS VINHOS

Agindo nos bastidores e quase que desconhecidos, os carvalhos exercem uma função fundamental na produção dos vinhos tintos de qualidade e igualmente nos brancos, onde são usados em uma menor escala. O carvalho utilizado durante o processo de vinificação é derivado de três principais espécies de árvores, com qualidades específicas de acordo com suas origens: o carvalho americano *Quercus alba* e os europeus *Quercus sessilis* e *Quercus pedunculata*. Essas qualidades são transmitidas aos vinhos durante o processo de vinificação até eles atingirem o pico de maturação e serem consumidos. O seu uso, ao contrário do que se propaga, não é o de transmitir aroma e sabor de madeira ao vinho, mas visa à integração dos seus taninos com os originados das uvas, que, ao longo do processo de vinificação e amadurecimento, dão origem aos aromas e sabores secundários, conhecidos como o bouquet de um vinho.

A leve presença de madeira é aceitável, mas, quando é predominante, obstrui a percepção do bouquet. Esse predomínio é erroneamente interpretado como sendo uma qualidade de um bom vinho, mas eu o considero como um de seus maiores defeitos quando presente e persistente após um curto período de oxigenação na taça na qual vai ser degustado. Por mais homogênea que seja a escolha da madeira, cada árvore da mesma espécie e da mesma região imprime características diferentes a cada barrica em que é utilizada. Vinhos de uma mesma safra apresentam diferenças para cada barrica em que a varietal utilizada foi fermentada ou simplesmente maturada. A maturação pode ocorrer entre seis e 24 meses, totalmente ou parcialmente em carvalho americano ou francês, a critério do produtor, sendo fortemente influenciada pela região demarcada de origem da madeira. O carvalho americano, mais rico em taninos, com intenso aroma e sabor de baunilha e maior adstringência, tem seu uso difundido nos países do Novo Mundo, em toda a Europa e particularmente na Espanha, onde a prolongada maturação em carvalho é uma das fortes características dos vinhos da Rioja, e também é de fundamental importância para o Shiraz da Austrália.

Após a madeira ser naturalmente desidratada, com a finalidade de amaciar os taninos e concentrar seus aromas, ela é aparada e montada em barricas de diferentes volumes. A seguir, seu interior é tratado com vapor ou tostado diretamente com fogo para ser caramelizado em diferentes graus, de leve a intenso, o que imprime um aroma e sabor tostado ao vinho. Aqui cabe notar que a finalidade de um vinho não é a produção de álcool, mas ele é um elemento fundamental e indispensável na extração dos taninos da madeira que resultará nos aromas secundários, o bouquet, e na produção de vinhos de qualidade, assim como na extração das essências florais na produção dos perfumes. Madeira levemente tostada resulta em vinhos tânicos e adstringentes; medianamente tostada, em menor nível de taninos e presença de baunilha e café; intensamente tostada, em taninos leves e delicados e sabor tostado de madeira, caramelo, bala *toffee*, café, cacau, amêndoas, coco, cravo, gengibre ou ligeiramente defumado. Não estranhe se sentir o coco, o aroma de uma fava de baunilha ou de uma essência para confeitaria, algumas vezes o aroma de coco é marcante e evidente.

Ao se abrir uma garrafa de um vinho de boa qualidade e despejá-lo em uma taça apropriada, sem fazer um movimento circular, os aromas desprendidos são os derivados das uvas, os aromas primários que caracterizam aquela varietal, Cabernet, Pinot Noir, Syrah etc. Após um movimento circular, por causa da oxigenação, são desprendidos os aromas secundários — o bouquet —, extraídos das substâncias da madeira relacionadas ao carvalho, de acordo com o seu tipo, grau de tostado e tempo de permanência nas barricas antes e após o engarrafamento, quando o processo de maturação dos taninos continua em presença do oxigênio que será gradualmente consumido até acabar. Os vinhos brancos de alta qualidade produzidos principalmente na Bourgogne, Califórnia e Austrália são parcialmente fermentados e maturados por curto intervalo de tempo em barricas de carvalho americano, com a finalidade de diminuir a sua oxidação, aumentar a extração de aromas e sabores e dar uma característica arredondada e amanteigada ao paladar. Os Chardonnay assim produzidos podem ser submetidos a um longo processo de envelhecimento e, se bem conservados, consumidos em até quinze anos, com um sabor final surpreendente.

A escolha judiciosa do tipo de carvalho, levando-se em consideração o seu tipo de tratamento, é sem dúvida um dos passos dos mais importantes na produção de vinhos de qualidade. O uso das lascas de carvalho, com diferentes graus de tostagem, é crescente, mas dificilmente as lascas serão utilizadas na produção dos grandes vinhos. Os vinhos considerados maduros para consumo, nos quais há forte predomínio da madeira sobre a fruta, provavelmente utilizaram lascas, difíceis de controlar, em vez das tradicionais barricas. Um bom final de semana para todos nós.

15 DE OUTUBRO DE 2006

AO REDOR DO MUNDO

O grande evento do mundo dos vinhos, o Wine for Asia, será realizado em Cingapura de 2 a 4 de novembro de 2006, com grande apoio do governo local. O destaque vai para os novos participantes: Coréia, China, México, Venezuela e Tunísia; assim como para a Índia, que fez sua estréia no ano anterior com grande sucesso. Esses novos participantes contam com forte apoio de seus governos. Os grandes produtores tradicionais estarão igualmente presentes. Austrália, Nova Zelândia e Itália estão entre os maiores investidores nesse segmento, que cresceu 20% nestes últimos anos na Ásia.

Fonte: www.wine.co.za

CAPÍTULO 32

PROVENCE: A TERRA SEM FRONTEIRAS

A Provence, de todas as regiões da França, é a que nos mais encanta pela sua magia natural. Aqui os gregos e posteriormente os romanos estabeleceram suas primeiras colônias, seduzidos pelas suas belezas naturais e suas terras férteis, e influenciaram a origem de toda a civilização francesa, que é ancorada na herança latina e grega. A Provence tem uma longa costa marítima banhada pelo mar Mediterrâneo, montanhas que se perdem nos Alpes gelados e o charmoso rio Rhône, que se origina nos Alpes da Suíça, estendendo-se de norte a sul, e atinge o mar azul da costa provençal. Independente de delimitações geográficas e diferentes condições climáticas, a cultura herdada se estende por toda a extensão do Rhône, até atingir a cidade de Vienne, ao sul de Lyon. Os gregos disseminaram as oliveiras por toda a sua extensão, dando origem aos valorizados e cobiçados azeites de oliva da Provence: leves, intensamente aromáticos, carregando no seu interior o céu de um azul intenso e o sol com suas cores vibrantes. Os perfumes de suas flores, simbolicamente representadas pelos extensos campos das lavandas de cores púrpuras, e de suas ervas aromáticas, que florescem espontaneamente nas "garrigues", espalham-se pelo ar. O alecrim provençal leve e delicado, o tomilho, a sálvia, a manjerona, os variados tipos de basílico, o estragão e inúmeras outras ervas emprestam seus perfumes à simples cozinha provençal e juntamente com os azeites constituem seu tempero principal. Perfumes esses que encontramos incrustados nos seus sabonetes, suas velas e seus maravilhosos incensos.

Cézanne, filho da Provence nascido em Aix, Van Gogh, Renoir, Matisse e Picasso, que abandonou o sol de Málaga, não ficaram imunes aos encantos das suas cores vivas e brilhantes. O amarelo lembrando o açafrão e os girassóis, os azuis dos céus, as cores púrpuras dos imensos campos de lavanda, o reflexo prateado das oliveiras, os verdes reluzentes das árvores frutíferas em sua fase de floração e o reflexo do sol nos campos de trigo já prontos para a colheita constituem uma paleta de ricas cores à espera de serem transportadas para suas ricas obras de arte. Poetas como Fréderic Mistral elevaram e reviveram a linguagem e a literatura provençal, fascinados pela sua riqueza. No cinema, os romances enaltecem a maneira de viver "à la provençale", sobretudo exaltando a sua culinária que é sábia ao extrair o sabor e aroma dos alimentos, em vez de injetar sabores estranhos.

Tomates vermelhos e suculentos, pimentões amarelos, verdes e vermelhos, berinjelas, abobrinhas com suas flores, cogumelos, alcachofras, aspargos, escargots, trufas, pêssegos e ameixas. Uma perna de cordeiro, coxinhas de rãs, coelhos, aves, peixes e crustáceos, assados, cozidos ou grelhados, somente banhados em azeite, ervas e com um toque de vinho, uma pitada de sal e pimenta, nada mais. A *bouillabaisse,* que nos traz o mar de Marseille, com seu intenso aroma de funcho, tomates e generosa quantidade de açafrão ao lado do vinho predileto da Provence, um bom rosé. A *brandade de morue*, em que o bacalhau dessalgado é incorporado manual e lentamente ao azeite de oliva cru, resulta em uma pasta cremosa de aroma e sabor inconfundível, quando grelhada sobre uma fatia generosa de pão tostado.

Difícil imaginar tudo isso sem uma pequena taça de vinho ao nosso lado. Apesar de Châteauneuf du Pape se situar geograficamente na Provence, os vinhos dessa região pertencem à denominação de Côte du Rhône, que abordaremos futuramente. A denominação de origem Provence é de certa maneira engessada pela burocracia francesa, que, por razões inexplicáveis, vem prejudicando essa área. Excluindo-se a grande produção de rosés, responsável por

80% do total dos vinhos dessa região (alguns excelentes, outros nem tanto), pequenos e bons produtores elaboram vinhos que têm colocado a Provence, junto com a Côte do Rhône Sul, como uma das maiores promessas de bons novos vinhos, alguns já degustados e comprovados há algum tempo, mas pouco divulgados entre nós. Podemos encontrá-los sob as denominações Bandol, Les Baux de Provence, Coteaux d'Aix em Provence, Côtes de Provence, Côtes de Lúberon, Côtes de Ventoux e Palette. As castas tintas Grenache, Mourvédre, Cinsault e Carignan podem produzir vinhos surpreendentes, já a Cabernet Sauvignon apresenta um altíssimo índice de rejeição pelos viticultores dessa região. As brancas Ugni Blanc e Clairette, com o apoio da Sémillon e Marsanne, têm obtido igual sucesso, mas em menor escala.

A simplicidade da culinária provençal estimula e enseja os amantes da boa comida, desde que sejam curiosos para novas descobertas. E com imaginação fértil, combinações originais e inusitadas com os mais diferentes tipos de vinhos produzidos ao redor do mundo podem surgir, estabelecendo uma harmonia em que os aromas e sabores de ambos caminham lado a lado, passo a passo, atingindo um final memorável e surpreendente. Um bom jantar de final de semana para todos nós, com todos os perfumes, aromas e sabores da Provence. Com azeites, ervas, velas e incensos aromáticos, um bom vinho rosé e, se for de seu gosto, convide a música impressionista de Claude Debussy.

22 DE OUTUBRO DE 2006

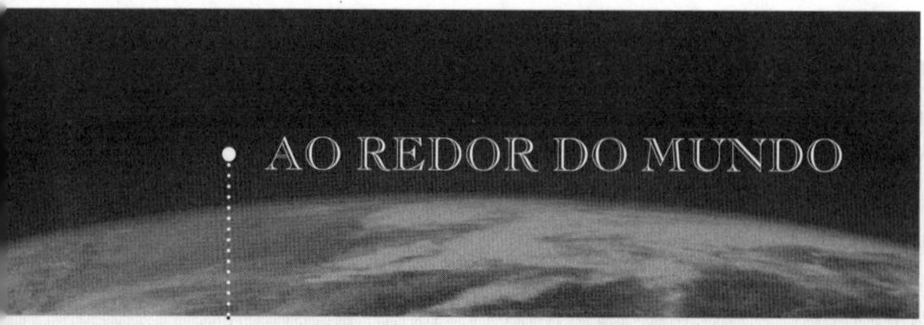

AO REDOR DO MUNDO

A impressão que temos hoje em dia é a de que, devido à rapidez dos meios de comunicação e sua influência sobre os nossos hábitos de vida, rápidas mudanças ocorrem em nossas preferências. Em todas as grandes capitais do mundo, lideradas por Londres, "um Chardonnay, por favor" vem sendo rapidamente substituído por "um rosé, por favor". Nota-se uma grande influência da Provence, famosa pelo culto aos seus vinhos rosés. A procura por vinhos mais leves e de sabor delicado já chegou, liderada pelos rosés, independentemente do clima, visto o caso de Londres. Produtores de todo o mundo já estão inscritos nessa corrida, onde nem sempre, infelizmente, os melhores saem vencedores. Os bons rosés merecem vir para ficar. E que não se transformem simplesmente em mais um *fashion wine*.

CAPÍTULO 33

CHÂTEAUNEUF-DU-PAPE

Avignon, no Vale do Rhône Sul, foi escolhida no século XIV para ser a residência papal de verão, durante um período consecutivo de sete papados, com sede no Châteaunef-du-Pape. Os papas daquela época estimularam e incentivaram o plantio de videiras, antevendo um futuro promissor, já ancorado no colonialismo anterior dessa região da Provence, exercido pelos gregos e posteriormente pelos romanos. A Denominação de Origem Controlada — AOC — reconhecida atualmente como Châteauneuf-du-Pape, inicialmente não tanto pelas suas qualidades mas por uma visível influência papal, foi durante muitos anos conhecida em toda a Europa como um dos símbolos da influente e crescente viticultura francesa e se espalhou por todo o mundo, com suas imponentes e atraentes garrafas, gravadas em alto relevo. Os vinhos do Rhône Sul, com o decorrer dos anos, deixaram de ser apreciados como sendo de qualidade, apesar de seu consumo continuar alto. Isso até o início dos anos 1990, quando novamente eles voltaram a nos surpreender, graças ao espírito dinâmico e inovador de seus habitantes, que vivem em uma região onde a sua produção é uma questão de sobrevivência. A região fica geograficamente situada em uma das mais belas regiões da Provence, com clima quente, úmido, ventos fortes conhecidos com o famoso nome de Mistral. Várias castas entram na produção do Châteauneuf-du-Pape, podendo atingir até treze diferentes tipos, mas geneticamente afins e já adaptadas ao clima e ao solo provençal.

Lirac, Gigondas, Vacquerays e os famosos rosés Tavel são outras AOC dessa região, bem como as que simplesmente levam o nome de Côtes du Rhône. Os quatro tipos de solos básicos do Côtes do Rhône Sul, totalmente diferentes entre si, imprimem características fortes, diferenciadas e exclusivas às qualidades de seus vinhos, mantendo com rigor a sua tipicidade e aliados às castas utilizadas, mesmo quando presentes treze diferentes em uma única *assemblage*. Aqui, o solo se sobrepõe às castas utilizadas, reforçando o conceito fortemente arraigado nessa região, de grande importância na produção de vinhos de qualidade, que carrega dentro de si o termo francês de *terroir*, em que o solo é considerado o elemento principal.

Podemos apreciar e beber hedonisticamente ou degustar de maneira profissional vinhos tintos, brancos ou rosés. Os tintos têm um teor alcoólico natural elevado de 14,0 graus que é compensado e balanceado pela igualmente alta acidez natural, com uma concentração ímpar de aromas e sabores característicos da casta principal utilizada, os quais não são bloqueados, ao contrário do que seria esperado, mas são sim mantidos e exaltados, o que facilita sua exportação para as várias partes do mundo. Isso nem sempre ocorre, por exemplo, com os vinhos produzidos a partir da Pinot Noir, que requerem cuidados especiais e rigorosos no seu transporte e sobretudo armazenagem. Os tintos utilizam quatro castas principais: a Grenache, a Mourvèdre, a Syrah e a Cinsault. A Grenache confere corpo e uma sensação amanteigada e persistente. A Syrah, o aroma e sabor da fruta e a cor violácea escura típica. A outras duas são interativas e complementam os aromas e sabores em função das condições climáticas de determinada safra: a Mourvèdre com estrutura e um toque picante, e a Cinsault intensifica e exalta os sabores já existentes. Os brancos, igualmente de excelente qualidade, são vinificados com a Clairette, a Marsanne e a Rousanne, originando vinhos cítricos, lembrando melão maduro, pêssegos e com uma agradável e vibrante acidez, guardando dentro de si o sol, os aromas e os sabores da Provence, colocando-os muito distantes dos sempre presentes Chardonnay.

Quando cuidadosamente escolhidos, os vinhos do Rhône Sul pertencem à categoria que conhecemos atualmente "Vinhos de Sedução". Contando com um grande número de adeptos na produção e consumo, os tintos "Vinhos de Sedução" são de agrado dos consumidores atuais, quer seja um iniciante ou já profundo conhecedor da arte, que se exerce sem segredos, de beber ou degustar bons vinhos por si só, ou harmonizados com outros alimentos. São vinhos acessíveis, de cores vivas independentes de sua intensidade e sem excesso de brilho. Com aromas que nos transportam a agradáveis perfumes de frutas vermelhas, baunilha, café, cacau e especiarias; aromas livres, não obstruídos pelo excesso de álcool ou carvalho. Sabor que estimula as papilas gustativas sem agredi-las, equilibrado no açúcar, acidez e taninos, aveludado e fresco ao mesmo tempo.

Com seu clima ideal e grande variedade de castas à disposição, o Vale do Rhône Sul tem todos os elementos para continuar a sua busca, dentro de um sério itinerário enológico, e deverá estabelecer um futuro padrão de vinificação para muitos vinhos, particularmente os tintos, em que a manutenção da tipicidade das uvas utilizadas será o principal objetivo. Os papas que elegeram Avignon como sua residência de verão tinham, sem dúvida, muito bom gosto, capacidade empreendedora e uma boa visão do futuro. Um bom final de semana para todos nós.

29 DE OUTUBRO DE 2006

AO REDOR DO MUNDO

Aliando a qualidade de seu clima, sua gastronomia e seus vinhos típicos e, visando sobretudo a valorização de seus vinhos frente à forte competição do Novo Mundo, o vale do Rhône Sul realizará em Avignon, a Cidade dos Papas e a Capital do Côtes du Rhône, seu primeiro festival de cultura e enogastronomia: a Rhône Exaltation, de 11 a 12 de novembro de 2006. Os números obtidos por essa região não são de se desprezar. Com uma receita de 325 milhões de euros e uma exportação de 136 milhões de garrafas em 2001, suas exportações cresceram 40% nos últimos cinco anos. Ao redor do mundo, três garrafas de vinhos do Côtes du Rhône são vendidas a cada minuto. Encontra-se aqui alguma lição para nós? Euros não são para se desprezar. Visite o site: www.inter-rhone.com.

CAPÍTULO 34

O RHÔNE DO NORTE: O DOMÍNIO DA SYRAH

Uma linha virtual, passando acima da cidade de Orange, na França, e seus arredores, separa as regiões vinícolas do vale do Rhône do Sul e do vale do Rhône do Norte, duas regiões de climas e solos diferentes. Na região Norte, a tinta Syrah domina, com uma pequena ajuda, opcional de 5% até 15%, da floral e aromática branca Viognier, na elaboração dos famosos vinhos do Côtes do Rhône Norte tintos, que são padrão de referência para os outros Syrahs/Shirazes produzidos ao redor do mundo. Como na Austrália, onde a Shiraz lhe concedeu a fama inicial de grande produtor de vinhos.

Iniciando sua trajetória na pequena cidade de Vienne, rica em construções e monumentos romanos e conhecida com méritos como a capital gastronômica da França nos anos 1950 graças ao talento de Fernand Pointe sua esposa, Madame Mado, o vale do rio Rhône Norte, na França, produz os mais apreciados vinhos que nos podem ser oferecidos. Os vinhos tintos produzidos nessa região, em geral somente com a casta Syrah, sempre mantiveram um alto nível de qualidade, reconhecido pelos mais exigentes e ardorosos apreciadores dessa casta. Os produzidos nas regiões demarcadas de Côte-Rôtie e Hermitage, concentrados tânicos enquanto jovens, arredondados e macios quando envelhecidos e de grande longevidade, são as duas jóias do Rhône Norte. Os Crozes-Hermitage e Saint Joseph são mais leves e de consumo ainda jovens, e quando cuidadosamente escolhidos, são altamente gratificantes. Infelizmente nem todos possuem alto nível de qualidade e podem ser decepcionantes, principalmente se esse for o seu primeiro encontro com a Syrah.

Os da denominação Cornas são produzidos com 100% Syrah, sendo concentrados tânicos, exigindo uma maturação de pelo menos três anos antes de serem consumidos para revelarem todo o seu potencial. Os Syrahs produzidos em clima ameno, com uvas maduras, no ponto exato de maturação, têm a cor de um vermelho intenso com reflexo violáceo bem evidente quando na taça, profunda riqueza aromática de frutas vermelhas, como a framboesa e amoras, floral de violetas, aroma e sabor picantes de pimenta do reino, o leve adocicado de pimentões vermelhos; uma perfeita combinação para assados e grelhados ao natural, com uma crosta dourada e um interior suculento.

A Syrah abandonou seu domínio exclusivo a partir de 1832, quando iniciou sua trajetória para a Austrália e obteve um invejável sucesso. A partir daí, outros países saíram à procura da Syrah, tentando estender o seu domínio do Rhône Norte para as suas vinícolas, à procura de resultados próximos daqueles da terra mãe e da carinhosa mãe adotiva, a Austrália. O Shiraz de qualidade da Austrália se diferencia do Syrah do Rhône Norte por ser de consistência mais espessa, tendendo para xarope, nível alcoólico mais elevado, cacau mais acentuado, menta e eucalipto evidentes ao invés de pimenta, sendo facilmente distinguíveis entre si. Diferente da Cabernet Sauvignon, que facilmente encontra apreciadores, a Syrah, por ser mais complexa em aromas e sabores, exige um paladar que esteja disposto a aceitar um predomínio, que considero excitante e diferenciado, de especiarias como a pimenta do reino de colheita recente e grosseiramente moída, no caso do Rhône, ou de perfumes de menta e eucalipto, evidentes nas duas melhores regiões no sul de Austrália para essa casta, as regiões de Barossa e Mac Laren. Um final mineral, lembrando um levíssimo toque de sal, e mais seco que os outros tintos são, também, dois diferencias da desejada vinificação da Syrah.

Além do Rhône e da Austrália, os Estados Unidos, a Argentina, a África do Sul, o Chile, a Espanha, a Itália e Portugal são reconhecidos produtores de vinhos com a casta Syrah/Shiraz de muito boa qualidade, mas com diferentes características. Os vinificados na Argentina e no Chile têm uma tendência ainda a serem pesados, com um toque adocicado, leves e secos, com carvalho evidente, mas com uma espantosa e progressiva melhora nas características típicas da casta, ainda evidentes, o que vem ocorrendo safra após safra, à medida que as videiras vão envelhecendo. A qualidade é muito boa e o futuro parece ser muito promissor, principalmente nas regiões de clima temperado. Os das regiões mais frias da Califórnia têm o apreciado sabor picante e apimentado. Os de climas mais quentes, como a África do Sul, têm um predomínio excessivo da fruta, o que normalmente não ocorre com a Syrah/Shiraz e um alto nível de tanino, sinal de uvas com maturação muito rápida, condicionada pelo clima quente da região. Os Syrahs da Espanha, da Itália e de Portugal mantêm uma estreita relação com o Rhône Norte. A migração dos apreciadores de vinhos que ainda não incorporaram essa casta, com sua expressão centenária no Rhône Norte, é evidente, mas para mostrar suas qualidades plenas em outras das várias regiões é necessário que se obtenha um vinho estruturado, equilibrado, em que os aromas se desprendam de maneira natural, fácil e prolongada, mas que não sejam excessivamente intrusivos, o que não seria típico da Syrah, que leva acoplada a si a denominação de Côtes-du-Rhône. A descoberta de um bom Syrah é muito gratificante. Um bom final de semana para todos nós.

5 DE NOVEMBRO DE 2006

AO REDOR DO MUNDO

A Austrália deverá perder cerca de 25% de sua safra agrícola devido à seca e, por outro lado, às fortes geadas. Com uma seca prolongada por mais de cinco anos em certas áreas, cotas para irrigação estão sendo reduzidas, devido à falta quase que absoluta do líquido. É uma outra séria advertência da natureza. Uma das grandes fontes da economia desse país, uvas e vinhos estão sob constantes ameaças e com dificuldades para se recuperar. Imaginando-se que um grande número de pequenos produtores e trabalhadores depende da sua produção para sua subsistência e de suas famílias, é uma pena que o alerta não seja devidamente estimado e levado a sério pelos governantes do nosso mundo. O tempo das ficções científicas está se esgotando, a nossa realidade é bem outra.

Fonte: www.decanter.com

CAPÍTULO 35

O VERÃO DOS ROSÉS

Aromáticos, com perfume floral e um toque de frutas vermelhas, eles já nascem prontos para serem apreciados, alegrando e participando do nosso verão. Leves ao paladar, sua cor típica está a nos dizer que aqui não é o lugar para análises profundas, se é que necessitam ser analisados. Seu lugar é de preferência em um recipiente transparente, com gelo, a seguir em nossas taças, onde continuam a exibir a sua cor, enquanto aguardamos aquele almoço, aquele churrasco ou o mais descontraído dos piqueniques, como um bom vinho de aperitivo, espumante ou não. O rosa, cor sempre na moda que nos sugere momentos de alegria e de relaxamento, com seu auge no verão, induz à descontração de todos os nossos sentidos.

Um vinho rosé pode nascer de duas maneiras muito simples. Na primeira, as uvas são esmagadas e suas cascas permanecem em contato com o líquido a ser fermentado por um período de 12 a 48 horas, quando então são removidas, resultando em um rosa claro, cuja transparência é sinal de leveza, até um rosa mais intenso, indicando aromas e sabores mais acentuados. A segunda maneira, usada principalmente para a produção dos espumantes, notadamente os da região de Champagne, é a adição de vinho tinto ao vinho branco, obtendo-se um rosé de diferentes tonalidades. Não há limites para as uvas tintas que podem ser utilizadas para a produção de um bom vinho rosé, elas conferem diferentes nuances, de acordo com a sua tipicidade, em cores, aromas e sabores, finalizando em vinhos de levíssimos a supersecos.

Os rosés em geral são vinhos fáceis e tranqüilos para serem harmonizados com vários tipos de alimentos. Quando em dúvida sobre qual vinho servir, simplesmente sirva um bom rosé, os pratos que você acabou de criar para serem servidos naquele encontro serão realçados em seus sabores. Considerados até há pouco tempo como vinhos fora de moda, a não ser pelos sempre badalados espumantes, atualmente fazem parte do chamados *fashion wines*, circulando ao redor de todo o mundo, participando dos mais informais piqueniques até os mais requintados jantares. Acidez vibrante, agradável e suficientemente não dominante para mascarar os seus aromas florais e de frutas vermelhas, sem ou com pouco taninos e geralmente baixo teor alcoólico, estas são as características ideais desejáveis em um bom rosé.

Apesar de sua forte associação com o clima de verão, os rosés podem ser degustados e bebidos durante todas as estações do ano. Muitas regiões vinícolas têm sua imagem associada aos vinhos rosés que, devido a suas qualidades e a sua versatilidade, muitas vezes ofuscam os outros tipos, como, por exemplo, ocorre no Vale do Loire, na França, em que o rosé d´Anjou, vinificado com a Cabernet Sauvignon e a Cabernet Franc, faz a fama dessa região. Ali se encontra um típico rosé, leve na cor, aromas e sabores, geralmente as características que mais agradam a um paladar descontraído. A pequena cidade de Tavel, no Vale do Rhône, próxima a Avignon, produz, por sua vez, um dos mais sofisticados e elaborados rosés do mundo, com uma denominação própria de Tavel. Seus vinhos, uma *assemblage* de castas tintas e brancas típicas do Rhône, são complexos, harmoniosos, sólidos e densos em relação aos outros rosés, com um grande e raro potencial para envelhecimento. Aves, carnes e peixes, inclusive crustáceos, grelhados ao natural, fazem uma grande combinação com um rosé Tavel.

Portugal, por sua vez, produz invejáveis e tradicionais rosés, geralmente com um nível de moderado para alto de acidez, que contrabalança, e muito bem, com os pratos elaborados sob a influência da muito apreciada culinária portuguesa, um exemplo típico de harmonização regional. A Espanha também se situa entre os grandes produtores de bons a excelentes rosés, com uma tendência para uma moderada e vibrante acidez, merecendo aqui destaque os espumantes de denominação de origem Cava, com bela cor, delicados e intensamente aromáticos. Os italianos se destacam pelos seus rosés produzidos no sul do país, com relativa baixa acidez, mas mais delicados e aromáticos que seus outros dois companheiros latinos. O regionalismo da culinária dessas duas regiões tem igualmente uma forte influência na sua produção de seus rosés.

Ao redor do mundo, a produção dos vinhos dessa categoria vem crescendo muito rapidamente para atender a crescente demanda do mercado. Alguns vinhos são muito bons, outros nem tanto. As opções provenientes de vários outros países são imensas, mas exatamente por ser tratar de um vinho simples, muitas vezes é difícil manter as qualidades características que esperamos de um bom rosé. Aproveite o maravilhoso verão brasileiro, que sempre chega mais cedo do que o esperado, e descubra o seu rosé predileto e compartilhe-o durante todos os seus bons momentos. Um bom final de semana para todos nós.

12 DE NOVEMBRO DE 2006

AO REDOR DO MUNDO

O sabor do sucesso. Essa é a lição que os produtores de vinhos da África do Sul estão a ensinar com o grande sucesso alcançado pelos seus vinhos ao redor do mundo, em especial aos franceses que se recusam a atender seus produtores, mantendo suas rígidas regulamentações. Peter Gumbel, da revista *Time*, em 19 de outubro, convidou os franceses a visitarem a África do Sul e conhecer o crescimento, surpreendente, em termos de alta qualidade e quantidade, após o rompimento do monopólio da produção que era exercido durante a era do domínio do Apartheid. O jornalista acrescenta: "os produtores aprenderam duramente como melhorar as condições de marketing e a responder às demandas de um mundo em constante modificação". Um verdadeiro renascimento que vem ocorrendo nos últimos quinze anos. Parabéns aos corajosos e bravos empreendedores.

Fonte: www.wine.co.za

CAPÍTULO 36

VINHAS E VINHOS DA ESPANHA

Os tintos, os rosados, os brancos, o Jerez — já amplamente discutido aqui —, os vinhos doces de sobremesa e a denominação Cava com seus espumantes constituem a grande variedade dos diferentes tipos de vinhos produzidos na Espanha, onde a rainha é a casta tinta Tempranillo. As rápidas mudanças de mentalidade lideradas pelos jovens produtores, amparadas em técnicas modernas e inovadoras, mas não-lineares e sem comprometer a herdada tradição centenária espanhola de vinificação, deram origem à chamada Nova Onda de Vinhos da Espanha. Nos anos 1970 e 1980, com exceção da famosa região de Rioja, os vinhos eram em geral ácidos, ásperos, com um elevadíssimo nível de carvalho que mascarava a tipicidade das uvas, especialmente pelo uso prolongado de velhas barricas de carvalho americano carregadas de baunilha, que vêm sendo substituídas parcialmente ou usadas em conjunto com o carvalho francês.

Atualmente, os tintos com estilos próprios e bem definidos estão em franca evolução. Os novos vinhos da Espanha, ao lado dos bons vinhos do Novo Mundo, apresentam uma cor intensa, são robustos, com um alto nível de refinamento, um menor nível de acidez e adstringência e, principalmente, mantêm a tipicidade das castas, o que, aliás, é o que mais desejamos ver presente quando degustamos ou bebemos um vinho de qualidade. Respeito às características próprias das videiras, uso racional do solo e uma observação rigorosa das condições climáticas têm sido um importante fator adicional às novas técnicas de vinificação. A introdução dos chamados vinhos jovens, brancos ou tintos, para o consumo imediato no ano seguinte à colheita, com um mínimo ou total ausência de carvalho, leves e aromáticos, com o sabor típico da casta utilizada, tem encontrado uma grande aceitação e é bem-vinda. Os tintos chamados Crianza amadurecem por 24 meses, sendo um mínimo de seis em barricas de carvalho; os Reserva, por 36 meses, sendo o mínimo de 12 meses em carvalho; e os Gran Reserva, produzidos somente nas melhores safras, devem permanecer por sessenta meses nas adegas e mínimo de 18 meses em barricas de carvalho.

As diferentes regiões vinícolas da Espanha têm diferentes solos e climas desde o mar Mediterrâneo com intenso calor mas uma agradável brisa marítima, passando pelo clima mais ameno no interior em direção ao Atlântico, às altas e extremamente frias regiões da Rioja, onde ocorre o mais lento processo de maturação e colheita tardia de uvas de toda a Europa. Minhas observações têm demonstrado que a região norte de Portugal, seu país vizinho, ao longo da fronteira com a Espanha, na região do Douro, com sua casta tinta Roriz e a Tempranillo da Espanha, além do seu já famoso vinho do Porto, será reconhecida em breve como uma das melhores e das mais promissoras áreas de vinhos tintos de Portugal e de toda a Europa. Seguindo a trilha aberta pelo país vizinho, ela se juntará à já famosa região do Alentejo, onde a Tempranillo é conhecida como Aragonês. As regiões vinícolas são numerosas, muitas já conhecidas e famosas, e outras vêm se destacando de maneira rápida e sobretudo consistente, aumentando a quantidade de bons vinhos colocados à nossa disposição.

Ao norte, em direção ao Atlântico, na Galícia, Rias Baixas produz um excelente vinho branco, o Albariño, um clássico por si só. Em Bierzo, a casta Mencia nos dá vinhos aromáticos, leves, com taninos agradáveis para consumo enquanto jovens. Rueda produz um dos melhores brancos com a uva Verdejo, mas está a caminho dos tintos com o predomínio da Tempranillo.

Ribera Del Duero, com clima frio nas noites e intensa luz solar durante o dia, nos dá invejáveis tintos, meticulosamente elaborados com a Tempranillo, aqui denominados de Tinto Fino ou Tinto Del País. Na região de Toro, pelas características próprias de sua vinificação, a Tempranillo, aqui Tinta de Toro, intensifica os aromas e sabores desta casta. Rioja vem passando por grandes ímpetos de inovação, mas seus vinhos Reserva e Gran Reserva, de grande complexidade, ainda são as estrelas que brilham no firmamento de seus vinhos. Novamente, a Tempranillo brilha ao lado da Garnacha, Mazuelo e Graciano. Navarra, ao lado de Rioja, produz vinhos consistentes, tendendo para o estilo Novo Mundo e adicionou ao seu portal a Cabernet Sauvignon e a Merlot.

As regiões de Costers del Segre, Penedès, Montsant e Priorato têm produzido vinhos surpreendentes e de excelente qualidade, com uma incrível capacidade de atrair os mais diferenciados e sofisticados gostos para o que de melhor a Espanha tem a nos oferecer. Jumilla e Yecla, com sua Monastrell, a nossa já conhecida Mourvèdre do Rhône Sul, estão igualmente à nossa espera. Descubra os vinhos da Espanha, eles possuem uma íntima relação com as lembranças presentes em nosso inconsciente, que se manifestam através de nosso espírito latino de ver, compreender e assimilar o que a natureza, todos os dias, de melhor nos tem a oferecer. Um bom final de semana para todos nós.

19 DE NOVEMBRO DE 2006

AO REDOR DO MUNDO

Ao lado dos dois outros únicos espumantes reconhecidos como de Denominação de Origem Controlada na Europa — Champagne e Franciacorta —, a região de Cava na Espanha teve um crescimento supreendente em suas exportações. Em um período de seis anos, o volume em milhões de dólares passou dos 30 para 46,5 nos EUA. Um crescimento considerado significativo em termos de faturamento, mas não em termos de volume, indicando a procura por produtos de melhor qualidade e portanto de preços mais elevados. O maior consumo ainda continua sendo no próprio mercado interno da Espanha, seguido pela Alemanha e pelo Reino Unido. É realmente surpreendente a movimentação financeira que os vinhos de todos os tipos conseguem obter ao redor do mundo, de uma maneira contínua e ascendente.

Fonte: Impact Databank

CAPÍTULO 37

VINHAS E VINHOS DE PORTUGAL

Alfrocheiro, Aragonez, Alvarinho, Baga, Castelão, Periquita, Rabo de Ovelha, Roupeiro, Tinta Roriz, Touriga Franca, Touriga Nacional e Trincadeira, essas são as principais castas das uvas utilizadas na produção dos vinhos de Portugal, fazendo parte de um universo de um total de cerca de 350 castas portuguesas. Muitas delas são as mesmas uvas com nomes diferentes utilizados nas 32 diferentes regiões vinícolas demarcadas; no Douro, a Tempranillo da Espanha recebe o nome de Tinta Roriz e no Alentejo, de Aragonez, e assim por diante. Nomes pouco comuns aos nossos ouvidos impregnados com as Cabernets, Pinot Noir, Syrah/Shiraz, Sauvignon Blanc e Chardonnay, mas que a cada dia vêm se projetando mais na crescente produção dos excelentes chamados Novos Vinhos de mesa de Portugal, ao lado dos já famosos vinhos fortificados que são o Porto, Madeira, Moscatel, já amplamente discutidos aqui por nós, bem como de uma pequena quantidade de antigos e excelentes vinhos de mesa.

Durante um curto período de tempo, Portugal deixou um pouco para trás as suas raízes vinícolas, caminhando para uma produção de vinhos estilos bordaleses, mas os resultados não foram os esperados e ficaram muito longe de serem satisfatórios, com exceção de alguns muito bons, vinificados com a Syrah e Chardonnay. A resposta para Portugal está, sem dúvida, nas suas antigas castas, que nos últimos anos, principalmente a partir da safra de 2001, têm nos oferecido vinhos de altíssima qualidade, realmente de causar inveja ao resto do mundo, e por isso alguns países produtores do Novo Mundo já estão se enamorando de sua casta rainha, a excepcional Touriga Nacional. A grande maioria dos vinhos portugueses ainda não atingiu o refinamento e a elegância atualmente desejados e não reduziu ainda suas antigas características de vinhos excessivamente tânicos, ásperos e de alta acidez, que são gradativamente rejeitadas pelos consumidores atuais. Mas existe uma ampla conscientização desse fato e uma forte tomada de posição, visando uma modificação na postura, muitas vezes resistente, dos produtores. Tenho certeza, tomando por base o que estamos degustando atualmente, de que os resultados serão muito gratificantes.

O Douro, o Dão e a Bairrada, regiões mais ao norte, e o Alentejo, o Ribatejo e a Estremadura, mais ao sul, são as regiões que têm merecido a maior atenção dos apreciadores dos vinhos portugueses. O Douro produz os mais requintados vinhos tintos de mesa dos tempos atuais, atravessando uma impressionante fase de renovação, sendo a Touriga Nacional a casta que revela aqui todo os seus potenciais, ao lado da Tinta Roriz e da Touriga Franca. Os vinhos aqui são produzidos com intenso aroma, excelente equilíbrio de acidez e taninos que, devido a sua grande longevidade, atingem um alto grau de maturação. O Dão segue os mesmos passos do Douro, e a casta Alfrocheiro, ao lado da Touriga Nacional, aqui dá vinhos complexos com grande capacidade de maturação, uma relativa baixa graduação alcoólica, aromas de especiarias bem evidentes e seus taninos quando bem maduros são agradáveis e sedosos. A Bairrada sofreu as tentações da Cabernet Sauvignon, mas resistiu e está de volta às origens com a Touriga Nacional e a Touriga Franca, ao lado da rebelde e desafiante casta Baga, que muitas vezes se apresenta solo, com seus vinhos intrigantes, que nos levam a uma agradável e diferente sensação olfativa e gustativa, quando de uma prolongada análise de suas características. Produtores notáveis estão estabelecidos nessa região, produzindo vinhos famosos há muito tempo.

O Alentejo vem trabalhando, e com muito sucesso, na produção de vinhos em estilo mais próximo ao Novo Mundo, com suas técnicas modernas, mas sem perder a originalidade. A introdução gradativa de uma casta estranha à região, a Syrah, tem sido muito bem aceita e seus resultados são excelentes. A Aragonez, aqui sinônimo da Tinta Roriz do Douro, e a nossa já conhecida Tempranillo da Espanha têm uma presença marcante e de grande importância, ao lado da Trincadeira e da Alfrocheiro. As castas brancas Roupeiro, a Rabo de Ovelha e, ainda, a Antão Vaz estão no portfólio do Alentejo, que, vale lembrar, apresenta oito sub-regiões bem distintas: Portalegre, Borba, Redondo, Reguengo, Vidigueira, Évora, Granja-Amarejela e Moura. Portugal deve muito de sua fama atual a essa região, com antigos e famosos nomes que fizeram e ainda fazem história.

O Ribatejo, que vem tentando sucesso com a Cabernet Sauvignon e a Merlot ao lado da Alfrocheiro e da Touriga Franca, é uma região onde são produzidos vinhos agradáveis e para rápido consumo. A Estremadura está presente com excelentes e complexas *assemblage* da Touriga Nacional e da Tinta Roriz, ao lado de tintos e brancos agradáveis, leves e de fácil consumo, que juntamente com os do Ribatejo, são muito acessíveis, fator importante a ser levado em consideração. Os Vinhos Verdes brancos são os mais conhecidos, principalmente os da casta Alvarinho. Portugal, suas vinhas e vinhos esperam por nós. Um bom final de semana para todos.

26 DE NOVEMBRO DE 2006

AO REDOR DO MUNDO

A *Wine Spectator*, influente e mais lida revista americana especializada em vinhos, acaba de publicar a lista dos cem vinhos eleitos como os melhores degustados em 2006, segundo os critérios adotados por seus editores. Após a avaliação, durante o ano de 2006, de cerca de 13.550 rótulos de vinhos produzidos ao redor do mundo, essa lista é publicada na revista e também está à disposição para o download no site. Baseado nessa lista faça o seu próprio julgamento pessoal durante os próximos 12 meses, até a nova lista em novembro de 2007. Boa sorte.

Fonte: www.winespectator.com

CAPÍTULO 38

OS VINHOS DA BOURGOGNE: UMA DIFÍCIL ESCOLHA

Uma das regiões vinícolas do mundo mais conhecidas e respeitadas, a Bourgogne é dividida em cinco regiões demarcadas AOC, cada uma com suas características próprias, relacionadas ao solo e ao clima onde a Pinot Noir encontrou o seu berço natural nos vinhos tintos, e a Chardonnay, nos vinhos brancos. Aqui impera o conceito de *terroir,* tão decantado pelos produtores franceses e questionado por outros, principalmente pelos australianos. Mas na Bourgogne, onde também é conhecido por *climat*, tudo indica que ele realmente existe, não só na imaginação e nem apenas como uma palavra de marketing. O *terroir* da Bourgogne é composto por diferentes elementos. Um deles é o solo, com suas diferentes composições, a capacidade de maior ou menor retenção de água e a facilidade com que permite que as videiras atinjam profundidade de até 15 metros, de onde conseguem retirar água e elementos nutrientes solúveis. O clima, condicionado em grande parte pela altitude dos terrenos, também é importante, com ventos que permitem noites frias e dias quentes, e com boa exposição ao sol, fundamental na realização da fotossíntese, processo considerado fundamental, condicionado à luz solar mas independente do solo. As duas castas principais da região, a Pinot Noir e a Chardonnay, produzem vinhos com características e qualidades diferentes, que estão condicionadas ao *terroir* das cinco regiões demarcadas, denominadas de AOC Bourgogne. Essa demarcação facilita a nossa escolha quando desejamos beber ou degustar um vinho proveniente de alguma dessas regiões.

Aqui vale lembrar que a região de Beaujolais, localizada ao sul, pertence à região administrativa e territorial da Bourgogne mas possui 12 Denominações de Origem Controlada próprias, totalmente independentes da denominação Bourgogne, e utiliza-se da casta Gamay para a produção de seus vinhos. Esses vinhos, aliás, um tanto quanto esquecidos em nosso meio, merecem um retorno pois muitos são muito agradáveis e de alta qualidade.

Cultivadas em várias outras regiões ao redor do mundo, é aqui na Bourgogne que a Pinot Noir e a Chardonnay atingem a sua expressão máxima, produzindo belos vinhos de incontestável finesse e elegância, quando na mão de bons produtores, mesmo quando as condições climáticas durante o ano não foram favoráveis. O suco abundante, incolor e geralmente com alto teor de açúcar, e a bela cor vermelho rubi-claro, típica dos vinhos dessa casta, são extraídos de sua delicada casca, durante o processo de maceração e fermentação. Com o envelhecimento, a cor adquire nuances amareladas, o que é natural, mas também pode ser um indicador de uma oxidação precoce, decorrente geralmente de uma armazenagem inadequada. Os tintos da Bourgogne são um exemplo irrefutável de que o aroma, o sabor e o corpo de um vinho tinto não dependem de sua cor, apesar de nossa visão ser geralmente condicionada a nos transmitir uma errônea informação a esse respeito. A Chardonnay aqui produz uvas de pequenos grãos dourados, açucarados, como em nenhuma outra região do mundo. Seus bons vinhos, condicionados às boas safras, são excepcionais. Como seu irmão tinto, tem uma tendência precoce à oxidação, mas alguns podem melhorar e atingir uma sobrevida de até vinte anos, quando carinhosamente acondicionados.

As cinco denominações AOC Bourgogne que nos ajudarão na escolha básica de nossos vinhos são: Chablis e Grand Auxerrois; Côte de Nuits e Hautes Côtes de Nuits; Côte de Beaune e Hautes Côtes de Beaune; Côte Chalonnaise; e Mâconnais. Os vinhos Chablis são 100% Chardonnay, de acidez leve para moderada, o que é uma de suas características mais agradáveis, de fácil harmonização com os pratos leves do mar ou carnes claras, ou mesmo para serem degustados solos. La Côte de Nuits produz os mais nobres e mais famosos vinhos do mundo, com um impressionante bouquet, sendo a grande maioria tintos, com uma pequena parcela de brancos. Aqui fica o famoso Domaine De La Romanée-Conti, que sempre ocupa lugar de destaque na imprensa mundial. Ao seu lado, mais simples, os Côte de Nuits-Villages. La Côte de Beaune é território de grandes vinhos brancos e tintos, com destaque para algumas regiões: Aloxe-Corton, Savigny, Pommard, Volnay, Mersault, Puligny-Montrachet e Chassagne Montrachet. Na Côte Chalonnaise entra outra casta branca pouco difundida entre nós, a Aligoté, mas muito comum nas suas sub-regiões de Bouzeron, Rully, Givry, Mercurey e Montagny. Enfim chegamos à denominação Mâconnais, com o Pouilly-Fuissé e o Saint-Véran brancos e tintos.

Cada vez mais vinhos de diferentes partes e regiões do mundo aportam no Brasil e eles se juntam às nossas ainda pequenas, mas muito boas e muito promissoras vinícolas. Acredito, pelo esforço que temos sentido, que logo elas ocuparão o espaço que merecem no crescente e altamente competitivo mercado mundial, que vem fazendo marketing sem precedentes na história do vinho. Os vinhos vêm se tornando uma arma potente presente nas reuniões, almoços e jantares de negócio, bem como tornando mais agradáveis e descontraídos os nossos relacionamentos informais. Portanto, o seu conhecimento em detalhes será algo que não poderemos deixar de adquirir. Um dos objetivos desta coluna semanal — totalmente independente e algumas vezes trilhando caminhos ásperos mas necessários — é esse. Um bom fim de semana para todos nós.

3 DE DEZEMBRO DE 2006

AO REDOR DO MUNDO

O enoturismo vem ganhando cada vez mais força, fato constatado pelos resultados da última reunião realizada em Mendoza, na Argentina, do grupo de oito cidades intitulado *The Global Network of Great Wine Capitals* (Melbourne, Florença, Porto, Bilbao, São Francisco, Mendoza, Bordeaux e Cidade do Cabo) O oitavo encontro anual terminou com vários projetos que merecem considerações de nossa parte. Centenas de participantes em todas as áreas, coordenados por um grupo administrativo proveniente das oito cidades principais e outras de seus arredores, lançaram ambiciosos planos concentrados na grande procura por conhecimentos sobre vinhos e sobre os detalhes das suas regiões produtoras, bem como por projetos educativos relacionados aos vinhos desde suas origens nas vinícolas. Vale a pena conferir no site os detalhes, e o que nos aguarda no futuro.

Fonte: www.winespectator.com

CAPÍTULO 39

CHAMPAGNE: UMA REGIÃO, UM VINHO — PARTE 1

Uma pequena região de clima hostil, com uma temperatura média anual de dez graus centígrados e situada a duzentos quilômetros de Paris, produz o vinho que encanta o mundo, um vinho que desperta sensações, que ativa a imaginação, cria emoções, que traz à memória as recordações de um tempo que passou e que não mais volta mais. Mas podemos voltar a sentir essas emoções quando estimulados pelos aromas que se desprendem das minúsculas bolhas que lentamente e de uma maneira contínua atingem a superfície daquela longa taça, com o seu típico design, e que somados aos sabores que se seguem nos dão o gosto que tem a magia de atingir a nossa essência, sempre em busca de compartilhar aquilo que a natureza tem de melhor a oferecer. Um vinho de festa e de alegria, um vinho de harmonização ou para ser apreciado solo, como aperitivo ou ao lado dos mais belos e saborosos pratos servidos durante um jantar, onde sempre agrega um ar de romantismo, para ser degustado sem pressa para que possa revelar seus aromas e seu bouquet. O Champagne não é somente um vinho de festas, mas um vinho que, quando devidamente apreciado, cria a festa, devido a sua marcante personalidade, um presente dos laboriosos viticultores franceses para todos nós.

Numa das regiões climáticas menos ideais para a produção de vinhos, a sobrevivência das vinhas se dá graças à miraculosa técnica de produção de um vinho efervescente com as suas microbolhas que conquistaram o mundo, um procedimento tão bonito e criativo que vale a pena ser recordado e analisado em seus detalhes. São quatro as grandes regiões vinícolas, entre vales e montanhas, com características específicas de solo e microclima, que influenciam na qualidade das uvas: la Montagne de Reims; la Vallée de la Marne; la Côte des Blancs et le Sézannais; e la Côte de Bar et Montgueux. São 313 cidades com o incrível número de 240 mil propriedades, pertencentes a 19 mil produtores que trabalham na produção de somente três castas autorizadas para essa região: as tintas Pinot Noir e Pinot Meunier, com 37% cada uma, e a branca Chardonnay, com 26%. É um exemplo de união bem disciplinada, bem-sucedida e visando um objetivo único: a qualidade e excelência de um só produto com um grande apoio de marketing das conhecidas grandes Casas de Champagne.

A colheita das uvas é manual, sendo proibido o uso de máquinas, o que também ocorre na região de Beaujolais. O que diferencia o Champagne dos outros vinhos efervescentes produzidos ao redor do mundo é a *assemblage*: uma mistura harmoniosa de vários tipos de vinhos que requer uma grande experiência e muito talento, pois as proporções utilizadas são o segredo mais bem mantido de cada Casa produtora e é o que lhe confere sua tipicidade, que é transmitida através dos anos. A *assemblage* é feita em várias tentativas, para as diferentes safras de cada ano, em que se tenta prever a evolução dos aromas que ocorrerão durante os anos após o engarrafamento final, levando-se em consideração que, uma vez efetuado, ele será irreversível. A escolha da Casa produtora, que é a marca comercial, depende do gosto de quem vai consumir o Champagne e pode ser feita por meio de várias tentativas no decorrer dos anos até encontrar a sua predileta, o que é demorado e muitas vezes impossível de ser realizado, ou simplesmente por aconselhamento de conhecedores.

A região de produção, caracterizada pelo *terroir*, já amplamente discutido por nós em artigos anteriores, o predomínio das diferentes castas ou o uso de uma só, como é o caso da Chardonnay que produz os Blanc de Blancs, e a técnica das diferentes *assemblages* formarão a escolha de nossa marca predileta. Em anos de safra excepcional, são utilizados somente vinhos daquele ano e temos o Champagne Millésime, que é raro. A viagem pelo mundo maravilhoso e criativo do Champagne atinge o seu ápice quando a fazemos de uma maneira lenta e em pequenas quantidades, para que possamos apreciar a magia que se desprende nos aromas que estão guardados em suas minúsculas bolhas. Um motivo para apreciarmos os presentes que a natureza nos está diariamente a oferecer e relevados pelas mãos de todos nós que colaboramos com ela. Nas próximas semanas até o Natal, continuaremos por nossa viagem iniciada hoje, até lá e um bom final de semana.

10 DE DEZEMBRO DE 2006

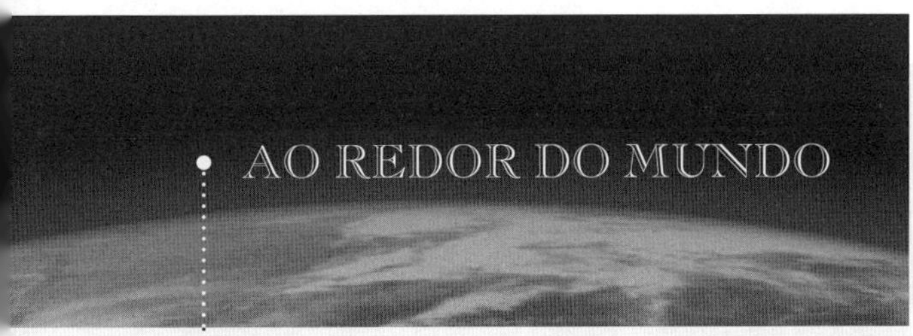

AO REDOR DO MUNDO

Apesar das normas que regulam a produção e a comercialização dos vinhos da União Européia, a França está sempre desafiando as resoluções tomadas em consenso, bem como vem seguindo mais a opinião de seus produtores nativos. Os vinhos franceses que levam a Denominação de Origem Controlada, a AOC, não poderão mais utilizar lascas de carvalho, como vinha anteriormente sendo anunciado como um procedimento comum para todos os países da União Européia. A justificativa econômica não parece ser um fator preponderante para os franceses no momento. A minha opinião é que todos os produtores que usam lascas de carvalho deveriam especificar nos rótulos o tipo, a quantidade utilizada, bem como o tempo de permanência, o que ainda não é feito até o presente momento.

Fonte: www.decanter.com

CAPÍTULO 40

CHAMPAGNE: UMA REGIÃO, UM VINHO — PARTE 2

O romantismo está associado à palavra Champagne mais do que a qualquer outro espumante desde a história de seu nascimento, ainda controvertida, à produção atual, que envolve uma série de reações químicas peculiares, bem como os processos relacionados à física da produção e à dissolução de microbolhas de gás carbônico no líquido fermentado e mantido sob pressão após seu engarrafamento. Na abadia de Hautvillers, em 1668, na região de Champagne, o monge beneditino por vocação, mas inicialmente jesuíta, Dom Pérignon assumia a posição de mestre responsável pela adega, status que ocupou durante 47 anos, até sua morte em 1715.

Descrito pelos colegas contemporâneos como um humilde e obediente seguidor das regras de sua ordem eclesiástica e um profundo conhecedor de teologia e filosofia, Dom Pérignon observou, de maneira independente, o mesmo fenômeno descrito por um tal doutor Morret e apresentado à Academia Real de Ciências de Londres em 1662. Ambos observaram que ao acrescentar açúcar ou melado a um vinho, ele sofria um segundo processo de fermentação, com a produção de um líquido efervescente. Dom Pérignon, um meditativo, introspectivo, talentoso e criativo monge, era ao mesmo tempo um excelente relações públicas; considerado uma personalidade enigmática pelos historiadores, teve o grande mérito de conseguir padronizar esse processo e a maneira de aprisionar essas bolhas, desenvolvendo uma técnica de fechamento das garrafas para que elas pudessem ser transportadas por longas distâncias para serem vendidas. Uma de suas preocupações era arrecadar fundos para seu convento e os pobres da região, que eram muitos naquela época, o que conseguiu graças a um simples mas elaborado processo de transformação do vinho tranqüilo em efervescente, batizado com o nome de *Método Champenoise*.

A região de Champagne, graças ao seu espumante, se transformou na mais rica produtora de vinhos de todo o mundo, a única sem crises financeiras de toda a Europa. O que seria um capricho da natureza para uns era considerado a presença do dedo de Deus pelo visionário monge beneditino Dom Pérignon. Um dos méritos incontestáveis desse monge, que não bebia vinhos mas somente os degustava, foi a criação da *assemblage* das diferentes castas de uvas; no caso do Champagne, a Pinot Noir, a Pinot Meunier e a Chardonnay, provenientes de diferentes áreas de cultivo, método esse de suma importância na elaboração de champagnes típicas de cada Casa produtora. Sem dúvida uma tecnologia revolucionária para a época, que se estende aos dias de hoje e é muito utilizada em outras regiões ao redor do mundo na produção de outros espumantes, com muito sucesso, mas sem se igualar aos champagnes com sua típica mistura de proporções de vinhos de diferentes castas, provenientes de diferentes áreas produtoras, sendo as duas mais conhecidas as de Reims e Épernay e, de uma ou várias safras, o que nos dá a famosa "*assemblage* das Casas de Champagne".

Aqui, como na região dos vinhos da Bourgogne, a escolha do seu Champagne predileto está ligada ao nome da Casa ou a de um pequeno e independente produtor. Ao límpido vinho tranqüilo, que após a *assemblage* recebe o nome de *cuvée* já em garrafas resistentes, é adicionada uma mistura de açúcar e fermentos. Após serem lacradas com um dispositivo de plástico e uma tampinha comum de garrafa, chamada *bidule,* desencadeia-se uma segunda fermentação, formando álcool e o gás carbônico que será o responsável pelas bolhas: o tradicional e famoso método conhecido como "champenoise". Após o consumo parcial ou total do açúcar pelos fermentos, estes permanecem como células mortas que devem ser removidas. Aqui entra em ação outra empreendedora visionária, Madame Clicquot, uma jovem viúva francesa que após a morte do marido assumiu a responsabilidade de sua Casa de Champagne em 1805, que desenvolveu um importante processo, a *remuage*. Após um período de três a cinco anos na posição horizontal, as garrafas são colocadas de cabeça para baixo em um ângulo de 45 graus em estantes apropriadas; giradas e balançadas diariamente, o sedimento formado se precipita. Após oito semanas, são colocadas na posição vertical, a *bidule* é removida e, sob pressão do gás carbônico, o sedimento depositado é expelido. Muitas Casas usam máquinas rotativas e congelam o pescoço da garrafa para facilitar o processo, mas na grande maioria ele é ainda manual. Uma rolha cilíndrica de cortiça aglomerada de 48 milímetros de comprimento e 31 de diâmetro, com dois pequenos anéis de cortiça sólida na extremidade inferior, é introduzida sob pressão externa até a metade na garrafa, cujo diâmetro interno do pescoço é de 17 milímetros, e presa com uma gaiola de fios metálicos aplicada sobre uma pequena placa metálica. A pressão interior dá a essa rolha, inicialmente cilíndrica, a forma típica de cogumelo. Um vinho delicado, complexo, borbulhante, cheio de caprichos desde o seu início, quando da florada das vinhas, até quando finalmente nos surpreende com seus perfumes florais, impulsionados à superfície de nossas taças pelo contínuo desprendimento de suas minúsculas bolhas.

17 DE DEZEMBRO DE 2006

AO REDOR DO MUNDO

O Natal chegou, uma das mais festivas datas do ano, esperada com ansiedade por crianças e adultos ao redor do mundo. Festas de confraternizações, amigos invisíveis, a ceia e o almoço natalinos... Todos aguardam um presente que será lembrado durante o próximo ano ou por toda a vida. Para as crianças, uma infinidade de brinquedos, para os adultos que apreciam um bom vinho, a escolha de um presente poderá ser um tinto, branco ou rosé, sem contar os espumantes. Ele poderá ser o complemento ideal para as reuniões natalinas. Seria bom ter sempre em nossas mentes, durante todo este período, que um bom vinho somente demonstrará suas qualidades quando ingerido lentamente e em pequenas quantidades, para que ele possa nos revelar seus aromas e sabores, afinal essa é a sua finalidade primordial.

CAPÍTULO 41

CHAMPAGNE: UMA REGIÃO, UM VINHO — PARTE 3

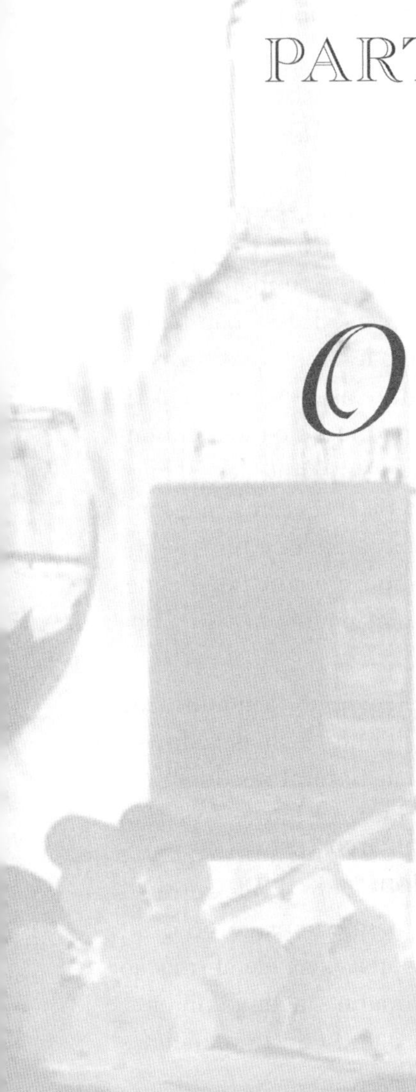

O Natal e o Ano Novo têm uma longa e lendária ligação com as bolhas do champagne e de todos os outros espumantes que se desprendem no ar liberando o aroma das uvas fermentadas, confirmada pelo fato de que mais da metade da produção mundial desses vinhos é comercializada no mês de dezembro. Os espumantes podem ser produzidos utilizando o nosso já conhecido método *champenoise,* o único permitido na região de Champagne e que nos dá um vinho complexo; ou o método *charmat,* processo rápido e muito menos dispendioso de adicionar bolhas de gás carbônico por meio de uma segunda e rápida fermentação em grandes contêineres, seguida de filtragem e engarrafamento. O vinho espumante produzido pelo método *charmat* é mais leve, tendendo a ser ligeiramente mais adocicado, com aroma e sabor de frutas frescas, com bolhas que desaparecem mais rapidamente e de maior calibre, devendo, portanto, ser consumido ainda enquanto jovem e servido a temperaturas mais baixas do que o champagne.

Muitos vinhos espumantes de altíssima qualidade são produzidos em todas as partes do mundo, a maioria pelo método *charmat* e outros pelo método *champenoise*. Os de boa qualidade causam facilmente inveja aos melhores Champagnes, tanto os provenientes de outras regiões da França, como a denominação Crémant; como de outros países, tais como a Espanha, com a denominação Cavas, e a Itália, com a Franciacorta, os Proseccos e as Astis. Nos países de língua inglesa, temos os Sparklings Wines; na Alemanha, os Sekt; e os denominados espumantes em Portugal, no Brasil, no Chile e na Argentina.

O Brasil vem produzindo há muitos anos espumantes de excelentes qualidades, uma grande escolha para este Natal e Ano Novo. Se você preferir permanecer com o Champagne, há várias escolhas disponíveis, com o nome das grandes Casas situadas nas duas regiões mais conhecidas de Reims ou Èpernay, ou procure pelos pequenos produtores individuais. A escolha não é fácil, mas é fascinante e divertida, e a leitura do rótulo é fundamental. O nome Champagne já é uma indicação de origem controlada. Se não há especificação das castas, a vinificação é geralmente uma *assemblage* das castas Pinot Noir, Pinot Meunier e Chardonnay, o que confere as características típicas e permanentes de cada Casa produtora ou dos pequenos e independentes produtores que colocam o seu nome nos rótulos. Dos Blanc des Blancs, somente o Chardonnay é leve, cremoso, e também o mais requintado e raro. Os Blanc de Noirs, as duas castas tintas, são menos encorpados e têm menos requinte. Os rosés, com uma pequena adição de vinho tinto ao Champagne, encantam e atraem pela sua cor, romântica e sedutora, podem ser uma boa escolha para uma ocasião de mesmo tom.

A doçura, medida em gramas por litro, está relacionada à quantidade de açúcar adicionado antes de se colocar a rolha definitiva, mas todos os Champagnes já possuem um pequeno nível de açúcar natural residual pós-fermentação, que é mascarado pela relativa alta acidez. O Extra Brut tem níveis residuais de açúcar entre 0 e 6; o Brut, entre 5 e 15; o Extra Dry, entre 12 e 20; o Sec, entre 17 e 35; e, finalmente, o Demi-Sec com níveis entre 33 e 50. A grande maioria dos Champagnes disponível para o consumo é Brut. Os diferentes níveis de doçura seriam os fatores responsáveis pela afirmação de que o Champagne e igualmente os outros espumantes acompanham e combinam com todos os pratos. Na minha opinião, agindo desta maneira e de uma forma generalizada, muita vezes nos privamos da oportunidade de degustar bons vinhos, o que certamente seria uma escolha mais adequada e harmoniosa para determinados pratos, com ressalva para as grandes reuniões e grandes festas, onde geralmente o glamour impera ao lado do Champagne. Só evite servi-lo com uma sobremesa muito doce ou à base de chocolate, mas se for o caso, um bom Asti italiano para finalizar seria uma melhor escolha.

As grandes Casas de Champagne fazem a sua produção apoiadas em um grande número de produtores regionais. Os pequenos produtores usam somente sua produção, sendo permitido completá-la com até 5% da produção de seus vizinhos. Um dos argumentos a favor desse Champagne de produtor é a manutenção de um *terroir* uniforme, mas não é uma indicação absoluta de que são melhores que os produzidos pelas grandes Casas, que dominam o mercado de longe. Se olharmos nas margens dos rótulos, vamos encontrar duas pequenas letras com uma série de números. Os números indicam o registro do produtor. Já o conjunto de letras tem diferentes significados: NM (*Negotiant-Manipulant*), quer dizer que as uvas são provenientes de vários produtores localizados em uma extensa área; RM (*Récoltant-Manipulant*), que o produtor usa somente as suas uvas; CM (*Coopérative-Manipulant*), que as uvas são originadas de um grupo de cooperados; SR (*Société de Recoltant*), que uma mesma família reúne todas suas colheitas; RC (*Récoltant-Coopérateur*), que uma cooperativa é usada na elaboração do vinho que leva o nome do produtor; e, finalmente, aqueles que não produzem, mas usam o seu nome para comercializar um produto apresentam as letras MA (*Marque d'Achateur*). A conclusão que podemos tirar de todas essas siglas é que o vinho espumante Champagne não é único, apesar de ser produzido em uma mesma região rigorosamente delimitada, com somente três castas permitidas, por meio de um mesmo processo de vinificação e de apresentar características básicas semelhantes. Um feliz Natal para todos nós.

24 DE DEZEMBRO DE 2006

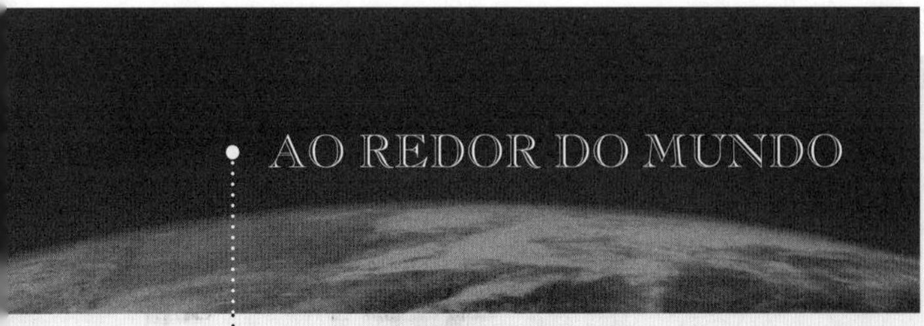

AO REDOR DO MUNDO

Ao redor do mundo uma festa universal é realizada. Reunidos em volta de uma mesa, junto às nossas famílias, recebendo e dando presentes, apreciando aqueles deliciosos pratos elaborados com carinho, fazendo aquele brinde de Feliz Natal, estamos celebrando o aniversário do nascimento de um Homem. Independente de nossas crenças, um Homem que recebeu o nome de Jesus Cristo e que obteve o mérito gigantesco de conseguir reunir quase toda a humanidade em uma só data, ao longo de muitos séculos e de fazer preservar seus ensinamentos. Nenhuma notícia vinda de qualquer parte do mundo poderia ser melhor do que essa, que fica aqui conosco neste Natal de 2006.

CAPÍTULO 42

ALSACE: UM VINHO, UMA PAIXÃO

Essa pequena região situada no extremo nordeste da França e cercada pelo rio Reno em toda a sua extensão faz divisa ao leste com a Alemanha e ao oeste é cercada pelas montanhas de Vosges, cujas encostas formam uma verdadeira planície de videiras. A Alsace, uma vez conhecida em sua intimidade revelada pela sua culinária e seus vinhos, cativa e transforma-se em "paixão" para um pequeno número de fiéis admiradores. De início se estabelece um verdadeiro paradoxo para os nossos padrões, muitas vezes impostos sem uma justificativa aparente, para a escolha de vinhos em relação ao clima e temperatura ambiente. É uma região com um clima extremamente frio, longos e rigorosos invernos, e juntamente com a vizinha Alemanha tem uma produção e consumo local de 90% de vinhos brancos e somente 10% de tintos, elaborados com a Pinot Noir. Os vinhos brancos vão em uma escala de secos até os mais doces originados de quatro castas principais: a Riesling, a Gewurztraminer, a

Pinot Blanc e a Pinot Gris, com uma pequena participação da Muscat com 2% do total.

Apesar da pequena área geográfica com grande diversidade de solos, uma casta de mesma safra tem tipicidade própria daquela região, como em nenhuma outra região do mundo, inclusive na Bourgogne. A vinificação é realizada em grandes e antigos, mas bem conservados, contêineres de carvalho após uma delicada prensagem das uvas recém-colhidas. Os vinhos resultantes adquirem sua estrutura baseados no equilíbrio de sua concentração de açúcar com sua relativa alta acidez, o que os torna leves e preferidos dos não-adeptos aos taninos. A chaptalização — adição de açúcar de uva ou de cana para compensar o seu baixo teor quando da colheita — e a adição de fermentos externos, além dos já presentes na casca, não são adotadas aqui, o que exige do produtor um cuidado excepcional com suas vinhas e produzindo, assim, um vinho na sua mais pura integridade, o que é uma raridade. Os vinhos são cuidadosamente filtrados logo após o término da fermentação, clarificados e estabilizados. O processo de maturação ocorre na própria garrafa com o intuito de preservar seus aromas florais e de frutas frescas, que são as suas mais apreciadas qualidades e também, por outro lado, uma das maiores razões para sua rejeição pelos ferrenhos adeptos dos Chardonnay e Sauvignon Blanc.

A Alsace nos oferece vinhos para serem apreciados de maneira lenta, quer sejam solos ou acompanhados de pratos criativos, quando nos desvendam sua essência, espontaneamente logo ao serem abertos, sem segredos. Os rótulos em suas garrafas típicas estampam a denominação de origem controlada Alsace, o nome do produtor, a casta, a safra e uma das várias sub-regiões onde foram colhidas as uvas. A vasta maioria dos vinhos tem uma ótima relação acidez/açúcar. Quando a denominação se refere a uma área única específica para aquela determinada casta e que leva o nome do produtor é chamada de *Alsace Grand Cru*. Vinhos produzidos a partir de uma colheita tardia, com maior nível de açúcar em relação à acidez, são os VT, *Vendange Tardive*. Em condições climáticas especiais, o que ocorre em determinados anos, alguns grãos das uvas são atacados por um fungo desejável, o *botrytis*. Neste caso, as uvas são ricas em açúcar e a sua seleção nos cachos é manual, originando os SGN, *Sélection de Grains Nobles*, com uma estrutura doce e equilibrada. Há um excelente espumante, o Crémant d'Alsace, produzido pelo nosso já conhecido método *champenoise* com uvas de colheita precoce, quando há uma maior relação acidez/açúcar. Uma única *assemblage* é utilizada no tipo denominado Gentil, com um mínimo de 50% da casta Riesling, um vinho simples, despretensioso, leve e agradável ao paladar.

Vinificados com as mesmas castas plantadas na vizinha Alemanha, os vinhos da Alsace são mais austeros na sua estrutura, com um destaque para o seu componente mineral mais acentuado presente sobretudo nos Rieslings. Os vinhos da Alsace, devido a sua acidez equilibrada pelo baixo nível de álcool, com exceção dos raros SGN em que atinge cerca de 17% equilibrando a sua doçura, podem abrir o jantar como um aperitivo; neste caso a minha escolha seria um Riesling. Um Gewurztraminer é indicado para harmonizar com pratos mais sofisticados e exóticos. Um Pinot Gris, pela sua estrutura e finesse, nos convida para um assado com uma capa caramelizada ao natural ou com um molho de frutas vermelhas, como as framboesas. Para sobremesas com pouco açúcar como uma torta de frutas frescas ou frutas secas, um VT ou SGN, bem como para queijos duros e semiduros, que normalmente apresentam um alto nível de sal e que precisa ser neutralizado antes do próximo bocado. Com uma sobremesa muito rica ou à base de chocolate um Muscat VT, rico em aromas florais lembrando mel de abelhas, seria a escolha ideal. Para um jantar ou almoço informal, aquele piquenique ou simplesmente apreciando o pôr do sol nas tardes quentes de verão, um Pinot Blanc será uma ótima companhia. O vinho que veio do frio se torna uma paixão, tem inúmeros adeptos no Brasil e se encontra disponível em várias lojas e importadoras. Um Bom Ano Novo para todos nós.

31 DE DEZEMBRO DE 2006

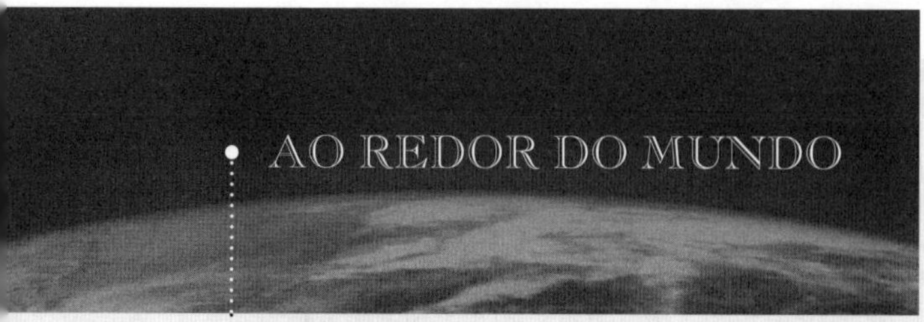

AO REDOR DO MUNDO

O ano de 2006 nos chamou a atenção para acontecimentos preocupantes relacionados ao aquecimento global nas várias regiões produtoras de vinhos ao redor do mundo. Uma seca prolongada e severa reduziu em 25% a produção de uvas na Austrália, a ponto de se estabelecer um novo racionamento de água para as videiras sobre um racionamento previamente existente. Na Itália e na França, as floradas e amadurecimento das videiras ocorreram com até vinte dias de antecipação ao esperado, devido à forte elevação de temperatura. Relatórios divulgados nos mostraram que se o aquecimento global continuar nesse ritmo, uvas mais sensíveis, como a Pinot Noir, desaparecerão da face do planeta Terra. Um alerta da natureza, constatado em várias outras áreas. Para este ano de 2007 que se inicia, um dos nossos desejos é de que ocorra uma global conscientização sobre esses fatos e que as soluções já apresentadas nas várias conferências mundiais saiam do papel e sejam implementadas.

CAPÍTULO 43

A ALEMANHA E SEUS VINHOS

A Alemanha é o berço de uma das mais versáteis e sofisticadas uvas brancas, a nossa já conhecida Riesling, aqui batizada com o nome imponente de *Die Grossartige Frau*, revelando sua grande importância para esse país de grandes tradições vinícolas. A "Grande Dama" produz excelentes brancos, como os da vizinha Alsace, se bem que menos austeros devido ao clima ser mais quente e seco, como já tivemos a oportunidade de discutir aqui na semana anterior. Ao contrário de sua concorrente branca, a sempre presente Chardonnay que se adapta muito bem em vários outros países mas mantém sua expressão máxima e inigualável na Bourgogne, a Riesling ainda se mantém insuperável quando o seu solo é a Alemanha e a pequena região francesa da Alsace. Os grandes vinhos destas duas importantes áreas se apresentam com grande frescor, equilíbrio natural entre a acidez e o açúcar, um aroma floral característico e, sobretudo, a real e distinta presença do termo descritivo da moda, o mineral. Este termo expressa a capacidade que certos tipos de uvas adquirem ao se integrar com determinados solos ao longo de sua existência, ou seja, cada solo transmite ao vinho o sabor característico, intrigante e identificável das rochas locais. As 13 regiões de denominação controlada, concentradas principalmente no sul e sudoeste, graças aos seus diferentes solos e climas, produzem vinhos com estilos próprios, bem diferenciados entre si, nos proporcionando sempre uma nova descoberta.

Uma outra casta, pouco conhecida entre nós, a Müller-Thurgau, segunda mais importante da Alemanha, é uma híbrida da Riesling criada pelo professor Müller, em Thurgau, Suíça. Sua produção é abundante com maturação precoce, baixa acidez e, mesmo nas épocas mais frias, em que geralmente há menos dias ensolarados, produz vinhos leves, florais e acessíveis; uma agradável experiência ao nosso paladar. A aromática Gewürztraminer tem uma produção limitada, sempre de alta qualidade, em particular para os vinhos de sobremesa. A casta Sylvaner atualmente conta com uma reduzida área de cultivo e é uma boa escolha para os amantes dos vinhos jovens, leves e acessíveis. Originada da Bourgogne, a casta tinta que encontramos nos rótulos com o nome de Spätburgunder, é a nossa conhecida Pinot Noir, ocupando uma pequena área de plantio de 7%, limitada às regiões de Baden e Ahr. Consistente com o clima frio e poucos dias de sol, seus vinhos são claros, leves, com taninos imaturos e baixo nível de açúcar que não equilibra a acidez. Nos últimos anos, porém, com modernas técnicas de vinificação e maturação em pequenas barricas de carvalho, esses vinhos vêm adquirindo uma complexidade que merece a nossa atenção; vale a pena procurar pelos nomes dos bons produtores.

Apesar de nos parecer extremamente difícil, o segredo da escolha dos vinhos alemães encontra-se facilmente desvendado em seus ilustrativos e belos rótulos. O seu conhecimento é a nossa porta de entrada para uma região que estará cada dia com maior freqüência presente em nossas mesas. Os nomes das castas utilizadas estão sempre presentes, nos dando a oportunidade de apreciar uma uva na sua integralidade. Inicialmente, os vinhos alemães podem ser secos (*trocken*) ou meio secos (*halbtrocken*), o que é determinado pelo tempo de fermentação que, quando interrompido, origina a maior ou menor quantidade de açúcar residual natural, proveniente da maturação da uva. Se essas palavras não estão presentes o vinho será levemente adocicado. Os vinhos com atributos especiais, os Qualitätswein mit Prädikat, que não indica o nível de doçura mas sim o da maturação das uvas ao tempo da colheita têm a seguinte classificação: Kabinett, vinhos leves de baixo teor alcoólico com uvas de maturação normal; Spätlese, de colheita mais tardia, concentração, aroma e sabor mais intensos; Auslese, cuja colheita tardia de cachos selecionados origina intensos aromas, bouquet e sabores considerados nobres, quando seco (*trocken*) tem um alto teor alcoólico; Beerenauslese (BA), a colheita é tardia e individual de uvas selecionadas; Trockenbeerenauslese (TBA), a colheita individual de uvas já passas origina vinhos doces e semelhante ao mel, mas não gelatinosos; Einswein, das raras uvas colhidas e prensadas enquanto ainda congeladas originam-se vinhos concentrados, exóticos e com um incrível equilíbrio acidez e açúcar.

Os rotulados apenas Qualitätswein são vinhos que necessitam de açúcar adicional antes da fermentação para lhes conferir corpo, a nossa já conhecida chaptalização, e são agradáveis, simples e despretensiosos. A denominação de origem indica uma das 13 regiões com suas características próprias, como por exemplo Mosel-Saar-Ruwer, Rheingau, Nahe, Pfalz, Rheinhessen e Franken. O nome do proprietário, bem como a safra, é de suma importância, ao lado de uma grande palavra terminada com um sufixo *-er* ou *-berg*, que indica a cidade e, finalmente um extenso número AP usado no controle de qualidade e autenticidade. Os informativos rótulos dos vinhos alemães, ao contrário do que se afirma, uma vez conhecidos e desvendados, nos permitem escolher com muito critério e segurança os seus vinhos, como nenhum outro colocado a nossa disposição. Certifique-se. Um bom final de semana para todos nós.

7 DE JANEIRO DE 2007

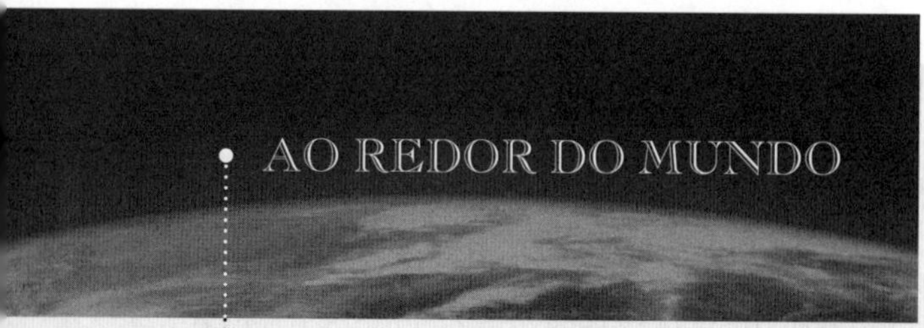

AO REDOR DO MUNDO

As safras dos vinhos alemães desde 1988 até 2006 têm se portado muito bem, com exceção dos anos de 1991 e 2000.

Apesar de uma relativa baixa produtividade, a qualidade tem sido de boa a excepcional, com um significativo aumento da demanda, em particular para os Rieslings. E como sempre ocorre nessas circunstâncias, há um inevitável aumento dos preços. Mas com todas as suas qualidades e pelo que nos oferecem, em relação às várias regiões vinícolas ao redor do mundo, os vinhos de bons produtores, provenientes da Alemanha, ainda são relativamente muito mais acessíveis.

Confira alguns dados no site: www.winespectator.com.

CAPÍTULO 44

ÁUSTRIA: ARTE, CULTURA E VINHOS

A rede de televisão britânica BBC produziu em 2003 um documentário sobre a Sinfonia nº 3, a *Eroica* de Beethoven, apresentada pela primeira vez em Viena em 1804 no palácio do príncipe austríaco Lobkowitz, para a sua família e um restrito número de convidados. Um belo filme, com uma surpreendente dramatização, em que toda a sinfonia seria apresentada por uma pequena orquestra pela primeira vez e executada sem um prévio ensaio. Os músicos inicialmente duvidaram que aquela peça poderia ser executada por ser muito complexa e revolucionária. Em um ambiente de grande expectativa, logo no início da execução do primeiro movimento, a esposa do príncipe, grande admiradora das obras de Beethoven, se empolga, já o príncipe manifesta reações contraditórias. A paixão do compositor, uma condessa austríaca, viúva e com seus quatro filhos, bem como sua irmã, aguardadas com ansiedade, chegam atrasadas. Um dos convidados, um alto comandante militar, visivelmente demonstra sua inveja e preconceitos. Napoleão iniciara uma revolução na França e encontrara abrigo no pensamento e anseios dos criados e campesinos e em Beethoven, que dedicara a *Eroica* a ele. Performance, troca de olhares, música e sussurros invadem o ambiente. Beethoven pede a condessa em casamento, que, apesar da visível paixão, recusa no exato momento que o terceiro movimento da sinfonia, um scherzo — movimento de zombaria —, ouve-se ao fundo. As leis locais não permitem que um nobre se case com um plebeu pois perderia o direito ao dote e a guarda dos filhos. Haydn, o grande compositor austríaco, de quem por um curto período Beethoven foi discípulo, adentra a sala durante a execução e, ao final do quarto movimento, dedicado ao heroísmo, comenta que a partir daquele momento nada seria o mesmo. Beethoven, nascido em Bonn, na Alemanha, revolucionou a maneira de escrever música a partir de sua sinfonia nº. 3, enquanto sob o patrocínio de um príncipe de Viena, Áustria. Ao contrário do que se esperava, Napoleão se coroou imperador e Beethoven, desapontado e irado, retirou a dedicatória inicial a ele após o comentário de que "eles são todos iguais" e a dedicou ao seu patrocinador, o príncipe Lobkowitz.

Arte e cultura reinavam e reinam na Áustria. Mozart, o menino de Salzburg, é o mais conhecido dos compositores austríacos ao lado de Johann Strauss, que alegra os nossos salões de danças com suas mais de quatrocentas valsas. Schubert é conhecido pelas suas canções e trios. Há também o compositor musical monocromático Arnold Schönberg, nascido em Viena em 1874. O pai da psicanálise Sigmund Freud, nasceu em 1856 em Pribor, na Morávia, então sob o domínio austríaco e se mudou com a família para Viena em 1859, onde cursou medicina e iniciou sua polêmica profissão. País de doces e tortas famosas, como a *Sachertorte*, à base de chocolate e geléia de damascos, que é exportada diariamente para todo o mundo.

Os vinhos produzidos na Áustria, apesar de sua crescente qualidade, brancos em sua grande maioria, ainda não ocupam o lugar que merecem entre nós, o que pode ser atribuído a sua pequena divulgação e disponibilidade. Quanto aos seus rótulos, os chamados secos e os seus excepcionais e apreciados doces adotam nomenclatura semelhante aos alemães, apresentados por nós em detalhes na semana anterior. Aqui o predomínio absoluto é o da casta branca Grüner Veltliner, com uma produção de 36%; ao lado das tintas Blauer Zweigelt e Blaufränkish, com 8,97% e 5,44%, respectivamente; e a branca Riesling, com 3,39%. A Grüner Veltliner produz vinhos brancos com aroma e sabor picante e uma característica apimentada que lhe é peculiar, muito apreciada, tanto assim que foi criada uma denominação de origem controlada somente para esta casta, a Weinviertel DAC, que se propaga com orgulho de ser a região produtora dos mais apimentados e picantes vinhos de toda a Áustria. Seus vinhos apresentam aromas e sabores complementares florais, cítricos e um corpo médio, são secos, com ausência de carvalho e presença mineral; uma harmonização ideal para pratos picantes e apimentados originais ou originados da influência oriental na culinária atual. A Zweigelt é o grande investimento da Áustria no futuro para os vinhos tintos. Ela foi criada para produzir vinhos com taninos aveludados, estruturados e equilibrados. Sua cor violácea e o fato de ser levemente picante e apimentada me fazem lembrar uma Shyrah/Shiraz.

O uso combinado das novas técnicas de vinificação desenvolvidas no Novo Mundo, respeitando as características do solo e das várias castas já adaptadas às várias e diferentes condições climáticas em diferentes países da Europa, nos promete vinhos modernos, equilibrados, sem os excessos de madeira, taninos e álcool que temos visto atualmente com a justificativa de que são modernos. Uma vez redescobertos e, sobretudo, se tornando mais acessíveis, os vinhos europeus, conhecidos como do Velho Mundo, se colocarão como um desafio para o Novo Mundo. A Áustria já está liderando esse caminho da volta. A arte e a cultura evoluem, mas nunca morrem. Um bom final de semana para todos nós.

14 DE JANEIRO DE 2007

AO REDOR DO MUNDO

O consumo de vinhos brancos nos EUA no ano de 2006, contabilizado em milhões de caixas com nove litros cada, é liderado de longe pela casta branca Chardonnay, com sessenta milhões, seguida pela Merlot, com pouco menos de trinta milhões. Ligeiramente abaixo está a Cabernet Sauvignon. O que nos chama a atenção é o significativo aumento do consumo das castas brancas, lideradas pela Riesling, procedente principalmente da Alemanha, com um aumento de 29%; seguida pela Pinot Grigio/Gris, principalmente da Itália, com 18%; e pela Sauvignon Blanc da Nova Zelândia com 8%. A casta tinta de maior crescimento foi a Pinot Noir, com um aumento de 30%, mas ainda com o menor consumo entre todas as tintas, de 2,9 milhões de caixas. Ao que tudo indica a perspectiva de crescimento para os brancos deverá se manter ou aumentar em 2007.

Fonte: www.winespectator.com

CAPÍTULO 45

O VALE DO LOIRE

A visita de turistas de todas as partes do mundo à região do vale do Loire, na França, somente perde em número para a capital do país, a cidade de Paris, e seus arredores. O Vale do Loire impressiona principalmente pelos seus inúmeros históricos e charmosos castelos, que são o principal foco da sua atração. A sua culinária e seus vinhos são muito pouco conhecidos e difundidos entre nós. Ao contrário do rio Rhône, que nasce fora da França, na Suíça, e se estende para o sul em direção ao mar Mediterrâneo, e que ostenta às suas margens uma das mais famosas regiões de vinhos de alta qualidade do mundo, o Loire é totalmente francês desde a sua origem na região central de Auvergne, correndo em direção oeste em seus mais de oitocentos quilômetros até atingir o oceano Atlântico. O Loire para muitos é sinônimo de castelos bonitos que guardam histórias românticas de reis apaixonados que tudo faziam para agradar esposas e amantes, mas que não deixaram de apresentar seu lado de déspotas, principalmente nos últimos reinados. Os vinhos rosados, leves, saborosos, delicados e adocicados, os conhecidos e sempre presentes rosés d´Anjou deram fama à região, em garrafas altas e transparentes, mais pela sua pronúncia agradável que soa romântica aos nossos ouvidos do que pela suas qualidades.

É um vale de vários rios, quase sempre tranqüilos, ao exemplo do Chen, que permite que o belo castelo de Chenonceau espelhe seus arcos invertidos em suas águas. O castelo Amboise ofereceu residência em seus primórdios, de 1516 a 1519, a um dos mais famosos e versáteis homens que o mundo já conheceu, o italiano Leonardo da Vinci, que ali ficou até os seus últimos dias e cujos restos mortais ali permanecem até hoje, na capela de Saint-Hubert. É voz corrente que Leonardo não só se refugiou no Vale do Loire, mas se apaixonou por essa região que considerava ser uma das mais belas da Europa.

Os incontáveis castelos da região são o centro de atração turística pela beleza arquitetônica e pela história, mas a culinária regional também chama a atenção. Nela predominam os peixes de seus rios, as carnes de caça, na grande maioria das vezes preparadas com molhos à base de vinho, os queijos de cabra, sendo o mais famoso o Saint Maure, e as sobremesas com frutas frescas ou elaboradas em forma de tortas. Evidentemente não poderiam faltar seus vinhos, com grande predominância dos brancos secos, os excepcionais brancos doces e os famosos tintos da região de Chinon e Bourgueil, onde a Cabernet Franc domina, sendo permitida a adição de no máximo 10% da Cabernet Sauvignon. Uma das características dos brancos, especialmente os da denominação Pouilly-Fumé e Sancerre quando fermentados em barricas de carvalho novo, é a forte presença mineral derivada do solo onde a Sauvignon Blanc é cultivada. O mineral, já discutido por nós em detalhes anteriormente, percebido pelo nosso paladar no processo evolutivo de conhecimento, aprendizado e maior refinamento na apreciação dos vinhos brancos, vem sendo cada vez mais valorizado e gradativamente sua presença se torna imprescindível.

Os vinhos brancos de qualidade da região do vale do Loire, quando produzidos em pequenas quantidades com uvas maduras e com maceração e fermentação cuidadosas, reúnem-se aos já vistos brancos da Alsace, Alemanha e Áustria, que têm uma igualmente alta capacidade de transmitir as qualidades de seus solos, que lhes confere a mineralidade. A Chenin Blanc é a outra prolífera casta branca do Loire que produz vinhos de mesa de excelente qualidade, totalmente secos, com açúcar próximo de zero, os menos secos, com imperceptível açúcar residual, os espumantes e os saborosos vinhos de sobremesa com a consistência e cor próximas do mel. Quando sua vinificação não é adequada, são ácidos e amargos, sendo a causa do afastamento de muitos consumidores da Chenin, principalmente daqueles vinhos que eram produzidos na África do Sul. Os viticultores da África do Sul vêm mudando completamente sua vinificação graças a um grupo de produtores conscientes que reconheceram o potencial dessa casta. Os resultados são promissores. Até o presente momento a Chenin é a estrela e produz seus melhores resultados nas várias regiões do Loire. Os espumantes Crémant de Loire são produzidos em todas as regiões. Os vinhos de sobremesa são o Coteaux du Layon e o Quarts de Chaume. Os Vouvray e Anjou, menos secos que os de Saumur, e o destacado Savennière e se qualificam entre os melhores brancos franceses. A denominação Muscadet já fica na região do oceano Atlântico e sua casta Melon de Bourgogne, semelhante a Chenin, com aromas mais vivos e acentuados e uma menor acidez, confere a esses vinhos uma menor longevidade. Aqui, o Muscadet de Sèvre Sur Lie (sem filtração, os fermentos inativos e resíduos de uvas prensadas permanecem no fundo das barricas dando um sabor típico e característico ao produto final) é o destaque da região. Os vinhos da região do Vale do Loire merecem a nossa atenção e apreciação. Os seus melhores produtos estão aqui presentes no Brasil, mas devem ser adquiridos sob boa orientação e muito cuidado. Um bom fim de semana para todos nós.

21 DE JANEIRO DE 2007

AO REDOR DO MUNDO

Em todo o mundo, o vinho é visto como um setor de alto empreendimento e faturamento para as grandes empresas e continua a crescer de uma maneira acima do esperado. As grandes empresas produtoras do Champagne criaram na cidade de Reims o título executivo de "Professor de Champagne". Seu primeiro membro é um professor inglês educado em Oxford e não um francês. A finalidade do novo curso, devido a grande concorrência no mercado mundial dos espumantes, é a graduação de especialistas Masters, MBA e a educação relacionada ao mercado do Champagne. O comportamento do consumidor, relacionamento industrial, turismo e o estímulo ao consumo de vinhos de alta qualidade são prioridades. Maiores informações são encontradas no site: www.reims-ms.fr.

CAPÍTULO 46

BORDEAUX — PARTE 1: O VINHO QUE NASCEU DO PÂNTANO

O terreno encharcado por águas que não têm um escoadouro é conhecido por nós como sendo um pântano. Assim era a região de Bordeaux, situada no sudoeste da França. Uma imensa superfície plana ocupada por um grande volume de águas, com uma pequena área utilizada para vinhas de difícil cultivo e para pequenas pastagens. Os romanos, sempre presentes na história da Europa, introduziram o plantio de vinhas em pequenas áreas cujos terrenos eram considerados secos no terceiro século de nossa era. O resultado desde o início foi surpreendente. Os vinhos obtidos pelo método antigo — em que se colocavam as uvas maceradas em ânforas de barro de vários tamanhos e os vinhos eram simplesmente decantados após o término da fermentação, sem passar por qualquer intervenção posterior —, eram de excelente qualidade. Atualmente, alguns pequenos produtores italianos de renome, cansados de tantas inovações tecnológicas com custos cada vez mais elevados e ancorados nos argumentos de que todos os vinhos estão ficando iguais — com o que eu concordo plenamente — e sem características definidas quanto à casta e região de origem, estão retornando a esse método antigo utilizado pelos seus ancestrais.

No caso específico da região de Bordeaux, a única explicação encontrada naquela época estava no solo, mas a área disponível para uma produção rentável e em grande escala era muito pequena. No final do século 17, os administradores da cidade de Bordeaux contrataram engenheiros holandeses, que haviam drenado imensas áreas constantemente alagadas em seu país tornando-as férteis para o plantio, para realizarem um trabalho semelhante na região. Uma enorme rede de canais de drenagem foi construída e uma imensa planície de videiras surgiu. Atualmente, uma rede de tubos plásticos percorre o subsolo dos grandes châteaux e essa drenagem deve ser mantida de maneira contínua e permanente.

Bordeaux, o vinho que nasceu do pântano, logo se tornou sinônimo de vinho de alta qualidade, finesse e elegância, mantendo essa fama até os dias de hoje. Bordeaux se tornou o vinho padrão no qual os outros produtores ao redor do mundo se baseiam para obter vinhos de alta qualidade. A procura de solos com as mesmas características, de climas semelhantes e a utilização dos inúmeros clones de suas castas principais — as tintas, que produzem os seus melhores vinhos, Cabernet Sauvignon, Cabernet Franc e Merlot, e as brancas Sauvignon Blanc, Sémillon e Muscadelle — espalhou-se pelo mundo. O objetivo dessas buscas é o de encontrar outras áreas que se tornassem tão famosas como a francesa Bordeaux. Tentativas não faltam, e continuam com todo o vigor, em busca de vinhos ao estilo *bordelaise*, a despeito dos resultados finais do famoso "Julgamento de Paris", realizado pela primeira vez em 1976, repetido em 2006 e aqui discutido por nós, em detalhes, em 18 de junho de 2006 (*ver p. XX*). O estudo e conhecimento dos diferentes tipos de uvas, integrados à geografia, geologia e clima da região de Bordeaux, sem dúvida estarão nos proporcionando uma maneira diferente da que estamos acostumados a escolher, degustar, beber e, finalmente, harmonizar um vinho com os outros alimentos.

Uma pequena área geográfica banhada por três importantes rios de diferentes origens, solos diversificados e trinta Regiões de Origem Demarcada — DOC — consegue a espantosa proeza de produzir vinhos de longa guarda, com características bem diferentes entre si e, muitas vezes, em clima adverso, o que pode tanto elevar uma safra às alturas, como a destruir em uma única forte tempestade de poucos minutos. Os vinhos da região de Bordeaux são motivo de discussão entre os seus apreciadores e avaliados de acordo com a área em que são produzidos; o seu foco, como veremos, está no nosso já conhecido *terroir e* não nas castas como o fazemos para os vinhos do Novo Mundo. Qual seria o seu diferencial e seu ponto positivo? Quando adquirimos um vinho do Novo Mundo, normalmente procuramos por uma determinada casta, como exemplo um Malbec, um Cabernet Sauvignon, um Sauvignon Blanc, um Shiraz, entre outras, e raramente por sua região de origem ou o seu produtor. Somente nos referimos ao seu país: um Malbec da Argentina, um Cabernet Sauvignon do Chile, um Sauvignon Blanc da Nova Zelândia ou um Shiraz da Austrália. Esse tipo de escolha não nos garante a tipicidade desses vinhos, a não ser quando especificamos a região daquele país e seu produtor. No caso dos Bordeaux, quando escolhemos um vinho, por exemplo, da região Saint Émilion, da Sauternes ou de uma mais ampla como Médoc, a impressão digital do solo nos permite antecipar o que virá. A região de Bordeaux, que estará aqui conosco, em seus detalhes, nas próximas semanas, nos permitirá um passeio fascinante, proporcionando-nos aqui mesmo, na nossa sala de jantar, momentos inesquecíveis. Um bom fim de semana para todos nós.

28 DE JANEIRO DE 2007

AO REDOR DO MUNDO

Vinhos na luta contra a fome e pobreza, ao redor do mundo, é uma imagem difícil de se imaginar e acreditar. O projeto *Vinos Sin Fronteras 2007* tem o objetivo de recolher vinhos ao redor do mundo, durante todo o ano de 2007, e encaminhá-los para Barcelona, na Espanha, onde serão leiloados e a renda revertida aos países pobres para a luta contra a fome e a pobreza, através do programa *Action Against Hunger*. O projeto 2007 será denominado *Around the World in 80 Vineyards* (Ao Redor do Mundo em 80 Vinícolas). O *Vignes Sans Frontieres* teve sua origem na França, em 2004. Uma idéia louvável e de difícil realização, mas que nos sensibiliza para esse grave problema que milhares de pessoas enfrentam a cada dia. O ideal seria o projeto "Mundo Sem Fronteiras", mas enquanto esse não chega, vamos com os vinhos. Confira os detalhes no site: www.wine.co.za.

CAPÍTULO 47

BORDEAUX — PARTE 2: UMA DESCOBERTA INTELIGENTE

Durante muitas décadas, as palavras Bordeaux ou Claret foram consideradas como sinônimos de vinhos franceses tintos de alta qualidade e eram um parâmetro utilizado para descrever encontros onde o objetivo era apresentar um ambiente de requinte e glamour, tão ao gosto de escritores e diretores cinematográficos. Um dos requisitos para que o galã ou herói impusesse a sua imagem era descrever, ou mostrar, a cena de um jantar em que era solicitado um grande château de Bordeaux, de uma safra antiga famosa, de vinte ou mais anos. Para nós espectadores, isso significava que um grande romance se desenrolaria a partir dali ou um grande negócio financeiro estava para acontecer. Os tempos mudam, felizmente, e de simples espectadores gradativamente nos tornamos participantes ativos no cenário proporcionado pelos vinhos. Os bons vinhos estão cada vez mais ao nosso alcance, mas em tal quantidade que nos confundem quanto à sua escolha. Essa escolha pode ser feita sob uma boa orientação, mas para que possamos fazer uma escolha adequada ao nosso gosto não há outra maneira senão nos apoiarmos em conhecimento adquirido. O conhecimento é a porta que nos leva ao prazer da descoberta inteligente. Este conhecimento é fundamental para desfrutarmos os vinhos de Bordeaux em toda a sua plenitude.

Bordeaux constitui-se de trinta regiões básicas que se subdividem entre si em outras menores, mais por razões políticas e de subsistência dos pequenos e, na maioria das vezes, pobres produtores. Por exemplo, a denominação genérica Bordeaux é subdividida em onze outras, para que os seus vinhos possam estampar o nome Bordeaux, o que é de pouca utilidade para nós, apesar da existência oficial de 57 Denominações de Origem Controlada — AOC. O ponto principal de referência na escolha dos vinhos de Bordeaux está nos três rios que percorrem esta que é a mais importante região produtora de vinhos do mundo, em que as castas das uvas, anos após anos, manifestam suas verdadeiras características. Os rios Dordogne e Garonne, separados por uma importante área que recebe o nome sugestivo de Entre-Deux-Mers (Entre-Dois-Mares), se confluem para formar o estuário do rio Gironde, que finalmente deságua no Oceano Atlântico.

As regiões de St. Émilion e Fronsac estão situadas ao norte, na região do rio Dordogne, onde o solo arenoso e rico em calcário é muito frio, sendo incompatível com a produção da Cabernet Sauvignon, mas ideal para as castas Merlot e a Cabernet Franc, que aqui desenvolvem todo o seu potencial. O solo de Pomerol é argiloso e denso, com uma produção de Merlot em sua quase totalidade e uma mínima quantidade de Cabernet Franc. Ao sul, quando o rio Garonne, que se origina na parte espanhola dos Pirineus, atinge a região de Bordeaux, transforma suas margens em uma imensidão de videiras iniciando por Sauternes e Barsac, onde predominam as castas brancas Sémillon, Sauvignon Blanc e Muscadelle, que, quando botritizadas, produzem os mais famosos vinhos doces do mundo. Vinhos brancos secos são produzidos nas várias outras regiões com as mesmas castas, merecendo a nossa especial atenção os da região de Graves. A região de Graves, juntamente com a mais recente criada denominação vizinha, a Péssac-Léognan, com seu típico terreno pedregoso na superfície, que retém o calor do sol mesmo nas noites mais frias, e argiloso no subsolo, impressiona pela cor, corpo, textura e mineralidade de seus tintos. Pelas condições ideais desse tipo de solo, a Cabernet Sauvignon é a rainha dessas regiões, acompanhada em menor escala pela Cabernet Franc, Merlot, Malbec e a cada vez mais esquecida

Petit Verdot, que adiciona complexidade aos vinhos em safras consideradas difíceis para outras castas.

O Garonne, um pouco antes de se reunir ao Dordogne para formar o estuário do rio Gironde, ainda hospeda em suas margens a região de Margaux, palavra mágica que enche a boca ao ser pronunciada. Haut-Médoc, St. Julien, Pauillac, St. Estèphe e Médoc, já às margens do Gironde, têm um solo semelhante ao da região de Graves, a não ser por um maior predomínio argiloso no subsolo, que mantém o calor do dia em grande intensidade, favorecendo a maturação rápida das uvas, principalmente as da sua casta principal, a Cabernet Sauvignon, gerando assim um nível mais elevado de açúcar e taninos maduros de alta qualidade. A adição da Cabernet Sauvignon nessas regiões é em média de 70%, ancorada nas já mencionadas outras castas, em proporções variáveis. As principais conclusões que podemos tirar dessa pequena caminhada pelos vinhos tintos de Bordeaux, considerada uma região padrão, na qual as outras ao redor do mundo se espelham, mesmo que não o admitam, em busca dos vinhos ao estilo *bordelaise* com tipicidade específica de cada região, seriam as seguintes: a condição essencial para a produção de vinhos de alta qualidade, independente da tecnologia empregada, é o solo e clima adequados a cada casta utilizada; e se desejarmos nos aprofundar no conhecimento de vinhos para que possamos fazer descobertas e escolhas inteligentes, o conhecimento da geografia, da geologia e do clima das diferentes regiões é um importante fator coadjuvante. Um bom final de semana para todos nós.

4 DE FEVEREIRO DE 2007

AO REDOR DO MUNDO

Uma boa opção no ano de 2007 para os nossos maratonistas é a realização da Marathon du Médoc, na região vinícola de Bordeaux, na França. Ela será realizada no sábado, dia 8 de setembro, época ideal para uma visita a essa região. Se você se entusiasmar, poderá estender a visita candidatando-se para a colheita das uvas. Há sempre falta de mão-de-obra, o que ajudaria a pagar as suas despesas de viagem, visto que, geralmente, a moradia e a comida, sempre acompanhadas de música regional e vinho Bordeaux, fazem parte do contrato. Isso, claro, além da conquista da medalha de campeão da Marathon du Médoc, que está completando 23 anos de realizações este ano. Informações sobre as inscrições no site www.marathondumedoc.com.

CAPÍTULO 48

LANGUEDOC E ROUSSILLON: A ESSÊNCIA DO VINHO

Uma das características que nos atrai nos vinhos de qualidade, quer sejam os tintos ou os brancos, é um traço de rusticidade proveniente do solo e da casta da uva utilizada na sua vinificação e que lhes confere a sua personalidade e os diferencia entre si. Essa rusticidade tem o dom de criar uma expectativa, quando iniciamos uma degustação. Aromas e sabores escondidos vão se revelando lenta e gradativamente, enquanto o vinho ainda está na taça em contato com o ar podemos antever o que nos espera a seguir. A rusticidade em um vinho não conflita ou aniquila sua finesse ou elegância; muito pelo contrário: ela as realça, pelo contraste que se estabelece. Assim são os vinhos de produção mais recente, nas últimas décadas, nas regiões de Languedoc e Roussillon, no sul da França. Eles são raramente conhecidos entre nós, apesar de sua boa disponibilidade, com exceção de seus vinhos doces e de sobremesas, como o Banyuls, que nos lembra um vinho tipo Porto. Seus tintos são elaborados pelas castas já nossas conhecidas Syrah, Mourvèdre e a Grenache do vale do Rhône, a quem os Châteauneufs devem a sua fama. Aqui entra também a Carignan, mais pela sua alta produtividade do que por suas qualidades, apesar de que quando em mãos experientes e hábeis, produz vinhos de alta qualidade, o que também acontece na região do Priorat, na vizinha Espanha. As regiões de Languedoc e Roussillon se mostraram igualmente receptivas para a Cabernet Sauvignon, a Cabernet Franc e a Merlot, produzindo tintos que podem ser comparados aos grandes de Bordeaux. A Chardonnay, a Sauvignon Blanc e, mais recentemente, a famosa branca do Rhône norte, a Viognier, têm se destacado nessa região.

Os vinhos do Languedoc e Roussillon têm, através dos anos, mantido a essência do vinho. Não são explosivos quanto ao excesso de álcool, taninos e carvalho; uma escolha ideal para aqueles que desejam ampliar seus conhecimentos quanto às suas qualidades intrínsecas, extraídas de maneira natural das uvas e sem artifícios. Em geral são de cor vermelho-escuro intenso, aromáticos, florais, untuosos, lembrando ao final café recém-torrado e chocolate, e têm uma longa persistência. Vinhos de integração perfeita com as culinárias de origem catalã e basca, que mesclam produtos provenientes das regiões montanhosas na divisa ao oeste com a Gascogne de D´Artagnan — personagem real imortalizado por Alexandre Dumas em *Os Três Mosqueteiros* —, e os do mar Mediterrâneo. A culinária conhecida como "mar e montanha" tem aqui sua expressão máxima, juntamente com a da Espanha ao sul.

Se o grande feito de engenharia em Bordeaux foi a drenagem de seus pântanos para viabilizar o plantio de suas famosas videiras, essa região do sul da França não ficou atrás com a construção do Canal du Midi, hoje grande atração turística e comercial. Entre os anos de 1667 e 1681, Pierre Paul Riquet conectou a cidade de Toulouse, na Gascogne, que se situa às margens do rio Garonne, à cidade de Sete, no mar Mediterrâneo, famosa pelas suas ostras e mariscos, numa extensão de 240 quilômetros, escavando sete milhões de metros cúbicos de terra com o trabalho manual de doze mil trabalhadores durante o reinado de Louis XVI, conhecido como o extravagante Rei Sol. O rio Garonne, que se une ao rio Dordogne e forma o estuário do Gironde, que deságua no Atlântico, na região de Bordeaux, permitiu um fluxo naval livre entre os dois mares, proporcionando um enorme desenvolvimento para a região, em particular para o escoamento de sua grande produção vinícola, que se iniciara com os romanos nos anos 90 d.C.

O nosso tão apreciado Cassoulet é originado dessa região. Baseado sempre no feijão branco, difere quanto aos outros elementos, sendo os mais conhecidos: o de Castelnaudary, com gordura, carne, joelho, pés e lingüiça de porco com alho, com ou sem a adição de carne cozida de pato ou ganso (*confit*); o de Toulouse, em que é adicionada a carne de cordeiro e sempre o *confit* de pato; e o de Carcassonne, em que, em vez de pato, é adicionada perdiz e a lingüiça típica da área. Os dois primeiros são gratinados, o que não acontece com o último. Escolha o seu predileto, aguarde o inverno e divirta-se. Languedoc produz um espumante de grande fama, o Blanquette-de Limoux, inicialmente produzido pelos monges da abadia de Saint-Hilaire, situada em Limoux, à semelhança do monge Dom Pérignon em Champagne. Na sua procura por vinhos do Languedoc e Roussillon deverão estar presentes os Corbières, Faugères, Fitou, Minervois, Saint-Chinian, Côteaux-du-Languedoc, Côtes-du-Roussillon e os excelentes chamados Vins de Pays, dentre vários outros. Destaque especial deve ser dado para os vinhos doces ou de sobremesas, como os Banyuls, os Rivesaltes e os Maury. Vinhos do Languedoc e Roussillon de muito boa qualidade encontram-se à nossa disposição aqui, mas, como sempre, é necessária uma escolha cuidadosa. Eles são uma agradável fuga dos vinhos de sempre. Um bom final de semana para todos nós.

11 DE FEVEREIRO DE 2007

AO REDOR DO MUNDO

O fechamento final das garrafas de vinho com rolhas de cortiça, plástico ou rosca de alumínio ainda não é unânime entre os consumidores dos diferentes países. Eles mostram desconfiança quando apresentados a vinhos em que não se usa a tradicional cortiça. Essa é uma observação freqüente aqui no Brasil, que nesse caso segue a postura dos EUA e França. A aceitação de outros métodos de fechamento na Austrália e no Reino Unido, pelo contrário, é muito grande e sem explicação aparente. Os produtores de rolhas de cortiça têm se empenhado em uma campanha feroz em sua defesa, inclusive invocando a proteção ao meio ambiente. A disputa nos parece longa e só o tempo nos dirá a resposta. Se extrapolarmos a maneira como a tecnologia caminha nos dias de hoje, podemos até prever quem serão os vencedores.

Fonte: www.wine.co.za

CAPÍTULO 49

A EVOLUÇÃO DAS ESPÉCIES E O NOSSO VINHO DE CADA DIA

As variedades de uvas conhecidas e catalogadas ao redor do mundo atingem uma alta cifra de aproximadamente dez mil castas. Dessas, cerca de oitenta são utilizadas, com sucesso, para a produção de vinhos de alta qualidade. A grande maioria dos consumidores de vinhos atém-se a um pequeno grupo dessas, como a Cabernet Sauvignon, a Merlot, a Malbec, a Carmenère, a Tempranillo, a Sangiovese, a Chardonnay e algumas poucas outras, como a Syrah/Shiraz, a Sauvignon Blanc e mesmo a Riesling. Assim, não correm o risco de se aventurar e têm a certeza de que irão escolher as que mais lhe agradam e que o vinho escolhido não será um motivo de frustração. O universo dos vinhos provenientes de outras castas, desconhecidas para nós, talvez seja mais fascinante do que possamos imaginar, e não poderíamos nos furtar de conhecê-lo, para que nossas aventuras sejam envoltas no prazer da descoberta. Nas próximas semanas, nossa trilha passará por esse vasto universo que é o fascinante mundo da uva, visto em sua intimidade.

Todo ser vivo tem como finalidade primordial a propagação de sua espécie e para que isso ocorra utiliza-se de todos os mecanismos disponíveis para se adaptar aos vários ambientes em que se encontra, o que muitas vezes requer milhares de anos para se concretizar. Milhares de anos nada representam para o nosso planeta Terra que, pela avaliação de seus fósseis, tem idade estimada em 4,5 bilhões de anos, com evidência de vida bacteriana unicelular datada de 3,5 bilhões de anos. Fósseis do chamado período Cambriano, cerca de 550 milhões de anos atrás, já nos mostram a diversificação de um ser vivo unicelular para um ser multicelular.

As uvas conhecidas eram inicialmente todas tintas; as castas brancas surgiram por meio do processo de mutação, que consiste na modificação genética do material celular. Do ponto de vista da biologia, esse seria um dos principais mecanismos utilizados no processo da evolução das espécies. Charles Darwin (1809-1882), um brilhante e jovem cientista, foi profundo observador da natureza e corajosamente, apesar da ferrenha oposição sofrida em sua época, que, aliás, de maneira inexplicável persiste até os dias de hoje, legou-nos magníficas obras científicas. Elas são derivadas de suas observações da natureza em seu lento mas contínuo processo evolutivo, que denominou como a Evolução das Espécies. A leitura de sua vida e de suas obras cientificas pode nos dar belos momentos de reflexões. Para que possamos ter um entendimento do fenômeno científico descrito em uma obra, é necessária a interação da teoria e dos fatos. Darwin conseguiu isso, não só do ponto de vista da ciência, mas olhando por outro prisma, ele nos mostra a natureza não como uma entidade morta, mas sim viva, em um contínuo processo evolutivo. Essa evolução é constatada de maneira surpreendente nas observações e estudos das diferentes castas de uvas, atualmente conhecidas como *Vitis Viniferas*. Não somente surgiu a nova casta branca, com suas características típicas, mas as já existentes tintas passaram por uma transformação radical, de acordo com as condições ambientais da região em que se desenvolveram. Um fato bem conhecido é que uma casta que produz vinhos com características bem definidas e típicas em uma determinada região, ano após ano, quando transportada para uma outra região de condições de solo e climas diferentes, produz vinhos em nada relacionados ao original.

Aguardar o processo natural de mutação para a adaptação de uma casta a sua nova morada é um processo longo e, do ponto de vista comercial, inviável. Imagine um produtor ter que aguardar pelo menos cinco anos para colher suas uvas e, para sua desagradável surpresa, o resultado não ser nada daquilo que esperava. Isso ocorre, mas felizmente nem tudo está perdido. O chamado porta-enxerto-tronco que está fixado ao solo, com raízes em pleno desenvolvimento, poderá ser aproveitado — independente da casta original, tinta ou branca — e receber um enxerto adaptado (clonado) para aquela área e em dois anos produzir o vinho desejado. Que alívio. Gostaria aqui de lembrar que algumas castas clonam-se mais facilmente que outras, por exemplo, a Pinot Noir tem cerca de cem clones devidamente registrados e numerados, e mais de mil reconhecidos, de acordo com a sua origem, que se refletem na qualidade dos vinhos, evidentemente mantendo a características básicas identificáveis ou não de sua origem básica.

Aquela simples uva, muitas vezes crescendo nos quintais de nossas casas, guarda dentro de si um exemplo vivo da complexidade de nossa existência. Aquela taça de um bom vinho à nossa frente é um presente que a natureza nos oferece, fruto de um longo processo de evolução, tutorado, na sua fase final, pelo ser humano, que foi chamado para colaborar para a manutenção das espécies. Um dos privilégios que desfrutamos por vivermos nesta Terra. Os mistérios da natureza são muitos e a Ciência sozinha não pode explicá-los. A explicação não-científica seria a presença de uma força criadora, situada acima de nossa compreensão. Brindemos a tudo aquilo que a vida nos oferece. Um bom final de semana para todos nós.

18 DE FEVEREIRO DE 2007

AO REDOR DO MUNDO

O retorno está próximo. A grande rede de supermercados do UK, Marks & Spencer, altamente especializada em vinhos, está prevendo uma queda acentuada no interesse dos consumidores pelos vinhos com alto teor alcoólico. Seguindo essa tendência atual já antecipada pelos seus inúmeros clientes, a seleção de vinhos dessa rede de supermercados se voltará para aqueles de teor alcóolico ao redor de 12%. Isso confirma minhas opiniões, emitidas nesta nossa coluna semanal ao longo dos meses de sua existência, em que temos seguidamente exaltado os vinhos em sua essência, como, por exemplo, os do Languedoc-Roussillon, analisados na semana anterior, que se caracterizam por um equilíbrio baseado no uso judicioso de um adequado teor alcoólico e taninos de modo a não bloquear suas outras características. Muitos tabus criados recentemente já começam a cair. A ingestão com moderação por parte dos consumidores é outro fator que será levado em conta.

Fonte: www.decanter.com

CAPÍTULO 50

UVAS E VINHOS: A MATURAÇÃO IDEAL

A qualidade dos vinhos está diretamente vinculada ao ótimo grau de maturação atingido pela sua matéria básica, a uva, ao tempo de sua colheita. O conhecimento e estudo de sua anatomia, fisiologia e composição química, desde o seu nascimento até atingir a maturação ideal, é o objetivo de longos e exaustivos estudos, que estão longe de chegarem ao fim, revelando-nos sempre mais surpresas. Aquela pequenina fruta, sujeita a importantes variações em seus elementos genéticos intrínsecos, por meio de mutação espontânea ou induzida, quando analisada em sua intimidade, revela-nos uma complexidade ímpar, que somente uns poucos pesquisadores poderiam antever. Uma das mais antigas espécies botânicas já descritas, revigorada de maneira surpreendente nos últimos anos, infiltrando-se a cada dia mais em nossa história e nossa cultura, a *Vitis vinifera* é uma fonte contínua de renovação, manifestada em seus inúmeros, quase incontáveis, tipos de vinhos que são produzidos ao redor do mundo.

O tempo de duração de cada uma de suas distintas fases até atingir o seu completo desenvolvimento, que se inicia com o broto, reaparece no caule, após um período curto de dormência, e continua na floração, na fecundação, no crescimento e, finalmente, na maturação, está relacionado à fenologia[1], ou seja, à influência exercida pela duração das diversas estações do ano, de dias e de noites mais longos ou mais curtos. Essas são reconhecidamente influências exercidas em maior escala do que exclusivamente as variações das condições climáticas ocorridas durante o ano. A compreensão e o reconhecimento desse fenômeno periódico natural têm sido de suma importância no cultivo de plantas, ajudando no estabelecimento do tempo ideal para a colheita. Esse fenômeno é observado de maneira intuitiva pelo simples caboclo que planta a sua roça de milho, arroz ou feijão, e que está alheio às nossas rigorosas observações científicas.

O tempo de duração de cada uma das fases do desenvolvimento da uva, juntamente com a casta específica, é um dos fatores que nos permitirá determinar e prever a qualidade do vinho que será produzido na safra daquele ano. A anatomia é um fator comum para todas as uvas e independe de sua casta original. Seus componentes são a casca de revestimento externo, as sementes englobadas por um tecido de consistência sólida, o corpo, que se transforma em suco durante o processo de amadurecimento. O fruto é fixado ao caule pela haste ou pedículo, que é responsável pelo fornecimento de água e nutrientes que passam através de canais minúsculos situados no seu interior. Quando o processo de maturação atinge o ponto ideal, alcançando o equilíbrio entre os níveis de açúcar e ácidos, esses canalículos se fecham. O aporte de água é interrompido, iniciando-se o processo de desidratação. Se os cachos permanecerem nas vinhas, ocorrerá o aumento progressivo da concentração dos açúcares em relação à quantidade de água. A conseqüência será um indesejável alto teor de álcool para aquele vinho, durante a fermentação. Essa é uma prática de uso corrente para se obter taninos maduros e macios e, conseqüentemente, vinhos para rápido consumo após o engarrafamento. Outro efeito indesejável são os vinhos com sabor açucarado e nível de acidez abaixo do desejado, desequilibrados na relação açúcar-acidez, em suma, vinhos insossos. O pedículo ou haste que fixa o grão ao caule pode ou

1. Fenologia (do grego, *phaíno*, "fazer brilhar"): ciência que trata dos fenômenos biológicos periódicos, relacionados ao clima, com especial atenção às mudanças ocorridas nas estações do ano. A fenologia permite um mapeamento do desenvolvimento fisiológico de plantas em determinada região entre outros fenômenos, tais como a migração dos pássaros em determinadas épocas do ano.

não ser removido durante o processo de vinificação. Na grande maioria das vezes, a sua remoção ocorre. Cada uma dessas partes da uva exerce um papel fundamental no desenvolvimento da casta típica, que se refletirá na qualidade do vinho a ser produzido. É importante notar que os elementos químicos que entram na composição de cada um dos três componentes variam em concentração, como ocorre com os minerais e, igualmente, em suas qualidades, como ocorre com os não-minerais, ou seja, os elementos orgânicos, como é o caso dos taninos e das antocianinas, estas últimas responsáveis pela cor da casca.

Realmente, devemos reconhecer que a produção de bons vinhos é uma tarefa de difícil realização, pela presença de vários fatores intervenientes que, na maioria das vezes, fogem ao nosso controle. A maioria dos produtores de vinhos de qualidade afirma que o vinho se faz nas vinhas e se complementa nas adegas. "O olho do dono engorda as vinhas", aliás não só as vinhas, mas tudo aquilo que desejamos produzir. Condições ambientais adequadas, escolha criteriosa do porta-enxerto com castas compatíveis com o solo, acompanhamento da maturação fisiológica das plantas com o auxílio da fenologia e conseqüente colheita quando da maturação ideal garantirão como resultado final um excelente vinho; lembrando que maturação não é sinônimo de doçura da fruta, mas o resultado de uma integração de todos os seu elementos. Um bom final de semana para todos nós.

25 DE FEVEREIRO DE 2007

AO REDOR DO MUNDO

A Expo Vinis Brasil 2007 (11° Salão Internacional do Vinho) será realizada de 24 a 26 de abril em São Paulo, no Ibirapuera, nos horários das 14h às 22h, contando com a participação de produtores de vinhos e palestrantes, nacionais e internacionais. Neste ano, o evento completará 11 anos e tem sido sempre muito concorrido. Para maiores informações, acesse: www.expovinisbrasil.com.br.

CAPÍTULO 51

UVAS E VINHOS: O PRODUTO FINAL

A qualidade de um bom vinho, manifestada pelo equilíbrio dos elementos que o compõem, está diretamente relacionada à maturação ideal das uvas, utilizadas em sua vinificação, e ao tempo da colheita. Castas específicas de uvas devem ser cultivadas em áreas geográficas que permitam sua maturação adequada. Essa afirmação é amplamente reconhecida como uma verdade e podemos estabelecê-la como um paradigma. Se a casta escolhida não se adaptar às condições climáticas e do solo, pode-se obter um vinho com excelentes qualidades do ponto de vista técnico, mas insatisfatório em relação às características típicas daquela casta; fatores a serem levados em conta na escolha adequada de um vinho para ser degustado ou bebido em qualquer ocasião. O conhecimento da origem geográfica do vinho facilitará a melhor harmonização com os pratos a serem servidos. Os vários elementos que compõem a anatomia de uma uva — a casca, a polpa e as sementes — passam anualmente por um processo fisiológico de crescimento e maturação, sofrendo alterações anuais em seu desenvolvimento, diferentes a cada colheita, influenciados pelas mudanças climáticas periódicas ocorridas.

Os níveis dos elementos químicos e orgânicos presentes em todas as uvas variam em quantidade e qualidade, por isso temos boas safras e, igualmente, safras não tão boas. Por essa razão o uso genérico da tabela anual das safras deve ser levado em consideração com muito cuidado na escolha de um vinho e não simplesmente como um "dogma anual de safras boas e ruins". Bons, dedicados e conscientes produtores conhecem as suas castas e sabem como tirar proveito das condições climáticas quando adversas, bem como das mais favoráveis, através do seguimento rigoroso da evolução de suas videiras, dia após dia, ano após ano. Todos os elementos que constituem a uva podem e devem ser analisados durante a sua evolução, e não somente a sua doçura, como muitas vezes ocorre.

A casca é o mais importante elemento nos vinhos tintos, ela contém alta concentração de taninos, de antocianinas, que determinam a cor, e outros compostos que determinam o sabor do vinho. A concentração e a qualidade desses vários compostos estão diretamente relacionadas ao tempo de exposição dos cachos à luz solar, um fator importante e geralmente esquecido. A avaliação da quantidade e qualidade desse elemento irá definir o menor ou maior período de dias da permanência da casca, antes de sua remoção após o processo muito importante da maceração.

As sementes, que variam de número de acordo com a casta, mas em geral são quatro, liberam quando esmagadas um tanino com tendência a ser altamente amargo, sendo esta uma das razões para o uso da original "pisa a pé", utilizada principalmente pelos produtores portugueses, ou de prensas pneumáticas. A polpa, por sua vez, é o elemento responsável pelo volume do vinho, produção e armazenagem de açúcares, ácidos e principalmente da água; sua cor é sempre clara, independentemente da cor da casca. Ela é a fonte do açúcar que, através da fermentação, será transformado em álcool e calor, o qual deverá ser controlado pelo resfriamento do mosto; se ele atingir uma temperatura muito elevada, há interrupção da fermentação, normalmente conduzida pelos fermentos naturais já presentes na casca ou pelos exógenos, cuja adição pode ou não ser necessária. A haste ou pedículo, que fixa a fruta ao tronco e também funciona como canal de transporte de alimentos e água, interrompe o seu funcionamento quando a uva atinge o grau máximo de maturação fisiológica; quando não removida e presente durante a fermentação, confere um nível alto de acidez e adstringência ao mosto.

A composição total dos elementos da uva é de, em média, 70% de água, 25% de carboidratos (açúcares e celulose) e os ácidos — tartárico, málico e cítrico —, que influenciam de maneira considerável na qualidade os vinhos, principalmente os brancos. Uma pequena quantidade de açúcar (0,2%) não é fermentada e permanece como residual. Nossos conhecidos minerais, como, por exemplo, o cálcio, o fósforo, o potássio, o selênio o zinco e o molibdênio, representam 0,5%. Os taninos e as antocianinas são 0,13% e ainda há traços das principais vitaminas. Todos esses elementos são transportados intactos ou modificados, após a completa vinificação quando, cumprida uma de suas missões, além da perpetuação das espécies, a uva nos dá como presente o seu produto final: o vinho, que surgiu da transformação dos açúcares em álcool e pela manutenção dos aromas e sabores primários provenientes dessa transformação.

O processo de maturação dos tintos ou brancos pode ser efetuado em barricas de carvalho ou aço inox, com ou sem a adição de lascas de carvalho. Nessa fase são desenvolvidos aromas e sabores secundários e terciários. Do controle da produção em volume e qualidade dessa "minúscula fábrica" chamada uva, criada pela natureza e gerenciada pelo ser humano, dependerá o prazer que advirá de mais um presente que a natureza, generosamente, está todos os dias a nos oferecer. Como sempre ocorre, o conhecimento, que não é um privilégio de cientistas, permite-nos valorizar e apreciar as coisas boas da vida. Um bom final de semana para todos nós.

4 DE MARÇO DE 2007

AO REDOR DO MUNDO

O *Concours Mondial de Bruxelles*, concurso mundial de vinhos de Bruxelas, organizado desde 1994, reúne a cada ano mais de duzentos jurados, especialistas no setor de vinhas e vinhos ao redor do mundo. Este ano será realizado entre 29 de abril e 1º de maio e serão degustados mais de 5500 vinhos e destilados de uvas de vários países inscritos. Medalhas serão concedidas aos melhores participantes. Gostaria aqui de lembrar que as medalhas são conferidas aos vinhos previamente inscritos e não escolhidos aleatoriamente entre todos os produtores mundiais. Para fazermos uma correta avaliação dos premiados, é necessário conhecermos o nome de todos os participantes. Confira no site oficial: www.concoursmondial.be

CAPÍTULO 52

UVAS E VINHOS: OS QUATRO ELEMENTOS

Considerado um privilégio de pequenos grupos que se dedicam ao seu estudo, quer seja do ponto de vista científico, romântico ou lírico, o vinho, ao lado da culinária e de todas as outras artes, como a pintura, a escultura, a música, a literatura, anda nos dias atuais, cada vez mais transformando nossos relacionamentos em momentos agradáveis. Esses momentos acontecem em nossas casas, em ambientes de negócios, em restaurantes e em todos aqueles lugares em que duas ou mais pessoas se reúnem para compartilhar e discutir suas experiências vividas diariamente.

A arte da culinária associada à arte da degustação de vinhos, ao longo da história da humanidade, tem se mostrado um fator importante de desenvolvimento cultural. Uma maneira prática e eficaz de ampliarmos nossos conhecimentos da história dos povos, aliada à geografia de seus países de origem e seus costumes, é conhecendo a sua culinária, associada, quando for o caso, aos seus vinhos.

A maneira tradicional de abordamos os vinhos vem mudando consideravelmente nos últimos 20 anos, baseada nos conhecimentos específicos proporcionados pela enologia, associada à geologia, fisiologia, química, biologia, com uma forte participação da genética, climatologia, fenologia e atualmente a ciência da informática.

Uma escolha adequada aos nossos desejos, no mundo globalizado, está associada ao conhecimento; quer seja para adquirirmos um, entre as centenas de tipos de aparelhos celulares, televisores, carros, até mesmo de um simples fogão, ou aquele pequeno computador pessoal. Centenas de rótulos de vinhos encontram-se à nossa frente, em lojas especializadas e supermercados, ou mesmo cartas de vinho de restaurantes, que muitas vezes nos parecem mais uma enciclopédia.

O vinho que vamos selecionar para o jantar desta noite geralmente vem seguido de uma pergunta: tinto, branco ou rose? Em nossa opinião, a cor do vinho não influi em nada na harmonização, pois nossa percepção sensorial, a olfativa e a gustativa, não percebem cor; esta é um privilégio da nossa visão, que exerce uma influência tão somente na nossa escolha inicial e nada mais.

Freqüentemente tenho me deparado com artigos em revistas de grande circulação nacional ou internacional, ou programas de televisão, em que um chefe de cozinha ou mesmo um cozinheiro por hobby é convidado para fazer uma sugestão de harmonização com um prato, em que a escolha recai somente em uma das características de um vinho, que nesse caso seria sua cor, tinto, branco ou rose. Isso não funciona.

A cor pode nos antecipar o que esperar, mas não garante de maneira alguma nossa meta: a harmonização. Nossa capacidade de harmonização está diretamente relacionada à nossa capacidade sensorial de detectar e processar, logo em seguida, em nosso sistema nervoso central, nossa percepção do doce, ácido, amargo e o salgado e, um quinto elemento, descrito mais recentemente e que leva o nome de *umami*, que no momento deixaremos de lado em nossas considerações atuais.

A integração desses quatro elementos, que naturalmente conseguimos perceber, desde nosso primeiro dia de vida, e que estão presentes no vinho, é a chave para uma perfeita ou quase perfeita harmonização.

Se no vinho há equilíbrio entre esses elementos, os outros responsáveis pelos aromas e sabores típicos de cada casta, ou provenientes da maturação, quando em contato com o carvalho da madeira, como as frutas vermelhas, as tropicais ou a tão decantada baunilha, mostram-nos sua expressão máxima.

Aquele vinho que acabamos de abrir para aquele jantar especial tem um nível de acidez acima do esperado para ser harmonizado com o prato principal. Os convidados chegaram e, como já sabemos, são apreciadores de um bom vinho. Como nós, eles sabem que um vinho pode realçar um prato, por mais simples que ele seja. Vamos adotar um procedimento para resolver nosso problema: acidificar o prato principal com limão fresco, ou um bom vinagre; aquele vinho, quando degustado solo, era "ácido" ao paladar, tornou-se mais "doce" e nos apresenta agora o sabor das frutas que estavam escondidas sob sua real acidez.

Se nosso vinho for um Sauvignon Blanc, por exemplo, da Nova Zelândia, cuja característica é apresentar um leve aroma e sabor de grama recém-cortada, conferido por uma substância conhecida como pirazina, que abordaremos em detalhes no futuro, um vinagre aromatizado com ervas surtirá um efeito ainda maior.

Quanto mais acidificarmos nosso prato, mais "doce" será a percepção desse vinho escolhido. A harmonização se comporta como um processo dinâmico, exatamente como nossos filhos ou netos procurando o equilíbrio, quando começam a andar de bicicleta sem as rodinhas laterais, em um processo de aprendizado que só eles podem desenvolver, utilizando recursos que trazemos dentro de nós; quanto mais usamos, mais descobertas fazemos, e ficamos maravilhados com nossas capacidades latentes, muitas ainda a serem descobertas.

Vamos fazê-lo juntos, há muita coisa pela nossa frente. Um bom final de semana para todos nós.

18 DE MARÇO DE 2007

AO REDOR DO MUNDO

Para os apreciadores dos vinhos franceses da região da Bourgogne, uma boa notícia já se espalhou rapidamente: as degustações da safra de 2005 têm se mostrado de qualidade excepcional. Os vinhos tintos, elaborados exclusivamente com a casta Pinot Noir, possuem tudo para atingirem sua maturidade, com uma excelente relação de equilíbrio acidez/açúcar e taninos macios. Como sempre acontece, ao lado de boa qualidade há sempre grande demanda. Tudo indica que a safra de 2005 será considerada uma das melhores dos últimos anos e, como conseqüência, espera-se uma grande alta nos seus preços.

CAPÍTULO 53

O VINHO E A NOSSA PERCEPÇÃO SENSORIAL

À medida que nossos conhecimentos sobre vinhos avançam, mais exigentes nos tornamos quanto à sua escolha. Falamos sempre sobre as uvas típicas e seus vinhos oriundos de um processo complexo de vinificação. No final dessa cadeia produtiva, somos nós, os consumidores, que coletamos as informações necessárias para avaliarmos suas qualidades. Esse ato é realizado pela nossa percepção sensorial, que nos fornece os elementos para decidirmos se ele merece todas as altas notas que lhe são atribuídas, bem como os inúmeros prêmios, distribuídos todos os anos, nos concursos de degustações.

Tudo o que necessitamos para essa avaliação já nos foi dado pela natureza, mas para fazermos uso desse dom que possuímos, precisamos conhecê-lo, desenvolvê-lo e auferirmos o máximo proveito dele. Continuarei sempre a insistir que, quanto mais conhecemos os dons que possuímos, que estão em constante evolução, melhor será nossa condição de vida como seres humanos, e melhor poderemos apreciar as coisas boas que a vida nos oferece.

Podemos abordar um vinho de duas maneiras básicas: pela degustação, que consiste em uma análise detalhada das qualidades e dos defeitos do mesmo, podendo ou não ser ingerido; por meio da ingestão, geralmente acompanhada de outros alimentos, em que procuramos estabelecer uma harmonização entre eles, visando suas qualidades positivas, buscando simplesmente o prazer de fazê-lo, sem nos preocuparmos com outros detalhes.

Mas, se evoluirmos da simples ingestão para a degustação, os desafios serão maiores, com uma conseqüente maior recompensa, pois esse procedimento transforma-se em um processo dinâmico, sem fim. Aqui, nosso sistema olfativo ocupa papel de máxima relevância no início de uma cadeia de sensações. Trata-se de um duplo sistema, composto da olfação conhecida por ortonasal, situada na parte anterior das nossas narinas, e da retronasal, situada na parte posterior, que está em direta comunicação com a cavidade bucal.

O primeiro estímulo que recebemos, em presença dos alimentos, é fornecido pela visão, que reconhece de imediato seu formato e sua cor, antecipando o que virá a seguir, influenciando na percepção olfativa inicial. Os aromas desprendidos ao nosso redor, de qualquer tipo, presentes no ar que inspiramos, captados pelos receptores presentes na cavidade nasal anterior, permitem-nos identificá-los como provenientes de flores, frutas, perfumes que usamos e outros.

Já na cavidade bucal, identificamos temperatura, ardor, consistência, adstringência, sensação de peso ou leveza. Esses são os estímulos que denominamos sensoriais somáticos, que exercem uma grande importância na avaliação inicial de um vinho. Em contato com as papilas gustativas, como já vimos anteriormente, percebemos o doce, o ácido, o amargo, o salgado e o quinto elemento, o *umami*. Somente quando expiramos o ar com o alimento, líquido ou sólido, ainda presente em nossa boca, de preferência ainda fechada, é que percebemos definitivamente seu sabor. Isso ocorre porque os elementos voláteis característicos daquele alimento passam pela cavidade nasal posterior, onde se encontram receptores específicos. Cerca de 80% dos sabores dos alimentos são processados por meio dessa via. As moléculas odoríferas voláteis, captadas por um pequeno núcleo, revestido pelo chamado epitélio olfativo, situado na parte superior da cavidade nasal posterior, distribuem os odores captados para as várias regiões específicas do cérebro. A partir desse minúsculo núcleo sensitivo, uma rede de estímulos é desencadeada, atingindo as áreas sensoriais específicas de nosso cérebro. Recebemos em retorno, em milésimos de segundos, uma percepção de caráter emocional relacionada à nossa memória passada.

O fenômeno de Proust, como é conhecida essa capacidade dos odores, de maneira espontânea, de nos trazer à tona memórias autobiográficas, vividas intensamente em um tempo passado e supostamente perdidas, consiste a base de suas obras publicadas pela primeira vez em 1913, com o título de *Em Busca do Tempo Perdido*.

Ao degustar um tipo de biscoito leve, a *madeleine*, mergulhado em uma xícara de chá, conclui que..."a verdade que eu procuro não está lá, mas dentro de mim", mas como achá-la? Estava quase desistindo... quando... "a memória repentinamente aparece diante de minha mente" desencadeada por aquela pequena *madeleine* mergulhada em uma xícara de chá.

Proust vale a pena ser lido e relido por várias vezes, pois sempre descobrimos coisas novas a cada releitura. Ao mesmo tempo em que o centro de nossas emoções é ativado, igualmente ocorre o mesmo com o lingüístico. Os dados ali armazenados, com base em nossas experiências anteriores, são interpretados e avaliados, com o intuito de nos revelar a existência de harmonia ou antagonismo entre os vários alimentos que estamos degustando. A partir daí, pura e simplesmente, gostamos ou não. A formação daquilo que chamaríamos de um "centro de sabores" localizado em nosso cérebro é um ponto de partida importante para a avaliação da qualidade dos vinhos, e sua harmonização com os outros alimentos. Um belo caminho a seguir. Um bom final de semana para todos nós.

25 DE MARÇO DE 2007

AO REDOR DO MUNDO

Vinitaly 2007. O grande encontro mundial dos produtores e consumidores de vinhos italianos será realizado em Verona, no período de 29 de março a 2 de abril. Esse evento deverá contar com a participação de 4.200 exibidores, que dividirão uma área de 80 mil metros quadrados. Ao mesmo tempo, o espaço será ocupado pelos produtores de óleo de oliva extravirgem. Os organizadores aguardam a presença de cerca de 5.000 jornalistas e compradores internacionais. Com a crescente concorrência mundial no mercado de vinhos, esse evento está sendo preparado meticulosamente. Um site informativo está à nossa disposição. Consulte: www.vinitaly.com.

CAPÍTULO 54

UVAS E VINHOS: A PONTE

As ervas aromáticas, à medida que as conhecemos, participam cada dia mais de nossa culinária, quando as utilizamos com a manteiga, o creme, o azeite de oliva e o vinho, que facilitam a extração de seus aromas e sabores típicos.

Cozinhar com ervas aromáticas, no nosso dia-a-dia, é sempre um motivo de grande prazer, sobretudo porque elas enriquecem os pratos com seu visual, seus aromas característicos, que exalam ao simples toque de nossas mãos; pela sua vitalidade, quando as colhemos frescas no nosso jardim de ervas, ou quando já colhidas e adicionadas às nossas receitas culinárias preferidas.

Como não poderia deixar de acontecer, além de sua presença diária em nossa culinária, elas têm uma participação ativa na formação dos aromas e sabores dos vinhos, cujas uvas utilizadas em sua elaboração crescem sob a influência de um jardim de ervas aromáticas. Essas influências que as ervas exercem estão relacionadas a determinadas áreas dentro de uma vinícola. Com uma certa freqüência, quando fazemos a descrição das características típicas de um vinho, referimos-nos à presença de um aroma ou um sabor que nos leva à lembrança de uma determinada erva aromática. Muitos produtores conseguem identificar a origem das uvas que produziram aquela determinada parcela de seus vinhos pela presença das ervas típicas, ao lado de determinadas espécies de frutas, geralmente nativas daquela área, que se integram em seus aromas e sabores, conferindo tipicidade.

Assim, poderíamos concluir dessas observações que cada vinho possui uma impressão digital, que o identifica e nos leva até sua origem e que, ao mesmo tempo, lhe confere a finesse e a elegância indispensáveis em um bom vinho.

Uma das uvas que guarda uma forte tipicidade quanto à sua restrita área de origem, por menor que seja, é a Nebbiolo do Piemonte, na Itália. A Nebbiolo produz um dos mais famosos e requintados vinhos do mundo, o Barolo. Seus produtores colocam em seus rótulos um nome, destacando, por exemplo, a pequena colina onde a uva foi cultivada, colhida e posteriormente vinificada com exclusividade. Apesar de serem produzidos com uma casta única, a Nebbiolo, em uma região de origem determinada e controlada, esses vinhos podem ser totalmente diferentes, em sabores e qualidades, daqueles produzidos nas pequenas parcelas ao seu redor. Essa região da Itália possui forte cozinha regional que se harmoniza com seus vinhos.

Esse exemplo pode ser aplicado a outras regiões vinícolas que produzem os chamados vinhos do Velho Mundo, em oposição ao conceito de vinhos do Novo Mundo, que são produzidos com grande ênfase nas castas utilizadas, cujos nomes estão sempre aplicados aos seus rótulos, como forma de identificação.

Uma das regiões do Novo Mundo que tem se empenhado muito, e com sucesso, para estabelecer uma relação de harmonização entre seus vinhos, criando uma comida regional, é a Califórnia, nos Estados Unidos — um exemplo que deveria ser seguido por outros produtores de vinhos do Novo Mundo.

Nos últimos anos, o conceito de relação clima-solo, estendendo-se ao meio ambiente regional, tem sido seriamente levado em conta. Jardins imensos de ervas e plantas frutíferas dividem seus espaços, que anteriormente eram exclusivamente ocupados pelas videiras, e transmitem os aromas e sabores que reconhecemos durante uma degustação de vinhos.

Além dos elementos que levamos em conta para a harmonização vinho e comida, vinho e ervas têm uma ligação tradicional, pela influência, indiscutível, que as ervas exercem em nossos receptores sensoriais. Dificilmente erramos na escolha, quando conhecemos as comidas de uma determinada região de um país e optamos pelos vinhos que são ali produzidos, principalmente naquelas em que as ervas aromáticas têm uma expressiva participação, citando como exemplo a comida da Provence, na França, região conhecida como o "Jardim das Ervas Aromáticas da Europa" ao lado de seus azeites e seus vinhos que levam dentro de si um pouco da alma da terra.

Na harmonização de vinhos com comidas, existe um elemento que tem uma participação fundamental e que na grande maioria das vezes não levamos em conta: o chamado "elemento ponte". As ervas aromáticas são somente uma dessas várias pontes, pois pontes não são nada mais nada menos do que um meio de comunicação que se estabelece entre dois elementos.

Já que atualmente contamos com grande fonte de informações sobre vinhos e comidas, sob todos os pontos de vista, sugiro que seja abandonada a afirmação vigente e corrente de que o "melhor vinho é aquele que mais agrada ao meu paladar", por uma outra, mais dinâmica e condizente com nossos tempos atuais, que seria a minha sugestão: "O melhor vinho é aquele que conheço atualmente e aquele que irei conhecer em breve". Vamos utilizar os recursos graciosamente fornecidos pela nossa percepção sensorial, captando os estímulos ao nosso redor, conduzindo-os e processando em nosso "centro de sabores". Nas próximas semanas, vamos juntos, iniciando pela Páscoa, elaborar pratos em seus detalhes e harmonizá-los com os diferentes tipos de vinhos, aproveitando alguns dos assuntos que já abordamos aqui. Um bom final de semana para todos nós.

▸ 1 DE ABRIL DE 2007

AO REDOR DO MUNDO

A disputa sobre o fechamento das garrafas de vinho ainda deve continuar por um longo tempo. Os adversários do uso de fechamento com cápsulas de alumínio alegam que elas reduzem os sabores do vinho, por não permitirem a entrada de minúsculas quantidades de oxigênio durante o processo de maturação, que ocorre após o engarrafamento. Em contrapartida, seus defensores alegam que o risco do uso de rolhas contaminadas pelo TCA é maior. Uma empresa da Austrália, a ProCork, está usando um revestimento com uma resina nas duas extremidades das rolhas de cortiça, provenientes de Portugal. Essa rolha será testada em Bordeaux pelo prazo de 10 anos, antes da conclusão final pelos franceses. Saiba mais em: www.decanter.com.

CAPÍTULO 55

SANGIOVESE: UMA HARMONIZAÇÃO REGIONAL

A harmonização entre o vinho e os pratos que vamos degustar pode ser estabelecida de duas maneiras básicas.

A primeira maneira se dá por meio das chamadas "harmonizações regionais", que se estabelecem com base na geografia, na história e na cultura de determinada região vinícola, vinculando os produtos nativos aos costumes alimentares de seus habitantes. Essa harmonização, que sem dúvida foi se desenvolvendo gradativamente ao longo de muitos anos, muitas vezes por vários séculos, não é, como na maioria das vezes assumimos, uma exclusividade entre vinhos e pratos já elaborados e prontos para degustarmos. Aquela variedade de uva, que originalmente se desenvolve naquela região e posteriormente nos dará um vinho regional, possui uma característica peculiar de se harmonizar com todos os elementos circundantes, com os quais estabelece uma relação de sinergismo; juntam suas qualidades e novos aromas e sabores surgem, para nosso deleite, em que o todo é maior que a soma de seus elementos. Essa é uma das principais razões pelas quais consideramos que vale a pena enveredarmos pelo difícil mas gratificante trabalho da harmonização, que sem dúvida exige conhecimento e uma constante prática de nossa parte.

A outra maneira é chamada de "harmonização analítica", que pode ser efetuada inicialmente pela escolha de um determinado tipo de vinho, independentemente de sua origem geográfica; suas qualidades são avaliadas por meio de uma degustação prévia, e em seguida elaboramos ou procuramos por um prato com o qual se estabelecerá uma harmonização. Ou então fazemos o caminho inverso: elaboramos ou escolhemos um prato e procuramos por um vinho que possa harmonizar com ele.

Porém, uma pergunta sempre surge nessas ocasiões, aliás muito válida: como sabemos, ou melhor ainda, como sentimos que houve, ou haverá, uma harmonização? Nada melhor que criarmos uma situação real e aguardarmos pelas diversas reações. Para este domingo — quando celebramos a Páscoa, que é uma ocasião festiva, sinônimo para o cristianismo de ressurreição, um sinal e uma esperança de novos e promissores tempos —, nossa escolha para aquele esperado almoço familiar seria uma uva, a Sangiovese, um vinho, o Chianti, e três pratos, que nos dariam nessa ocasião um exemplo de harmonização regional.

A uva Sangiovese, cultivada originalmente na região italiana da Toscana, lembra-nos as frutas vermelhas, as especiarias, como a canela e o cravo, as ervas aromáticas, que crescem naquela região, como o basílico, o tomilho, o alecrim e a sálvia. Essas qualidades campesinas são transmitidas a um de seus vinhos mais conhecidos, os atuais Chiantis, que vêm melhorando em qualidade a cada safra que passa. Um vinho de cor clara, aromas e sabores que lembram a origem de sua uva, com um corpo geralmente leve. Quando permanece em barricas de carvalho tostado, adquire com facilidade um agradável aroma e sabor defumado, facilitando sua harmonização com alimentos grelhados, quer sejam de origem animal ou vegetal. A acidez natural da Sangiovese, quando preservada, é responsável pela sua agradável vivacidade, sobretudo nos vinhos jovens.

Pratos de origem simples, inspirados na cozinha regional toscana, que são compatíveis com um de seus vinhos típicos, o Chianti, aguardam-nos.

Divida ao meio alguns tomates maduros, do tipo italiano, e retire as sementes. Adicione um pouco de sal, não muito fino, no seu interior; deixe-os repousar por umas duas horas em uma pequena quantidade de azeite de oliva.

Aproveite sua churrasqueira. Coloque gravetos molhados, de preferência aromáticos, incluindo alguns de ervas secas, sobre as brasas. Coloque os tomates, os ramos de alecrim, o basílico e o tomilho em uma assadeira que deverá ficar ao lado das brasas, e não acima. Feche a churrasqueira com a tampa, ou cubra a mesma, totalmente, com uma folha de alumínio; se necessário, adicione mais gravetos. Uma hora geralmente é suficiente.

Retire a pele dos tomates e as ervas. Adicione cebola e pimenta vermelha picadinha em uma pequena panela com azeite de oliva; doure ligeiramente em fogo baixo; em seguida, adicione os tomates em pedaços feitos com suas mãos e uma taça de Chianti.

Aguarde todo o álcool evaporar e acrescente folhas de basilicão fresco cortadas com uma tesoura; corrija o sal, coloque sobre sua massa predileta e pulverize com parmigiano. Os tomates, defumados e aromatizados, e sua acidez natural, estabelecem uma ponte para a harmonização entre o Chianti e a pasta.

Deguste antes, lentamente, somente o vinho, e a seguir com esse prato. Não tome água entre um e o outro. Escolha um filé espesso de peixe, como o salmão ou o bacalhau fresco, que, devido à sua oleosidade natural, formam rapidamente, quando grelhados, uma crosta crocante, mantendo úmido seu interior.

Besunte com azeite de oliva. Coloque os ramos de alecrim fresco e tomilho no fundo de uma frigideira espessa, de uma grelha elétrica ou de uma churrasqueira. Coloque o filé por cima, cubra com as mesmas ervas e duas rodelas de limão siciliano e leve ao fogo alto. Doure por alguns minutos. Com uma espátula, cuidadosamente, vire o filé colocando a parte grelhada para cima; as ervas ficarão aderidas ao peixe. Doure o outro lado com o limão e as ervas, voltadas para baixo. No momento de servir, esse lado deverá ficar para cima no prato. Adicione azeite, algumas gotas de limão, sal e um toque de pimenta-do-reino moída na hora. O limão assim tostado ficará muito saboroso e, ao lado das ervas, imprimirá um sabor exótico ao peixe.

Acompanhe com uma taça de um bom Chianti, ligeiramente resfriado, e fatias de pão fresco. Nada mais.

Para um outro prato, escolha os menores galetos possíveis; unte as mãos com manteiga, levante a pele das sobrecoxas, das coxas e do peito. Prepare o azeite de oliva, a manteiga amolecida, em proporções iguais, sal, ervas frescas, bem picadinhas, e distribua sob a pele dos galetos, colocando juntamente uma folha de louro fresco em cada peito. Coloque alguns ramos de alecrim, de basílico ou manjerona na cavidade da ave. Amarre. Besunte com azeite e manteiga e sal não muito fino; esse procedimento associado à manteiga e ao azeite que irão frigir debaixo da pele nos dará uma bela cor e ao mesmo tempo ficará crocante. Asse em forno com temperatura alta, inicialmente pincelando com a mistura de azeite, manteiga e sal.

Para finalizar, um gnocchi de batatas, cozido e a seguir frito em azeite de oliva e terminado no forno, com folhas frescas de sálvia e pulverizado com parmigiano, é a ponte ideal para a harmonização do galeto com nosso Chianti.

Uma só uva, um só vinho e três pratos. Boa Páscoa para todos nós.

▸ 8 DE ABRIL DE 2007

CAPÍTULO 56

UVAS E VINHOS: O CAMINHO DAS ESPECIARIAS

As ervas aromáticas e as especiarias ocupam um lugar de destaque na culinária praticada ao redor do mundo. Suas características e suas qualidades culinárias são diferentes quanto às suas origens, aos seus sabores e aos seus aromas.

As ervas podem ser facilmente cultivadas em nossos jardins, adquiridas nos mercados, enquanto frescas ou secas, isoladas ou em misturas tradicionais, como as famosas ervas de Provence, que têm, entre alguns de seus ingredientes básicos, o tomilho, o alecrim e a manjerona, entre outros.

Essas ervas geralmente são de crescimento rasteiro, ou sob a forma de pequenos arbustos, e requerem cuidados especiais em seu cultivo, em sua colheita e na conservação. Seus aromas e sabores guardam uma estrita relação com o solo onde se desenvolvem, o tempo de exposição à luz solar e seus horários de colheita. Sua colheita deve ser efetuada antes de o sol nascer, para que os óleos aromáticos de suas folhas e suas hastes, acumulados durante a noite, sejam preservados.

Quando em contato com o calor de nossas mãos e durante o preparo dos outros alimentos, onde são usadas para realçar os sabores, e no calor de nossa boca, por meio da liberação dos seus óleos aromáticos, exaltam os mesmos, facilitando sua harmonização e criando uma agradável sensação de prazer.

O mesmo ocorre com as chamadas especiarias, que desempenham papel de grande importância na culinária mundial ao lado das ervas aromáticas. Elas são quase todas originárias da Ásia, onde existe uma forte cozinha regional apoiada em seus aromas e sabores, e do norte da África, principalmente a marroquina; exercem forte influência no desenvolvimento da culinária mediterrânea, nossa conhecida, da Espanha, França e sul da Itália.

O poder e o encanto exercidos pelas especiarias asiáticas sobre o ser humano é tão grande que teria sido esse um dos principais objetivos da expedição do navegador Cristóvão Colombo: encontrar a pimenta-do-reino; bem como o de Vasco da Gama, visando atingir as Índias pelo caminho marítimo, já que o terrestre era extremamente árduo, o que esse navegador português concretizou com sucesso em 1499. Os portugueses não se deram por satisfeitos e, posteriormente, enveredaram até as chamadas Ilhas das Especiarias, sendo a Indonésia e Java as duas principais.

Cardamomo, cravo, canela, baunilha, uma infinidade de tipos de pimentas vermelhas secas ou frescas; anis estrelado, noz-moscada, cominho, gengibre; a raiz forte, um dos destaques da culinária japonesa, melhor ainda quando usada fresca; a mostarda, o urucum, com suas cores vibrantes; a cúrcuma, conhecida com o nome de açafrão da terra, colorindo os pratos indianos, é um dos elementos importantes na elaboração dos seus *curries*; a pimenta da Jamaica, com seus intensos aromas.

A Ásia, a África e também a América contribuíram para o enriquecimento dos pratos servidos em nossas mesas com suas especiarias, exaltando igualmente a cozinha européia, que não pode prescindir desses aromas e sabores, e que em troca nos deu suas ervas aromáticas, e o imprescindível zimbro, que enriquece nossos pratos de carne e aves.

Até há pouco tempo, os pratos ricos em especiarias eram vistos como tendo seu acompanhamento ideal somente as cervejas, que, além dos seus sabores próprios, resfriam o paladar. Os saquês não interagem com os aromas e sabores, mas formam uma camada receptiva na língua e na mucosa bucal, antecipando os sofisticados aromas e sobretudo os sabores da culinária japonesa.

As especiarias carregam consigo o nome sugestivo de temperos quentes, postando-se diante de nós como um enigma a ser resolvido na harmonização com as uvas e seus vinhos.

Os vinhos, especialmente os brancos, sem excluir os tintos, têm mostrado sua capacidade de exaltar os sabores da culinária asiática, africana, latino-americana e outras que utilizam, cada dia mais, especiarias na elaboração de seus pratos. Essas cozinhas sofrem, mais do que qualquer outra, uma forte variação regional, mas seus aromas e sabores exóticos permitem uma perfeita harmonização com vários tipos de vinhos.

Três fatores fundamentais devem ser levados em consideração: o calor, liberado por essas especiarias quando na boca, a que comumente referimos como ardido ou picante; o teor alcoólico; a relação doçura-acidez dos vinhos.

Aqui, duas variédades de uvas brancas exercem um brilhante papel: a Riesling e a Gewürztraminer, e igualmente as duas variedades tintas, a Gamay e a Pinot Noir, condicionadas às suas origens e às suas técnicas de vinificação.

A Chardonnay, quando vinificada, de acordo com as técnicas utilizadas nos grandes vinhos brancos da Bourgogne, merece destaque pela sua relevância, junto à alta culinária japonesa. *Uvas e Vinhos: O Caminho das Especiarias*, que vamos percorrer juntos nas próximas semanas, promete-nos uma fascinante aventura. Felizmente, o espírito aventureiro de Cristóvão Colombo e Vasco da Gama, precedidos pelo do italiano de Veneza Marco Pólo, continua ainda vivo. Um bom final de semana para nós.

15 DE ABRIL DE 2007

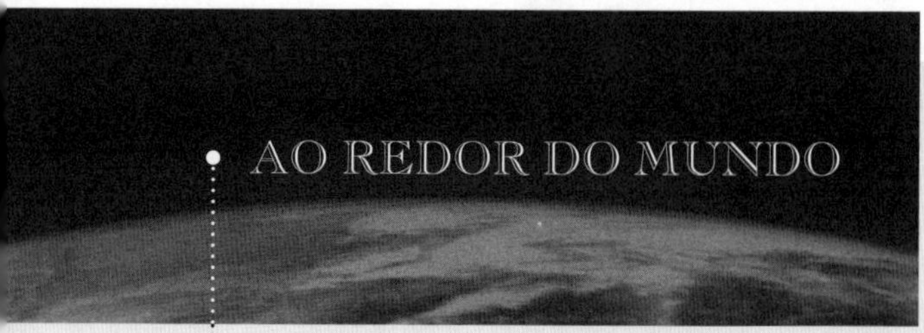

AO REDOR DO MUNDO

O consumo mundial de vinhos deverá crescer cerca de 15,4%, avaliando o período dos anos de 2005 a 2010, segundo um estudo realizado pela International Wine and Spirits Market. No consumo do período de 2001 a 2005, o aumento foi de 44,0%. Esse é o décimo estudo dessa categoria realizado a pedido dos organizadores da Vinoexpo, a maior feira mundial de vinhos, que este ano será realizada de 17 a 21 de junho em Bordeaux, na França. O aumento do consumo dos vinhos brancos deverá atingir 15,33%; os tintos, 4,9%; os rosés, 38,7%. Confira mais em: www.diariodelvino.com.

CAPÍTULO 57

O VINHO E A CULINÁRIA ASIÁTICA

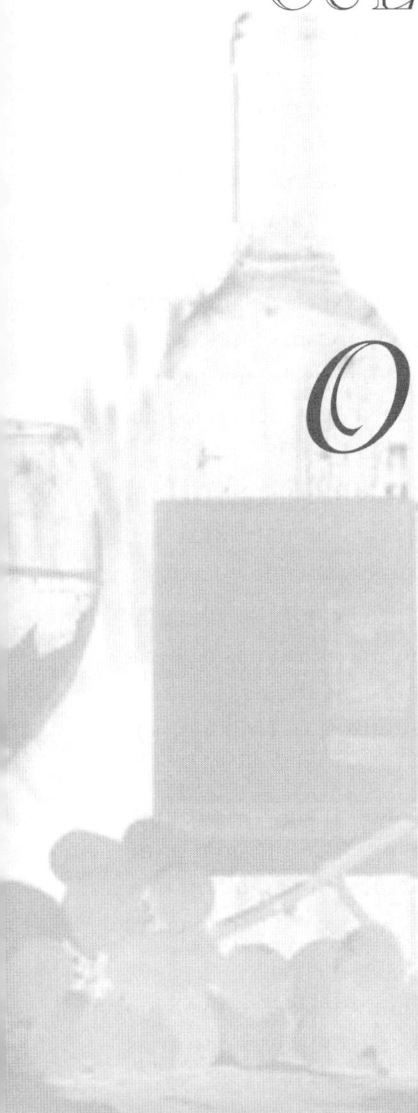

O vinho, quando servido com os mais diversos tipos de pratos das diferentes cozinhas regionais, ou com aqueles que nascem de nossa criatividade espontânea, não deveria ser utilizado com o objetivo de ser um simples acompanhamento, mas sim fazer parte integral dos mesmos, como qualquer outro ingrediente.

Ao raciocinarmos dessa maneira, fica muito mais fácil estabelecermos uma harmonização, semelhante ao que ocorre em uma orquestra sinfônica, na qual diferentes instrumentos seguindo uma mesma pauta musical, regidos de acordo com a interpretação de cada maestro, criam os sons que chegam aos nossos ouvidos em uníssono, sob a forma de música.

As técnicas utilizadas para se estabelecer essa harmonização não retiram o romantismo da peça musical — muito pelo contrário: são imprescindíveis. O mesmo se aplica a qualquer forma de arte, como é o caso da culinária. Um exemplo seria a culinária asiática, muito apreciada na sua pura essência, atravessando de forma espetacular suas fronteiras, ocupando de maneira espetacular o espaço quase exclusivo do domínio europeu, e que nos permite visualizar de maneira muito clara em que consiste a harmonização, quando desejamos servir um vinho acompanhado de outros alimentos.

Nessas circunstâncias, diante de uma culinária apoiada no calor gerado pelo uso de suas especiarias, quando na boca, com ou sem a presença do seu típico sabor agridoce, essa harmonização antigamente era considerada um verdadeiro quebra-cabeça.

Desde que as especiarias sejam usadas de maneira correta e judiciosa, as mesmas regras básicas de harmonização se aplicam, e a escolha de um vinho adequado não deve ser um problema. Os vinhos com alto teor alcoólico e alta concentração de taninos, especialmente quando jovens, são incompatíveis com o calor gerado pelas especiarias. Os tintos, os brancos e os rosés, desde que observados esses itens, são indiferentes quanto à sua escolha.

Dentre as variedades tintas, a Pinot Noir e a Gamay dos Beaujolais merecem destaque, com especial atenção aos Pinot Noir da Nova Zelândia e da Bourgogne, que acompanham muito bem a culinária japonesa, com exceção para os sushis e sashimis, precedidos ou não pelo saquê, ocasião em que um espumante com suas bolhas refrescantes, com a presença de açúcar residual, em equilíbrio com a necessária acidez, seria uma escolha perfeita.

Com os pratos mais picantes e agridoces, as variedades Riesling e a Gewürztraminer, com baixo a médio teor de açúcar e sua acidez característica, são sempre uma ótima escolha; elas preparam o paladar para o próximo bocado.

Essas mesmas considerações se aplicam igualmente às outras culinárias asiáticas, com destaque para Índia, Tailândia, Indonésia, Filipinas, China, Coréia e os outros países próximos. Todos usam as mesmas técnicas culinárias básicas, ingredientes semelhantes, mas diferem entre si quanto à tipicidade de seus pratos.

Um bom exemplo da culinária de influência indiana, para ser harmonizado com um Gewürztraminer da Alsácia ou da Alemanha, de médio teor de açúcar, e seu aroma típico de pétalas de rosas, seria um camarão ao curry indiano, finalizado com leite de coco, em que entram em jogo o calor do curry e a doçura do leite de coco.

O curry, disponível no mercado, é um produto comercial desenvolvido pelos ingleses para ser exportado para outros países. É composto de várias especiarias e sua cor amarela se deve ao uso da cúrcuma, também conhecida entre nós como açafrão da terra, diferente do verdadeiro açafrão, que é o pistilo de uma flor.

O autêntico curry deve manter um perfeito equilíbrio na composição de seus elementos e nenhum deles deve sobrepujar o sabor do outro, especialmente a pimenta-do-reino. Ele deve ser visto como uma especiaria de sabor único e típico. Essa consideração é muito importante na elaboração dos pratos que denominamos "ao curry".

Vamos à receita.

Retire a cabeça e a casca dos camarões. Faça um pequeno corte ao longo das costas e remova a tripinha escura. Lave e seque. Coloque uma pequena quantidade de manteiga clarificada em um frigideira fria, pois queremos dourar o camarão e não fritá-lo. Use fogo alto para mantemos a umidade em seu interior, a qual irá absorver o molho. Retire a frigideira do fogo. Coloque o curry, que deve fritar ligeiramente, ainda fora do fogo.

Enquanto isso, abra e deguste seu vinho, com temperatura entre 5 e 8 graus centígrados. Adicione o leite de coco, o gengibre ralado ou em tirinhas finas, um toque de pimenta vermelha, tipo dedo de moça e sal. Volte ao fogo baixo para reduzir.

Devolva os camarões, dê um toque verde com salsinha e cebolinha. Sirva com arroz branco, ao lado do seu Gewürztraminer, ou uma segunda escolha, um Riesling, ou ainda uma terceira, o Sémillon, desde que possuam as mesmas características descritas para o vinho da nossa primeira escolha.

Para o preparo da manteiga clarificada: 250 gramas de manteiga. Proceda com cuidado. Coloque a manteiga em uma panela em fogo baixo — importante — e deixe ferver, durante cerca de 8 minutos. A seguir deixe repousar durante 20 minutos; retire o líquido branco sobrenadante completamente. Ficaremos com a manteiga líquida e a água residual no fundo. Retire a manteiga com uma pequena concha ou colher, inclinando ligeiramente a vasilha; descarte a pequena quantidade restante no fundo, juntamente com a água residual. Coe com um pano fino. Guarde na geladeira para outros usos.

Quando preparada de maneira cuidadosa, essa manteiga, ao ser utilizada, raramente queima na frigideira e confere uma cor dourada aos peixes, moluscos e principalmente aos crustáceos. Um bom final de semana para todos nós.

22 DE ABRIL DE 2007

AO REDOR DO MUNDO

Graças ao espírito de renovação e ao uso adequado de novas tecnologias, sem comprometer ou abdicar de seu grande passado vinícola, a procura pelos vinhos procedentes da Espanha tem tido um crescimento significativo ao redor do mundo. Esse aumento se deve à crescente procura por vinhos de melhor qualidade, uma exigência que se faz sentir cada dia mais entre os consumidores desse tipo de bebida. Um dos fatores a ser levado em consideração é que o conhecimento a respeito do vinho tem aumentado muito, exigindo da parte dos fornecedores um maior cuidado nas suas compras, visando oferecer esse tipo de produto. Só tecnologia e puro marketing não bastam aqui. A qualidade nesse segmento de mercado está entre um dos principais requisitos visados pelos consumidores e tende a crescer. Preparem-se. Saiba mais em: www.diariodelvino.com

CAPÍTULO 58

UMA NOVA FRONTEIRA

A hegemonia dos países da Europa na produção de vinhos com a Vitis Vinifera, uva que se destina à produção de vinhos de qualidade, era total há 150 anos, quando uma nova fronteira se abriu e uma migração se estabeleceu em direção aos países do Novo Mundo. Desde o início, esses países se mostraram determinados a produzir vinhos de qualidade semelhantes ou melhores do que os produzidos na terra mãe.

A produção de vinhos tintos, ao estilo de Bordeaux, era a meta almejada. Poucos acreditavam que isso seria possível, e tudo era considerado uma aventura sem maiores conseqüências. Os produtores franceses, indiferentes, que instituíram o termo já amplamente discutido por nós, o "terroir", acreditavam e atualmente um menor número deles ainda acredita, que sem o solo e o clima adequados às diferentes variedades européias nativas isso seria impossível.

O termo utilizado de maneira universal tinha e ainda tem um poder que, aparentemente, mostrava-se impossível de replicar. Eles acreditavam que sem o "terroir", as variedades Cabernet Sauvignon, a Pinot Noir, a Chardonnay, a Syrah, dentre várias outras, jamais iriam produzir vinhos de qualidade, quando cultivadas fora de seu reduto nativo.

A Austrália, um dos países pioneiros a cultivar uma das Vitis Vinifera no Novo Mundo, a Syrah, que lhe deu fama no mundo dos vinhos, com o nome de Shiraz, cerca de 150 anos atrás, foi o primeiro país onde os viticultores questionaram o termo "terroir", da maneira radical como era utilizado pelos franceses.

Apesar de uma mais recente diversificação em direção a outras variedades de uvas viníferas, a Syrah ainda é o porta-estandarte dos vinhos tintos da Austrália, ao lado da branca Chardonnay e a crescente qualidade de seus Rieslings. A Syrah encontrou o seu "terroir" no sul do país, principalmente em Barossa e Mac Laren. A Cabernet Sauvignon encontrou condições ideais ao lado da Merlot, a considerada como sendo nativa, a Zinfandel, a sempre presente variedade branca, a Chardonnay, e inúmeras outras nos vários climas e solos da Califórnia.

A Pinot Noir estabeleceu uma relação de rara harmonia no Estado de Oregon, produzindo excelente vinhos, o que ocorre igualmente na Nova Zelândia, onde já podemos encontrar verdadeiras preciosidades elaboradas com essa uva, além da branca Sauvignon Blanc.

O Chile soube descobrir as duas variedades que abriram suas fronteiras para o mundo cada dia mais competitivo dos vinhos, com seus típicos Cabernet Sauvignon, que apresentam uma notável diferença entre si, de acordo com a região de origem, quer seja quando vinificados somente com essa uva ou associados com a Carménère e ainda a Merlot.

A Argentina não ficou atrás e descobriu a afinidade da Malbec com seus diversos climas e solos. A tipicidade de seus vinhos, elaborados com essa variedade de uva, tem um crescente número de apreciadores ao redor do mundo.

O Brasil, gradativamente, vem encontrando uma boa acolhida entre os apreciadores de bons vinhos, aqui mesmo entre nós, e entre os poucos consumidores que têm acesso a eles no exterior, graças à determinação de muitos de nossos produtores. O destaque, sem dúvida, vai para os espumantes, que ganham de longe de muitos que vêm sendo importados de outros países. Não deixe de prová-los.

O Uruguai se identificou com a Tannat e tem investido com sucesso na produção de vinhos de qualidade elaborados com essa uva tinta.

A África do Sul nos surpreende a cada dia que passa com seus típicos Pinotages e, mais recentemente, com a Syrah, que será uma inquestionável vencedora quando atingir maior grau de finesse e elegância, a exemplo do que vem fazendo a Austrália.

O detalhado conhecimento das variações climáticas prováveis de cada região, dos seus vários tipos de solos, em conjunto com as avançadas técnicas agrícolas voltadas à viticultura, com os excelentes resultados, em termos da qualidade obtida, nos vinhos produzidos tanto no Velho como no Novo Mundo, são evidentes.

As discussões sobre o termo "terroir", quando se limitam às palavras clima e solo, nunca terão fim. Seu conhecimento é de suma importância para cada clone, quando da escolha da variedade de uva a ser utilizada para o plantio naquela determinada região. Os inúmeros clones dessas uvas são criados para aumentar a resistência a determinadas pragas que afetam as videiras e que são muitas, mas igualmente visam a adaptabilidade das mesmas a um determinado clima e solo, e evidentemente às outras condições ambientais variáveis.

O "terroir" de cada região, associado à tipicidade de cada uva, sem prescindir das técnicas de viticultura e vinificação, tem importância fundamental em um novo conceito que gostaria de introduzir na avaliação dos vinhos, que certamente ganhará muita força nos anos que se seguem.

Quanto ao estilo: à medida que nossos conhecimentos sobre as práticas utilizadas na moderna viticultura avançam, com o objetivo da produção de vinhos de qualidade, à medida que desenvolvemos e educamos nossa percepção sensorial, fatalmente encontraremos os vários estilos de vinhos que nos agradam, independentemente de sua origem geográfica, das variedades de uvas utilizadas na sua elaboração e muito menos de sua cor, quer seja o branco, o tinto ou o rosé.

O estilo de um Pinot Noir da Bourgogne é diferente do Pinot do Oregon, da Nova Zelândia, ou de um produzido dentro das pequenas e diferentes áreas da própria Bourgogne pelos seus diversos produtores.

O estilo faz o vinho. Nada se compara às surpresas que nos esperam. Aventurem-se. Um bom final de semana para todos nós.

29 DE ABRIL DE 2007

AO REDOR DO MUNDO

A "Syrah du Monde" é uma competição internacional que será realizada entre os melhores vinhos produzidos com a uva Syrah/Shiraz ao redor do mundo. Esse interessante evento será realizado entre os dias 31 de maio e 1º de junho de 2007, no Château Ampuis, situado no vale do Rhône Norte, na França. O Château Ampuis é uma das jóias da Renascença francesa, com visão panorâmica para o rio Rhône, cercado de videiras, no coração de uma das mais importantes regiões vinícolas da França, a Cote-Rôtie. Informações detalhadas no belo site: www.syrah-du-monde.com. Confira.

CAPÍTULO 59

OS VINHOS DA AMÉRICA DO NORTE

O Canadá, os Estados Unidos e o México produzem vinhos, como os europeus o fazem, a partir da Vitis Vinifera de diferentes origens e cepas. Cada um desses países produtores utiliza técnicas próprias desenvolvidas durante muito anos e outras baseadas na milenar experiência da Terra Mãe. Desses três países, o Canadá se destaca pela produção do conhecido Icewine, que igualmente é produzido com destaque pela Áustria e pela Alemanha.

Outros tipos de vinhos são produzidos no Canadá, mas ainda não chegaram a impressionar os consumidores além de suas fronteiras, o que não acontece com seus Icewines, que são considerados os melhores do mundo e com altíssima demanda, razão pelo qual atingem preços astronômicos.

O Canadá elabora os seus Icewines colhendo as uvas através de colheita manual e individualmente, quando a temperatura local de suas vinhas atinge entre 10 e 13 graus centígrados abaixo de zero. Deixando as uvas maduras por longo tempo nas vinhas, esperando pela temperatura ideal, além de um baixíssimo rendimento pós-colheita, os produtores correm o risco de uma perda parcial, devido aos animais predadores e às drásticas variações climáticas que geralmente antecedem o inverno.

As uvas colhidas nessa época do ano já estão supermaduras e com altíssimo teor de açúcar, que será parcialmente fermentado, restando considerável quantidade residual. Essas uvas, logo após a colheita, são prensadas enquanto congeladas, o que permite a extração de um suco concentrado e com alto teor de açúcar, pois o excesso de água restante permanece congelado nas cascas. Essa é a maneira natural e autêntica da produção dos Icewines. A pequena quantidade de líquido obtido é a seguir submetida à fermentação, que é lenta, durando meses, devido à elevada quantidade de açúcar; produz um vinho amarelo-ouro, doce mas equilibrado pela acidez, com um teor alcoólico entre 9 e 13 graus. Esses vinhos se diferenciam dos chamados fortificados, como o Porto ou o Jerez, porque sua fermentação não é interrompida pela adição de álcool, mas se finaliza naturalmente.

Outro processo utilizado para a produção dos chamados Icewines se dá por meio do congelamento artificial de uvas amadurecidas nas vinhas, processo esse muito difundido, mas o vinho assim obtido, apesar de muito mais acessível, dificilmente encara os verdadeiros Icewines nas suas esguias e elegantes garrafas de 375 ml, elaborados no Canadá, na Áustria e na Alemanha.

O que nos chama a atenção nos Icewines, a despeito do seu alto teor de açúcar natural, é a sua refrescante e vibrante acidez, o que lhes confere nuances de frutas tropicais, o que não encontramos nos famosos vinhos franceses Sauternes.

No Canadá, as uvas utilizadas na sua elaboração são a Riesling Sevyal Blanc, a Vidal Blanc e, com menor freqüência, a Cabernet Franc, com uma cor rosada. Esses vinhos, quando servidos após o jantar, acompanham, e muito bem, certas sobremesas, mas pode dispensá-las, pois eles por si só já são a sobremesa em uma taça de vinho.

Quanto ao México, sua maior produção de uvas é destinada aos destilados e vinhos simples para consumo nas áreas produtoras. A cerveja e a tequila ocupam um lugar de grande destaque, tanto para consumo próprio como para exportação. A Cabernet Sauvignon, a Merlot e a Chardonnay, ao lado de algumas cepas italianas, ocupam uma pequena área para a produção de vinhos finos. Os consumidores preferem importar vinhos da Europa e do Chile, país que conseguiu uma tarifa de importação zero. Apesar de ser vizinho dos Estados Unidos, a importação de vinhos proveniente desse país é baixíssima. O fator que restringe o aumento da produção não é o climático, como acontece com muitos países, mas o baixo consumo e, sobretudo, a falta de investimentos nessa área.

A Califórnia e os Estados de Washington e Oregon são os três maiores produtores de vinhos finos dos Estados Unidos; sua grande produtividade, excelente qualidade, grande capacidade de investimentos e um inteligente e agressivo marketing, aliados a alta tecnologia, clima e solos adequados e cultura dirigida ao consumo, favorecem cada vez mais o desenvolvimento da viticultura, que já se estende a quase todos os outros estados.

Ao mesmo tempo, os Estados Unidos são um dos maiores exportadores de seus próprios vinhos, e também importadores, ao lado do Reino Unido e, nos últimos anos, do Japão. A maioria de suas importações recai sobre os franceses e os italianos, que estão correndo contra os chilenos e os australianos, deixando uma folga para os argentinos, os sul-africanos e os neozelandeses, que vêm rapidamente ganhando terreno.

Por mais estranho que nos pareça, a Natureza sempre acha uma ocasião de nos derrubar e na nossa volta nos restituir com o dobro do perdido, apesar de ser implacável em suas ações. Se não fosse pelo aparecimento da *Phylloxera*, que tragicamente destruiu quase todas as videiras da Europa, provocando grande perda familiar e social na época, a viticultura certamente não seria o que ela é hoje.

Além dos prazeres que nos proporciona, é uma grande fonte de renda para milhares de famílias, mesmo quando excluímos os megaprodutores de vinhos, que não são poucos. Ironicamente, essa conhecida, agressiva e erradicável praga das videiras é nativa dos Estados Unidos e se espalhou por toda a Europa. Seu ciclo e o que adveio dela estarão conosco na próxima semana. Um bom final de semana para todos nós.

6 DE MAIO DE 2007

AO REDOR DO MUNDO

As áreas vinícolas do sul da Califórnia estão sob estado de alerta fitossanitário e muitas delas em quarentena, devido à presença de um tipo de mariposa — *Epiphyas postvittana* — de hábitos noturnos que destrói a folhagem e a haste de frutas de plantas frutíferas e ornamentais. Se não for controlada, pode ser devastadora. Essa mariposa é nativa da Austrália e vem causando grande prejuízo na produção de frutos. Essa praga agrícola provavelmente chegou aos Estados Unidos por meio de passageiros em tráfego aéreo. Sua presença é motivo de muita preocupação. Vários métodos de controle têm sido utilizados para conter sua disseminação, inclusive biológicos. Saiba mais em: www.winebusiness.com.

CAPÍTULO 60

A *PHYLLOXERA* E A MODERNA VITICULTURA

A Vitis Vinifera original, com suas diferentes variedades de uvas, utilizada na elaboração de vinhos finos, cultivada em quase todas as áreas produtivas do mundo, é suscetível ao ataque de vários tipos de pragas agrícolas cuja infestação da planta original está condicionada ao tipo de solo, ao clima e à presença de organismos vivos que, para sobreviverem, alimentam-se dela. Esses organismos, para garantirem a sua sobrevivência e a de seus descendentes, guiados pelos seus instintos, paradoxalmente destroem a planta que os hospeda, comportamento que não difere muito daquele que praticamos em nosso relacionamento diário com a natureza que nos cerca.

A *Phylloxera*, uma praga que se alimenta das raízes das videiras de diferentes espécies, não somente da Vitis Vinifera, chegou à Europa em 1863, por meio de duas espécies nativas americanas, não-viníferas, que já tinham desenvolvido uma resistência natural a essa praga: a Vitis Rupestris e a Vitis Riparia. Transportadas para a Inglaterra, essas espécies com resíduos do solo contaminado pela *Phylloxera* infestaram e destruíram praticamente todas as áreas cultivadas com a Vitis Vinifera, espécie européia não resistente. Somente as videiras localizadas em terrenos arenosos e rochosos resistiram.

Todas as técnicas agrícolas conhecidas foram utilizadas para conter sua propagação, durante anos a fio, mas sem qualquer possibilidade de sucesso. Uma única solução se apresentou como viável: a utilização de porta-enxerto, conhecido também como cavalo, das espécies americanas resistentes.

O sucesso foi absoluto, e esse porta-enxerto não alterou em nada as características originais da espécie enxertada, como se temia; muito pelo contrário, fortaleceu e facilitou o transporte e o plantio, bem como desenvolveu resistência a outros tipos de pragas e proporcionou a criação de clones específicos para os diferentes tipos de solos e climas. Assim, um procedimento inadvertido e desastroso possibilitou o desenvolvimento de uma moderna viticultura. Desde que respeitadas as condições climáticas e as características dos diferentes tipos de solos, melhores vinhos têm sido produzidos, com um enorme sucesso em diferentes áreas do mundo, com um estilo próprio, utilizando clones provenientes de uma mesma espécie vinífera. Isso reforça nossa afirmação, já anteriormente mencionada, de que um bom vinho deve ter seu estilo respeitado e sua escolha efetuada de acordo com esse estilo.

O porta-enxerto é neutro, podendo receber diferentes espécies vegetais, que mantêm suas características originais, podendo ir desde uma simples roseira até um abacateiro. No caso específico das diversas variedades de uvas cultivadas para a produção dos vinhos finos, existem vários centros produtores, devidamente certificados, aprovados e rigorosamente inspecionados quanto às suas condições fitossanitárias. Quase todas as áreas do mundo destinadas à viticultura são plantadas com espécies enxertadas, com raras exceções, nas quais se usa diretamente a videira para o plantio — o chamado "pé franco". Dois são os motivos principais para o uso dos enxertos: a resistência à *Phylloxera* e os clones adequados às condições ideais de solo, de clima e às variações climáticas suscetíveis de ocorrer durante o ano, mapeadas com o auxílio da fenologia. A responsabilidade decorrente da produção de um porta-enxerto, que posteriormente receberá o clone de uma variedade específica, é muito grande, requer um dedicado trabalho manual de pessoas habilidosas e possui atualmente uma metodologia muito bem estabelecida.

O porta-enxerto, resistente à *Phylloxera* e a outras doenças que atacam as videiras, inclusive determinados tipo de vírus, é proveniente de plantações de cepas resistentes, não-viníferas, que se desenvolvem a céu aberto e de crescimento vertical. Os pequenos troncos de diferentes calibres são colhidos no inverno, que é o período de dormência dessa planta, com um comprimento de cerca de 20 centímetros; folhas, brotos e ramos laterais são totalmente removidos. Feixes de 100 unidades são inspecionados, esterilizados e colocados dentro de sacos plásticos armazenados sob baixa temperatura aguardando o momento da enxertia. Na época da poda das videiras — Vitis Vinifera —, seus ramos passam pelos mesmos processos do porta-enxerto e recebem o nome de "garfo" ou "cavaleiro". Um mês após a poda, o porta-enxerto é hidratado e pronto para receber o garfo ou cavaleiro, podendo este ser de qualquer variedade das uvas viníferas, escolhidas para a produção de vinhos. Devidamente aparadas, as duas extremidades são acopladas — cavalo e cavaleiro firmemente seguros são colocados em posição horizontal, em caixas com uma mistura de vermiculita, e mantidos em ambiente com temperatura e umidade controladas durante um mês. Durante esse período, desenvolve-se um *callus* na junção das duas partes, significando que o enxerto foi realizado com sucesso.

Na seqüência, a parte da nova videira que ficará exposta e desenvolverá os brotos é mergulhada em cera líquida para garantir sua impermeabilização. Colocados a seguir em recipientes com composto que facilitará o desenvolvimento de raízes sadias, os novos brotos rompem a fina película de cera e se desenvolvem vigorosamente, inicialmente em estufas e posteriormente em ambientes semi-abertos para facilitar sua adaptação ao meio ambiente.

Esse processo aparentemente simples, realizado sob um rigoroso controle técnico e fitossanitário, possibilitou o desenvolvimento da moderna viticultura ao redor do mundo, facilitando o plantio da Vitis Vinifera, com suas diferentes variedades de uvas, com plantas resistentes ao ataque da *Phylloxera*, infecções por vírus e clones com capacidade quase que ilimitada de adaptação aos mais diversos tipos de climas, solos e às variações climáticas típicas de cada região.

Nasce aqui um procedimento simples, mas inteligente, baseado no conhecimento e na observação da natureza e que salvou a viticultura. Um bom final de semana para todos nós.

13 DE MAIO DE 2007

AO REDOR DO MUNDO

Um dos efeitos positivos da globalização vem sendo o aumento rápido, progressivo e contínuo da cooperação científica entre os vários países do mundo. A Austrália, país pioneiro na introdução de novas técnicas aplicadas à viticultura e à vinificação, inclusive já adotadas por vários países da Europa, realizou um acordo formal com a Argentina para uma "aproximação científico-tecnológica", cuja primeira reunião se dará em Mendoza e San Juan de 28 de maio a 1 de junho de 2007. A finalidade primordial desse primeiro encontro será uma troca de conhecimentos, com foco na produção de videiras sadias, cuidados fitossanitários e melhoria na produção de vinhos de qualidade. Uma bela iniciativa. Confira. www.diariodelvino.com.

CAPÍTULO 61

UVAS E VINHOS DA CALIFÓRNIA

A objetividade de seus habitantes no estabelecimento de metas bem definidas aliada a uma abordagem científica de uma região considerada promissora para o desenvolvimento da agricultura, com ênfase na fruticultura, na horticultura e na floricultura, deu origem a uma das mais importantes regiões vinícolas do mundo.

A viticultura orientada à produção de vinhos finos iniciou-se em 1830, com a introdução das primeiras mudas da Cabernet Sauvignon na região de Los Angeles pelo francês Jean-Louis Vignes, nascido em Bordeaux.

Em 1880, os vinhos produzidos na região do Napa Valley conquistaram medalhas internacionais competindo ao lado dos melhores europeus. A alegria durou pouco. A temida e nefasta era da histórica proibição chegou e tão destrutiva foi sua ação que devastou toda a viticultura com o intuito de proibir a produção de bebidas alcoólicas.

A partir da meia-noite de 16 de janeiro de 1920, por decisão do Congresso Americano, foram proibidos a produção, a venda, a importação e o transporte de qualquer tipo de bebida alcoólica considerada intoxicante. Uma das conseqüências desse ato foi a criação do período de maior criminalidade e corrupção já visto na história americana, com o aparecimento de famosos gângsteres, como Al Capone, que enriqueceram de maneira escandalosa à custa do mesmo. Inúmeros problemas sociais surgiram nessa época devido ao alto nível de corrupção gerado por essa lei, que foi suspensa em 1933.

Esse é um dos vários exemplos por meio do qual a história nos ensina que as leis, quando impostas, pouco efeito surtem quando não são amparadas pelo consenso popular, e que a conscientização e a educação são fundamentais e insubstituíveis quando se visa o bem-estar de uma comunidade.

A partir dos anos de 1940, a viticultura voltou a ocupar novamente um lugar de destaque na Califórnia, com destaque para sua região inicial, o Napa Valley e Sonoma, sendo seguida por um grande número de regiões igualmente promissoras. Orientada ao estilo de produção de Bordeaux, suas cinco cepas nobres foram introduzidas gradativamente, após o enorme sucesso da Cabernet Sauvignon.

Um exaustivo estudo do solo possibilitou a criação de um órgão de características regulatórias orientando os produtores a como fazerem melhores investimentos e a elaborarem vinhos da melhor qualidade possível. O solo de cada área escolhida para o plantio das videiras é mapeado em seus mínimos detalhes para a escolha da variedade mais adequada, bem como de seu respectivo clone. Nasceu assim a AVA (American Viticulture Area), que vem sendo copiada e estabelecida em outros países do Novo Mundo, que estão em busca de um estilo próprio para seus vinhos, que poderão ser identificados de acordo com sua origem pelos consumidores que estão a cada dia mais exigentes.

Uma pergunta surge: por que o predomínio da Cabernet Sauvignon na Califórnia e não da Pinot Noir, como ocorre nos estados de Washington e do Oregon? Áreas com solos relativamente pobres, os arenosos e pedregosos, e climas mais quentes são ideais para o cultivo da Cabernet Sauvignon, a estrela das variedades tintas. A Pinot Noir, por sua vez, requer climas bem mais frios, e assim por diante.

É surpreendente que toda essa evolução no cultivo das videiras destinadas à produção de vinhos finos tenha ocorrido em apenas 30 anos, confirmando nossa afirmação inicial no início da nossa coluna de hoje. O cultivo de videiras viníferas é um exemplo da luta diária enfrentada com garra pelos agricultores a despeito de todos os cuidados e progressos da ciência.

Nos anos de 1980, na Califórnia, um vírus que destruía as folhas das videiras, que adquiriam uma cor vermelha, forçou o desenvolvimento de outros tipos de porta-enxerto e clones. A praga *Phylloxera*, já discutida anteriormente, que destruiu as videiras de quase toda a Europa, ironicamente encontrou um meio de destruir os porta-enxertos no mesmo período, até então considerados totalmente imunes, sendo necessária a erradicação de todas as videiras a um custo de um bilhão de dólares. Novos porta-enxertos resistentes e novos clones foram utilizados com um replantio quase que total da Cabernet Sauvignon, que vem produzindo melhores frutos.

A Califórnia, além de seus vinhos de excelente qualidade, é um exemplo de que vinho não é simplesmente retirar a rolha, despejar seu conteúdo cuidadosamente em uma taça, sentir seus aromas e sabores e estabelecer uma harmonização com nossos pratos prediletos. Atrás desses simples gestos há muitas histórias a serem contadas. Vamos continuar nosso passeio por essa fascinante região, inclusive pela sua moderna culinária criada à imagem de sua viticultura. Até lá e um bom final de semana para todos nós.

20 DE MAIO DE 2007

AO REDOR DO MUNDO

Aos apaixonados pela Pinot Noir, vem aí o International Pinot Noir Celebration 2007. Tudo indica que esse encontro será aquilo que você procura para apreciar os vinhos elaborados com sua uva predileta, que sem dúvida encontrou um excelente lugar fora da França para a produção de excelentes vinhos: o Estado do Oregon, nos Estados Unidos. Serão três dias de degustação, turismo local, pratos selecionados e compatíveis com os vinhos e seminários com a presença de 60 produtores internacionais da Bourgogne e do Novo Mundo. De 27 a 29 de julho de 2007 em McMinnville, Oregon. Visite o belo site: www.ipnc.org.

CAPÍTULO 62

ESTILO CALIFÓRNIA

Nas vinícolas da Califórnia, mais do que em qualquer outra região do mundo, o glamour impera. Ser proprietário de uma vinícola famosa é sinal de status; as áreas produtoras e demarcadas pela AVA (American Viticulture Área) atingem preços astronômicos, que, ao lado do sucesso, igualmente levam muitos empreendedores à bancarrota, o que sem exageros ocorre diariamente, além de longas e intermináveis brigas familiares, que invariavelmente terminam em longos e milionários processos judiciais.

A forte competição entre os produtores locais é outro fator que impulsiona a busca diária por novas tecnologias, para se manter ativo no mercado, bem como a necessidade de ficar em evidência na mídia especializada e na análise dos críticos. O adágio "nem tudo que reluz é ouro" aplica-se aqui mais do que em qualquer outro local, ao lado de alguns grandes e famosos produtores da região de Bordeaux, mas em uma escala bem menor.

O Estado da Califórnia produz grandes vinhos, que merecem nossa apreciação e nosso respeito pelas suas qualidades, mas ainda são produzidos sob uma forte influência de duas regiões da França: Bordeaux e Bourgogne.

Suas variedades viníferas principais são as duas de constante presença, a Cabernet Sauvignon e a Chardonnay, que foram seguidas pela Merlot e, mais recentemente, pela Syrah, pela Pinot Noir e pela Riesling.

A importante variedade vinífera que é tida como de origem local, a Zinfandel, foi inicialmente considerada por alguns produtores como um clone de excelente adaptabilidade da Primitivo, uma das principais tintas da Puglia, no sul da Itália, o que foi confirmado por recentes estudos do DNA na Universidade da Califórnia, em Davis. Sua origem comum seria a Croácia, onde recebe o nome de Crljenak. Na Puglia, os monges beneditinos a batizaram com o nome de Primitivo devido à sua maturidade precoce. Apesar do parentesco estabelecido pelo estudo do DNA, os vinhos produzidos com a Zinfandel nessas duas regiões são diferentes. O Zinfandel californiano tem cor vermelho-escura intensa, é picante, apimentado, com um intenso aroma e sabor de frutas vermelhas; seus taninos são difíceis de domar, dando-nos sempre a impressão de um vinho jovem, mas encorpado. Tomando como exemplo a Zinfandel, vemos que a Califórnia desenvolveu seu estilo de vinhos que é compatível com o espírito de seus habitantes. Eles são mais vibrantes, mais intensos em seus aromas e sabores, com acentuado destaque para as frutas de origem, e mais intensos na sua estrutura, se bem que em muitas ocasiões assistimos a um exagerado predomínio dos taninos, carvalhos e álcoois, que tendem a desaparecer com o envelhecimento, ou quando previamente oxigenados antes de sua degustação.

A Zinfandel recentemente provocou grande polêmica e movimentação da opinião pública no Estado da Califórnia quando um senador apoiado por lobistas apresentou uma proposta em que essa variedade seria considerada como a oficial representante do Estado; aprovada pelo congresso, foi vetada pelo governador Schwarzenegger em agosto de 2006. O espírito vinícola aliado ao de grande produtor de vinhos está profundamente arraigado nessa comunidade, como podemos perceber por esta mensagem justificando com razão o veto: "Quer seja a Cabernet do Napa ou Sonoma, a delicada Pinot Noir da Central Coast, a Zinfandel do San Joaquin Valley ou Sierra Foothills, a Califórnia produz um dos mais finos vinhos do mundo. Os vinhos da Califórnia têm sido inspiração para autores, artistas e para filmes ganhadores de Oscars".

Outra característica de sua produção é a grande preocupação com sua harmonização com pratos de uma culinária moderna, conhecida como californiana, com fortes raízes nas cozinhas do Velho Mundo, mas rejuvenescida pelo uso de produtos sempre frescos e de altíssima qualidade, e combinações arrojadas de seus ingredientes. Essa culinária mudou a antiga face da chamada insossa cozinha americana, com exceção da já praticada nos redutos dos imigrantes provenientes das regiões do Mediterrâneo, com destaque para a Itália e a Espanha, e locais onde se praticava a alta culinária francesa como em New Orleans, onde ela estabeleceu fortes raízes que ainda persistem. Duas variedades de uvas cultivadas na Califórnia (a Cabernet Sauvignon e a Chardonnay) podem ser comparadas às que produzem os melhores vinhos da França quanto à sua qualidade, finesse e elegância, bem como um importante fator que deve ser levado em conta para os colecionadores ou para aqueles que desejam manter uma pequena seleção em suas casas: a longevidade do vinho (Visite o site www.gazetaderibeirao.com.br, de 18 de junho de 2006, link opinião: "O Julgamento de Paris".)

Não há razões para se ter preconceitos em relação aos bons vinhos da Califórnia, desde que seu estilo, como o de qualquer outro vinho do mundo, seja conhecido e respeitado. O estilo faz o vinho. Um bom final de semana para todos nós.

27 DE MAIO DE 2007

AO REDOR DO MUNDO

Altos investimentos continuam em todos os países produtores de vinhos ao redor do mundo. É interessante notar que o foco se dá naquelas variedades de uvas com maior aceitação no mercado mundial, relacionadas ao país produtor, como no caso da Nova Zelândia, que descobriu a Sauvignon Blanc como sua estrela. Os governos de vários países, reconhecendo o potencial econômico, têm investido ao lado da iniciativa privada milhões de dólares em seus projetos. É o caso da Nova Zelândia, que contará com 9,6 milhões de dólares neozelandeses do governo em um projeto de 16,9 milhões de dólares, para estudos específicos relacionados à Sauvignon Blanc, que serão realizados pela Universidade de Auckland e posteriormente utilizados para sua divulgação comercial. Um exemplo a seguir. Confira em: www.decanter.com.

CAPÍTULO 63

CALIFÓRNIA

As vinícolas da Califórnia mudaram radicalmente o conceito da gastronomia americana com o desenvolvimento de uma nova visão da culinária voltada para produtos que não somente enfeitassem os pratos, mas que se harmonizassem entre si e com seus vinhos.

Até o início dos anos de 1970, sob a forte influência da cultura e da tradição européias, não somente na Califórnia, mas em todo o mundo, cada prato que levava o nome de um local famoso ou artista era servido com um vinho específico, baseado na maioria das vezes em sua cor.

Durante muitos anos se estabeleceu que os vinhos tintos fossem acompanhados de carnes vermelhas e os brancos de peixes e crustáceos, salvo algumas poucas exceções. Essas regras eram rígidas e se você se atrevesse a quebrá-las, seria visto como pessoa de gosto duvidoso.

O direcionamento atual em piqueniques, churrascos, almoços e jantares, bem como em encontros festivos, tem sido muito diferente; a chamada harmonização entre vinhos e comidas está diretamente relacionada às variedades de uvas utilizadas e à sua vinificação, bem como à criatividade de quem elabora os pratos. Essa abordagem teve sua principal origem nas vinícolas da Califórnia, onde é aplicada de uma maneira incontestável. Os mais diversos pratos são criados voltados para seus vinhos, e esse novo conceito tem se espalhado por todo o mundo. Os pratos ficaram mais leves, com preferência para produtos frescos e disponíveis de acordo com as estações do ano; azeites substituíram as grandes quantidades de creme e os excessos de manteiga; molhos que eram engrossados com farinhas foram substituídos pela redução dos sucos naturais dos alimentos e mesmo pela redução dos vinhos. A preocupação era a de se extraírem e preservarem os aromas e sabores dos alimentos na sua essência e não injetar sabores que fossem estranhos aos mesmos, mas sem os excessos cometidos pela extinta *nouvelle cuisine* francesa.

As ervas aromáticas, as flores e as frutas, à semelhança da cozinha da Provence, ocuparam um lugar de destaque e se tornaram imprescindíveis, não ficando atrás a influência asiática. Não poderia ser diferente, pois quando da descrição de um vinho, tinto, rosé ou branco, ervas, flores e frutas fazem parte de nosso vocabulário.

A cozinha simples amparada em produtos frescos e de alta qualidade é aquela que melhor se harmoniza com os vinhos. Os vinhos mais do que nunca ocupam um lugar de destaque merecido, não como um simples acompanhamento, mas fazendo parte integral de uma refeição.

Não há regras estabelecidas. O conhecimento dos sabores e da textura dos ingredientes a serem utilizados é nosso guia, junto com vinhos de boa qualidade. Alguns exemplos nos ajudam quanto à escolha de vinhos jovens de corpo médio, aromáticos com forte presença de fruta para harmonizar com os pratos, equilibrados quanto à doçura, à acidez e ao álcool, usando os critérios das vinícolas californianas.

A Merlot com alecrim, menta, tomilho, figos, ameixas frescas, tomates, vinagre balsâmico, nozes e queijos tipo roquefort. Sirva um salmão grelhado, ao lado de figos frescos respingados com vinagre balsâmico, ou um peito de frango grelhado marinado em suco de laranja, azeite e as ervas acima.

A Syrah/Shiraz, que é levemente apimentada, com uvas-passas, sálvia e orégano. Nesse caso, deixe as uvas de molho por algumas horas no vinho e faça uma pasta com as ervas, sal e pimenta-do-reino. Recheie um lombo de porco e asse sem tostar em demasia para não alterar a percepção do sabor do vinho.

A Chardonnay, ao lado de manga, pêssegos, pêras, basílico, um toque leve de creme ou manteiga ao limão, em uma salada de frutos do mar ou aves grelhadas, com mangas frescas, pimentão doce e basílico.

A Cabernet Sauvignon e o alecrim, o louro, a sálvia, o alho e os grelhados com a superfície tostada, como as carnes e um lombo de atum.

A variedade símbolo da Califórnia, a Zinfandel, ainda pouco conhecida entre nós, com seus vinhos de cor vermelha intensa, encorpados, picantes, com vibrante sabor e aroma de frutas vermelhas, com nuances de pimenta, orégano, noz-moscada, louro e a sálvia: um convite para os vegetais, carnes e peixes grelhados, sopa de frutos do mar, massas com molhos de sabores intensos.

A Zinfandel com a sua irmã, a Primitivo da Puglia, que é bem menos picante, pode ser considerada de harmonização universal, quando se trata de pratos ricos em aromas e sabores.

As várias outras uvas viníferas cultivadas na Califórnia seguem o mesmo caminho e a cada dia que passa mais espaço ocupam na culinária que praticamos nos dias atuais. Um bom final de semana para todos nós.

3 DE JUNHO DE 2007

AO REDOR DO MUNDO

Os 2.000 produtores de vinhos da Austrália lançaram o projeto 2025, com metas bem definidas para enfrentar a crescente competição ao redor do mundo nesse importante setor para sua economia e para manter e alcançar novos consumidores. As metas são bem específicas: antecipação do comportamento do mercado; influência sobre o consumidor; construção de um sucesso sustentável. Outro ponto importante baseado em longos anos de experiência será o retorno à abordagem direta do consumidor, eliminando o excesso de intermediários, o que vinha sendo praticado até agora. Um dos efeitos atuais da globalização tem sido o de mostrar aos grandes países produtores que a atenção direta ao consumidor não pode ser negligenciada, sob pena de perdê-lo de maneira definitiva. O foco de todo o projeto 2025 é o consumidor, que é a razão de ser de todo o comércio, que não é nada mais que o intercâmbio entre as pessoas. Nada de novo. Veja mais em: www.decanter.com.

CAPÍTULO 64

AS VINHAS DO CHILE

O Chile, um país com uma localização geográfica privilegiada, na América do Sul, com uma extensão linear de 4.337 quilômetros, é cercado de um lado pelo Oceano Pacífico, riquíssimo em produtos do mar destinados à pesca, e do outro pela Cordilheira dos Andes, o que lhe confere uma largura de somente 117 quilômetros.

Esse país possui imensos recursos naturais que foram reconhecidos pelos seus habitantes e explorados de maneira inteligente, servindo de lição para vários outros que ainda não acharam seu caminho dentro do contexto mundial em que vivemos.

Recentemente, os chilenos têm se mostrado hábeis empreendedores, negociantes, comerciantes e, sobretudo, diplomatas. Sua excelente relação comercial com os países consumidores de seus produtos, com a inteligente e perspicaz abertura do livre comércio entre eles, vem crescendo de maneira vertiginosa a cada dia que passa com a mais recente adesão da China e da Austrália, países que igualmente "não têm dormido no ponto".

Essa abertura permite que ocorra um crescimento consistente de sua economia com base não somente no capital, cuja volatilidade é bem conhecida principalmente quando se trata de países em desenvolvimento, mas igualmente em uma sólida produção de bens destinados ao consumo interno e mundial. Dentre esses bens encontram-se suas frutas de diferentes espécies, com destaque para as uvas de mesa, e a Vitis Vinifera que possibilitou a elaboração dos conhecidos vinhos do Chile, a maioria deles conhecidos e respeitados, de maneira inquestionável, pela suas excelentes qualidades.

O conhecimento detalhado da composição de seus mais diversificados tipos de solo, bem como o respeito às diferentes condições climáticas influenciadas pela altitude, pela latitude e pela longitude, permitiram o cultivo racional de inúmeros tipos de videiras que deram origem às vinhas do Chile. Essas vinhas se iniciam ao norte, no Vale do Elqui, onde se situa a cidade de Vicuña, local em que nasceu a poetisa Gabriela Mistral (1889-1957), que recebeu o Prêmio Nobel de Literatura em 1945, com a seguinte justificativa da Academia: "Pela sua poesia lírica, inspirada por emoções fortes, e que tornou seu nome um símbolo das aspirações idealísticas de toda a América Latina". Um dos aspectos importantes das obras de Mistral era a preocupação com os problemas políticos sociais do Chile, bem como de toda a América Latina.

No extremo sul está situado o Vale de Malleco, onde, apesar do intenso frio e do excesso de chuva, duas variedades são cultivadas com bons resultados: a Chardonnay e a Pinot Noir. A dificuldade que se encontra nessa região é o baixo teor de açúcar ao final do processo de maturação das uvas, o que não pode ser corrigido, visto que a legislação chilena não permite, ao contrário da francesa, que se aplique a chaptalização — adição de açúcar durante o processo de fermentação do mosto.

Para uma escolha adequada e prazerosa dos vinhos chilenos, o que todos nós sempre desejamos, três elementos devem ser levados em consideração: sua região de origem; os nomes dos produtores confiáveis; e a presença de fornecedores que nos auxiliem a fazer uma boa escolha, levando em conta a enorme quantidade de vinhos provenientes desse país vizinho à nossa disposição.

As regiões pelas quais as vinhas do Chile se distribuem são 13. Elas se encontram descritas nos rótulos, com uma ou mais de suas variedades, ao lado do nome do produtor. Com o pouco tempo de que dispomos para apreciar um bom vinho, e muitas vezes pelo seu alto valor, não podemos correr o risco de desperdiçá-lo. Devido à grande aceitação, à disponibilidade e aos preços geralmente acessíveis dos vinhos chilenos, que sem dúvida vieram para ficar de maneira definitiva entre nós, vale a pena nos aprofundarmos em seu conhecimento. Fica aqui o convite para as próximas semanas. As obras de Gabriela Mistral estão igualmente à nossa espera, pois sempre nos surpreendem. Um bom final de semana para todos nós.

10 DE JUNHO DE 2007

AO REDOR DO MUNDO

Os vários países produtores de bens de consumo imediato não "estão dormindo no ponto". Eles estão antevendo que se ficarem parados ou caminharem para trás em relação ao estabelecimento de acordos comerciais, principalmente os de livre-comércio entre eles, poderá haver conseqüências desastrosas. Portanto, estão aproveitando todas as oportunidades que se abrem para estreitarem suas relações comerciais. O Vietnã, por incrível que pareça, é a terceira economia mundial de maior crescimento no mundo, com um crescimento de 7,6% no período de 1991-2006, e é um grande cliente de produtos chilenos, como salmão, frutas e, não poderiam faltar, vinho. O Chile considera esse país sua porta de entrada para o mercado asiático. O mesmo está ocorrendo entre Chile, Austrália e China, com pretensões já avançadas de livre-comércio. Saiba mais em: www.chileinfo.com.

CAPÍTULO 65

REGIÕES VINÍCOLAS DO CHILE 1

As características distintas que os diferentes vinhos chilenos apresentam quando elaborados com uma mesma variedade de uva, quando utilizadas solo (vinho varietal) ou em *assemblage* (mistura de diferentes variedades), estão relacionadas às suas diversas regiões de origem, condicionadas à sua peculiar situação geográfica, à geologia de seu solo e às variações climáticas.

A observação rigorosa desses três elementos é fundamental na escolha das cepas a serem cultivadas, bem como o conhecimento dessas regiões e sub-regiões nos auxiliam na escolha do tipo de vinho que mais nos agrada, facilitando sua harmonização com vários pratos. Elas vão do norte ao sul ao longo de uma linha vertical e, mais recentemente, outras regiões e sub-regiões vêm se desenvolvendo ao longo de uma linha horizontal que se estende da Cordilheira dos Andes ao Oceano Pacífico. O clima das montanhas ao lado da brisa do mar com dias quentes e noites frias, geralmente com neblina, é uma situação ideal para o desenvolvimento das videiras e de frutos de alta qualidade.

A Cabernet Sauvignon e a Carmenère são as duas principais variedades viníferas que deram status aos vinhos do Chile, ao lado de Merlot, Pinot Noir, Syrah, Chardonnay e Sauvignon Blanc. Em bem menor escala estão a Riesling e a Gewüztraminer.

A região mais ao norte e a mais alta — 2.000 metros — dessa longa linha de vinhas é o Vale do Elqui, com um clima frio, onde predomina a Cabernet Sauvignon, mas a mais recente paixão dos viticultores é a Syrah, que vem apresentando resultados promissores com vinhos leves e picantes.

A seguir encontramos o Vale de Limari, considerado um dos mais belos do Chile, que se estende dos Andes ao Oceano Pacífico. Esse vale vem se desenvolvendo rapidamente nos últimos 15 anos graças aos avanços tecnológicos de irrigação do solo por gotejamento; as chuvas são poucas, o terreno é semi-árido com clima semelhante ao do Mediterrâneo, com verão quente, noites frias e uma interessante neblina matutina. Trata-se de uma região altamente promissora a despeito da pouca idade de suas videiras, que tem produzido ótimos vinhos que sem dúvida vão atingir um ápice em sua qualidade à medida que as videiras envelhecerem, sendo que seus Chardonnay são um bom exemplo.

Depois temos o vale do Aconcágua, com solo extremamente seco, mas que recebe irrigação natural mais do que suficiente, quando a neve derrete nos verões quentes, proveniente da mais alta montanha da América do Sul, o Monte Aconcágua, com 6.956 metros de altitude. Esse vale é famoso pela produção de frutas e flores, da Cabernet Sauvignon, e é pioneiro no cultivo da Syrah.

Casablanca é o vale que se estende ao longo da costa marítima, onde o verão quente integrado com a brisa do mar criou as condições ideais para seus excelentes Chardonnay, Sauvignon Blanc e Riesling, que se caracterizam por uma agradável e vibrante acidez. Casablanca é um vale com solos bem diversificados, bem como sujeito a grandes variações climáticas; suas áreas mais frias têm produzido brancos de crescente melhoria em suas qualidades, ao lado dos tintos em áreas mais quentes.

Um dos grandes problemas enfrentados pelos viticultores é a propensão para fortes geadas.

O vale de San Antonio é o responsável pela produção dos melhores Pinot Noir e Sauvignon Blanc do Chile, que são amigáveis e de fácil harmonização, sendo também sua menor região vinícola.

O mais conhecido entre nós, sem dúvida, é o Vale do Maipo, com suas extensas vinhas cultivadas com a Cabernet Sauvignon, que ocupa uma área aproximada de cerca de 6.500 hectares, ao lado da Carménère, com somente 550 hectares, a Merlot, com 1.150, a Chardonnay, com 960, a Sauvignon Blanc, com 430, e a Syrah, com 380. Nessa região, os pequenos produtores de vinhos florescem e se mantêm ao lado de verdadeiros gigantes. Alto Maipo, Maipo Central e Maipo do Pacífico são suas sub-regiões.

Uma das características altamente positivas dessa região para o cultivo de videiras é a temperatura ambiente elevada durante o dia com noites frias. Os frutos dessas videiras atingem maturidade excelente, resultando em vinhos tintos que são carregados em fruta, taninos firmes, estruturados, que evoluem para macios e suaves com o envelhecimento. São melhores quando consumidos com cinco ou mais anos após a data da colheita. Os brancos são também muito bons, mas podem melhorar, especialmente os Chardonnay, com maior permanência em barricas de carvalho, e os Sauvignon Blanc, quando atingirem um menor e mais equilibrado nível de acidez.

As outras regiões ainda nos aguardam. Até lá e um bom final de semana para todos nós.

▸ 17 DE JUNHO DE 2007

AO REDOR DO MUNDO

Alterações climáticas com a elevação da temperatura no verão, com níveis máximos que as uvas podem suportar, em certas regiões da Europa, certamente afetarão a qualidade dos vinhos no futuro. Enquanto as áreas com verão tradicionalmente quente sofrem, devido ao alto nível de açúcar das uvas, com conseqüente maior teor alcoólico, aquelas cujo verão era ameno vão produzir melhores vinhos com menor acidez. Uns ganham, outros perdem e a Natureza segue suas regras. Tudo indica que todos nós vamos ter de desenvolver mecanismos de adaptabilidade aos novos tempos, como, aliás, vem ocorrendo desde o início de tudo. Os fatos apresentados no link são muito interessantes. Confira: www.diariodelvino.com.

CAPÍTULO 66

CARMÉNÈRE: UM ENIGMA CHILENO

Após passar anos na obscuridade, ela ainda não se deixou desvendar totalmente. Sua aparente dupla personalidade nada mais era do que um dos truques da natureza, que ela soube utilizar muito bem para se adaptar à sua nova morada, enquanto adquiria forças para que não fosse simplesmente uma a mais dentre as outras de sua espécie.

Rejeitada em Bordeaux, onde fazia parte do grupo das seis grandes (Cabernet Sauvignon, Cabernet Franc, Merlot, Malbec, Petit Verdot), achou seu reduto no Chile.

As variedades conhecidas como sendo as típicas uvas de Bordeaux foram trazidas para o Chile antes de ser contaminadas pela *Phylloxera*. Com a utilização de porta-enxerto resistente e após longos anos de trabalho árduo, a Carménère não conseguiu sobreviver e seu cultivo foi definitivamente abandonado. Após seu grande sucesso no Chile, alguns produtores de vinhos na região de Bordeaux estão reconsiderando a possibilidade de voltar a cultivá-la, mas vêm encontrando enorme resistência devido à sua fragilidade perante as doenças típicas, que atacam as videiras na mais importante região de vinícolas do mundo.

Usando a roupagem e o nome de sua antiga companheira, a Merlot, a uva Carménère introduziu o Chile no restrito mundo dos produtores de vinhos de qualidade. No início dos anos de 1990, após uma análise de pequenos detalhes em suas folhas, que são ligeiramente diferentes das da Merlot, um estudo do DNA dessa "atípica Merlot", assim considerada por alguns viticultores, confirmou que os mesmos estavam corretos: ela não era a Merlot, mas, sim, a antiga Carménère. Essa descoberta de aparente interesse apenas acadêmico é de grande importância no cultivo e no tratamento a que as videiras são submetidas, desde a escolha do solo, clima adequado, controle de pragas, época da colheita e finalmente a vinificação.

A partir daí, a palavra Carménère é sinônimo de vinho do Chile e se coloca ao lado da Nova Zelândia com sua Sauvignon Blanc e da Austrália com sua Shiraz, símbolos da viticultura daqueles dois países.

Os vinhos produzidos com a Carménère têm uma cor vermelha intensa referida como carmim — daí a origem do nome dessa variedade de uva. Sua difícil mas correta vinificação, a partir de frutos de boa qualidade, produz vinhos que se destacam pela sua personalidade marcante: aromas e sabores de frutas silvestres vermelhas, taninos bem estruturados, macios e suaves. Infelizmente, alguns produtores, para atender à demanda por vinhos de consumo imediato, prontos para serem consumidos logo após seu engarrafamento, os denominados "vinhos modernos", colhem suas uvas supermaduras. Agindo dessa maneira, retiram da Carménère seu caráter vibrante, seu frescor natural e suas nuances características de pimentão verde. Outra conseqüência desse procedimento é que seu discreto e desejável caráter defumado e natural tende a sobrepujar e a mascarar os aromas e sabores das frutas.

Com maior freqüência, encontramos a Carménère em *assemblage* (mistura) com a Cabernet Sauvignon e a Merlot, em proporções diversas e com muito bons resultados. Seus vinhos, quando produzidos com as uvas colhidas de videiras sob rigoroso controle de baixa produtividade, são ricos em aromas de cerejas, cassis, especiarias e café, ao lado das outras qualidades típicas de um bom Carménère. A maturação prolongada em barricas de carvalho novo confere finesse e elegância que os aproxima dos grandes vinhos de Bordeaux.

Não é sem razão que os produtores de vinhos da Califórnia estão se enamorando dessa uva, bem como alguns franceses de Bordeaux torcem pelo seu retorno. Seus melhores vinhos são aqueles produzidos com uvas cultivadas em regiões ensolaradas, quentes durante o dia e noites frias. Os vinhos elaborados com a Carménère têm cor bem mais intensa, são mais vibrantes e picantes do que os Merlots e geralmente apresentam maior nível de acidez e teor alcoólico. As carnes vermelhas grelhadas, principalmente a de cordeiro, são um excelente acompanhamento para um bem elaborado e maduro vinho Carménère. Um bom final de semana para todos nós.

1 DE JULHO DE 2007

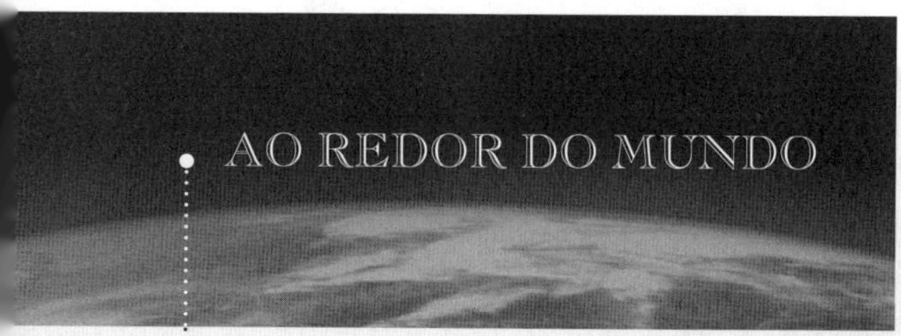

AO REDOR DO MUNDO

Curiosidade, mais do que senso de realidade, chamou a atenção da mídia ao redor do mundo para o primeiro seminário na Califórnia, com mais de uma centena de participantes, para tratar do cultivo de uvas viníferas e a produção de vinhos em altas altitudes: o International High Altitude e Viticultural Symposium. Os resultados não ficaram longe do esperado: falta de consenso sobre o que seria considerado alta altitude; viabilidade econômica do projeto. De início acreditamos que se tratava de como plantar uvas e produzir vinhos no topo do Monte Everest. Ver para crer. Afinal, o que seria a denominada alta altitude? Acesse: www.decanter.com.

CAPÍTULO 67

VINHOS ARGENTINOS

Como no caso do Chile quando fazemos a escolha dos vinhos desse país, não basta dizer simplesmente "um vinho da Argentina", como era feito até há poucos anos, como sendo um produto genérico sem características próprias. Os produtores conscientes e bem intencionados da Argentina tomaram consciência de que, para a sobrevivência de suas vinhas e a sua própria, seria necessário melhorar de maneira agressiva a qualidade de seus vinhos, conseguir o reconhecimento dos consumidores de outros países e exportá-los de maneira consistente e eficiente.

Essa atitude, tomada há cerca de vinte anos, mostrou resultados surpreendentes. Apesar da grande instabilidade social, política e econômica da época, seu potencial para produzir vinhos de qualidade e os grandes investimentos realizados alavancaram essa indústria. A despeito de todo o romantismo que cerca a produção de vinhos, é preciso notar que ela requer um imenso aporte de capital. A experiência de centenas de anos aliada às excelentes condições de solo e ao clima de suas várias regiões foram fatores decisivos.

As regiões vinícolas da Argentina, de acordo com sua situação geográfica, são em número de seis, divididas em várias sub-regiões e pequenas parcelas isoladas distribuídas entre vales, rios e elevações montanhosas em uma longa extensão de norte a sul. A latitude ideal que permite a produção de vinhos finos está situada entre 30 e 50 graus ao norte e 30 e 50 graus ao sul da linha do Equador. As principais regiões vinícolas da Argentina estão na faixa de 25 a 40 graus ao sul, ao longo da Cordilheira dos Andes, e estão sujeitas às variações climáticas, ecológicas, e da composição de seus solos, que afetam significativamente a qualidade de seus vinhos, bem como seu estilo.

Cada variedade de uva tem uma particularidade genética relacionada à sua origem e necessita de condições ambientais semelhantes para desenvolver todas as suas características, inclusive a de seus clones. A variedade estelar da Argentina, a Malbec, a exemplo da Carménère no Chile, colocou esse país no mapa dos grandes produtores de vinhos, assim que ele se conscientizou de seu enorme potencial.

Sua origem é a região de Cahors, no sudoeste da França, onde é conhecida com o nome de Auxerrois ou uva preta de Cahors, devido à sua intensa cor escura. Ela foi introduzida em Mendoza em meados do século dezenove, com excelente adaptação às condições climáticas e de solo locais. Mas essa variedade tinta não está só: Cabernet Sauvignon, Cabernet Franc, Tempranillo, Pinot Noir, Barbera, Sangiovese, Syrah, Merlot e Bonarda estão presentes e cada vez mais ativas.

A variedade Torrontés, que inicialmente produzia vinhos com um final amargo, com os cuidados recebidos nos últimos anos por parte de alguns viticultores, merece nossa atenção pela peculiaridade de seus aromas e sabores, diferentes dos produzidos com as outras brancas.

A Viognier, uma variedade do norte do Rhône, na França, tem produzido excelentes vinhos que lembram aqueles de sua região de origem. As regiões vinícolas de norte a sul são:

1) Salta, com suas sub-regiões: Cafayate (1.700 m), Yacochuga (2.000 m) e Colomé (2.400 m), que produzem Torrontés perfumados, bem como outros brancos e tintos com cor intensa e encorpados, com destaque para a Malbec e a Cabernet Sauvignon;

2) Catamarca, com vinhos simples, em um processo inicial para produção de melhores vinhos;
3) La Rioja, que está investindo nos seus brancos com ênfase na Torrontés com excelentes resultados devido ao clima seco, poucas chuvas e irrigação por gotejamento;
4) San Juan, rica em vales com altitudes variando de 600 m a 1.200 m, onde a Bonarda e a Malbec têm um bom desenvolvimento, com um bom potencial para a Syrah;
5) Mendoza, dividida em três sub-regiões, é responsável pela produção de 80% dos vinhos argentinos, com uma área cultivada de 150.000 hectares. Ao nordeste destacam-se Luján de Cuyo e Maipú, com altitudes de 600 m a 700 m, produzindo vinhos brancos vibrantes, aromáticos e frutados para consumo imediato e seus tintos com ênfase na Malbec, na Syrah e a Sangiovese. Na região central está o Vale do Uco, uma das melhores regiões climáticas do país, produzindo vinhos excepcionais. A região sudeste, com a variedade tinta Barbera, que nas mãos de pequenos produtores tem me surpreendido pela ótima qualidade;
6) Patagônia, região altamente promissora, onde, nas áreas de Neuquén e do Rio Negro, vinhos de excelentes qualidades têm sido produzidos e merecem nossa atenção. Um bom final de semana para todos nós.

8 DE JULHO DE 2007

AO REDOR DO MUNDO

Um aumento de 30,38% nas exportações dos produtos vinícolas da Argentina nos primeiros quatro meses do ano e durante o mês de abril de 20,6%, em dólares, em relação ao ano anterior de 2006, vem consolidar a crescente participação desse país no mercado mundial, que está atravessando grande crise e afetando principalmente as vinícolas da Europa. Alguém está fazendo seu dever de casa. Confira em: www.diariodelvino.com.

CAPÍTULO 68

OS VINHOS DA ÁFRICA DO SUL

Se estivéssemos no final dos anos de 1980, não haveria uma razão de ser para o título da nossa coluna de hoje.

A África do Sul era conhecida pela produção de um famoso vinho doce de sobremesa chamado Constantia, cuja produção foi iniciada em 1685. Gradativamente, a cultura de outras espécies da Vitis Vinifera achou um lugar ideal para se estabelecer ao longo dos anos, na região sudoeste nas proximidades do Cabo da Boa Esperança, palavras que nos foram introduzidas durante estudos de História e Geografia no início de nossa alfabetização nos bancos escolares. De qualquer maneira, seria difícil imaginar que, após o fim do apartheid, em um curto período de 15 anos, os vinhos da África do Sul estariam alinhados aos grandes produtores do chamado "Vinho do Novo Mundo".

A África do Sul não conquistou essa difícil posição devido às duas variedades que eram consideradas seu porta-estandarte, a Pinotage e a Chenin Blanc, mas, sim, pela cuidadosa introdução de outras variedades, e as duas menos esperadas são aquelas que exatamente têm projetado sobremaneira o nome do país no mundo dos vinhos finos, antevendo um futuro brilhante e que não está longe.

A variedade tinta Shiraz e a branca Sauvignon Blanc encontraram, como o fizeram na Austrália e na Nova Zelândia, um lugar ideal para mostrar todo o seu potencial. Alguns poucos produtores têm elaborado excelentes Cabernet Sauvignon e Chardonnay, mas a qualidade dos Shirazes e Sauvignons tem evoluído muito mais rapidamente.

Os vinhos produzidos com a Pinotage ainda são sinônimos de vinhos sul-africanos, mas as áreas cultivadas com essa variedade vêm diminuindo de maneira considerável nos últimos anos. Afinal, o que seriam os vinhos chamados Pinotage? A Pinotage é uma variedade híbrida de uva vinífera originada do cruzamento da francesa da Bourgogne, da Pinot Noir e da Cinsault do Rhône do Sul, conhecida na África do Sul com o nome de Hermitage; daí a origem do nome Pinotage.

Os bons vinhos produzidos com a Pinotage têm um grande número de admiradores; eles têm uma cor vermelho-escura intensa, aroma e bouquet de damascos, nectarinas, pêssegos, cerejas. Carvalhos macios e delicados que nos conduzem ao sabor de especiarias, ameixas pretas e frutas vermelhas, enfim, tudo aquilo que esperamos de um bom vinho tinto de classe.

Os produtores de Chenin Blanc, que por sua vez produziam os vinhos apelidados de "vinhos de garrafões", devido à sua qualidade simplesmente comercial, têm se organizado de maneira vigorosa, e os resultados têm sido muito bons. O sucesso obtido pela Shiraz na África do Sul é incontestável. As qualidades do solo e clima, aliadas à alta tecnologia utilizada na produção das uvas e na sua vinificação, habilmente exploradas pelos viticultores e pelos produtores de vinhos, são a chave do sucesso; um páreo difícil para a Austrália está surgindo no competitivo mundo dos vinhos.

Aqui cabe um pequeno comentário sobre os Shirazes sul-africanos: a modernidade de seus vinhos, que caracteriza o Novo Mundo, está gradativamente caminhando ao lado da elegância e da finesse dos vinhos do Velho Mundo. Esse é um fato importante a ser levado em consideração quando se trata de produzir vinhos para um mercado consumidor cada dia mais exigente. Os vinhos produzidos com a Sauvignon Blanc, por sua vez, colocam-se um pouco mais atrás nesse processo evolutivo. Para o meu gosto ainda se situam bem atrás dos Sauvignon Blanc do Novo Mundo produzidos na região de Marlborough, na Nova Zelândia, com seu intenso frescor, presença muito agradável de frutas tropicais e da tão decantada mineralidade típica dos bons vinhos produzidos com essa variedade de uva. Muitos rótulos da África do Sul encontram-se à nossa disposição. Vale a pena experimentá-los e seguir sua evolução. Garanto-lhes que a experiência será muito gratificante, além do fato de que os mesmos são muito acessíveis. Um bom final de semana para todos nós.

15 DE JULHO DE 2007

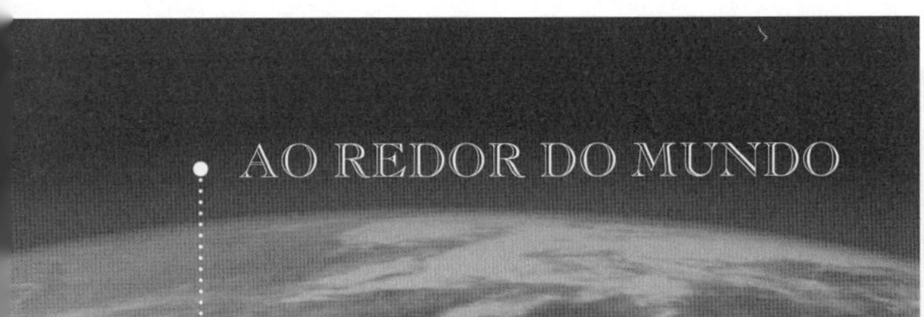

AO REDOR DO MUNDO

Um exemplo que vale a pena ser considerado — visto que a preocupação com o meio ambiente é parte de nossas conversas diárias com nossos familiares, nas escolas e nos negócios — é a iniciativa dos produtores de vinhos da África do Sul, apresentada no seu belo site denominado "Biodiversity & Wine Initiative". O objetivo é "minimizar ao máximo as ameaças ao habitat natural e contribuir para uma produção sustentável de vinhos, por meio da adoção de medidas de biodiversidade, pela indústria do vinho da África do Sul". Essa iniciativa pode ser aplicada a qualquer setor que age direta ou indiretamente com nosso meio ambiente. Visite: www.bwi.co.za.

CAPÍTULO 69

O VINHO AUSTRALIANO — PARTE 1

O vinho australiano tem uma longa história iniciada há mais de 150 anos com o plantio de uvas viníferas com a finalidade de produzir vinhos finos.

Dentre as variedades disponíveis, uma delas encontrou várias regiões adequadas para seu desenvolvimento, mas com muitos altos e baixos durante sua trajetória, que foi realizada de maneira muito bem planejada.

Desde o início levou-se em consideração que o desenvolvimento das características de uma uva — e conseqüentemente as qualidades de seu vinho — está ligado à topografia da região escolhida, ao solo e às variações climáticas ao longo dos anos; somente a partir daí podemos escolher quais variedades seriam cultivadas com sucesso. Os australianos realizaram muito bem seu dever de casa, sendo esse um dos grandes fatores responsáveis pelo seu inegável sucesso no mundo dos vinhos.

Outro fator foi o investimento pesado em tecnologia própria, com base nos conhecimentos das técnicas utilizadas pelos produtores de região francesa de Bordeaux. Atualmente, as Universidades da Austrália, apoiadas pela iniciativa privada, são as grandes responsáveis pelo desenvolvimento das mais avançadas técnicas de viticultura e vinificação utilizadas no mundo, sendo muitas delas adotadas pelos produtores de Bordeaux.

A Syrah, trazida do Rhône para a Austrália, e posteriormente batizada de Shiraz, consagrou-se como a variedade vinífera símbolo do empreendimento australiano na viticultura. A Shiraz é atualmente a variedade de uva mais cultivada na Austrália com 40% de toda a produção utilizada na produção dos seus vinhos tintos. No início do seu cultivo, devido ao clima quente da região e à sua capacidade de maturação rápida com produção de alta concentração de açúcar, foi utilizada somente para a produção de vinhos doces.

A Cabernet Sauvignon era considerada a responsável pelo futuro da viticultura daquele país e grande parte das áreas plantadas com a Shiraz foi eliminada. A Cabernet Sauvignon e a Chardonnay ocuparam o lugar da Shiraz, restando algumas pequenas parcelas mantidas por produtores considerados como teimosos que se recusaram a erradicá-la, acreditando no seu potencial futuro. O vinho Chardonnay encontrou muito boa aceitação, ao passo que a Cabernet Sauvignon vem obtendo sucesso apenas nos últimos dez anos.

As regiões ao sul do país, compreendidas pelo Barossa Valley, McLaren Vale e o Hunter Valley, começaram a chamar a atenção dos apreciadores dos vinhos da Austrália pelos seus Shirazes: climas e solos corretos, maturação ideal ao tempo da colheita, rigorosas técnicas de vinificação e o grande lance do uso de barricas de carvalho americano durante o processo de maturação, amparados na persistência e na teimosia do ser humano.

Hoje os bons, os muitos bons, os ótimos e os excelentes Shirazes da Austrália ocupam um lugar de destaque ao lado dos grandes vinhos produzidos ao redor do mundo, inclusive os da região de Bordeaux. Descartar os Shirazes da Austrália como sendo simplesmente mais um vinho produzido no Novo Mundo com a pecha de que "são todos iguais" é pura heresia e falta de conhecimento, ou porque a escolha não tem sido correta e adequada.

Outro importante fato é a fácil adaptação da Shiraz aos climas mais frios, que são responsáveis pela qualidade dos excelentes vinhos produzidos na região de Central Victoria, Coonawarra e Padthaway, com características diferentes daqueles de clima mais quente.

O retorno às barricas de carvalho francês tem sido visto como um passo para a obtenção de Shirazes mais macios e elegantes. Durante as próximas semanas teremos o prazer de caminharmos juntos nos caminhos dos vinhos da Austrália, o que nos auxiliará, sem preconceitos, para a melhor compreensão do fabuloso mundo dos vinhos. Um bom final de semana para todos nós.

22 DE JULHO DE 2007

CAPÍTULO 70

O VINHO AUSTRALIANO — PARTE 2

A escolha de um vinho australiano tinto ou branco que satisfaça plenamente nosso paladar está condicionada ao conhecimento de sua origem geográfica, origem que tem grande influência nas características e nas qualidades de seus vinhos.

Os tipos de solos e climas da Austrália, como ocorre em todas as regiões vinícolas que se destacam ao redor do mundo, conservam as características básicas de uma mesma varietal, mas imprimem outras que identificam sua origem e se manifestam por meio dos seus diferentes aromas e sabores. Essa é uma das qualidades intrínsecas dos vinhos produzidos na Austrália que ainda passam despercebidas pela grande maioria dos consumidores de vinhos, principalmente por analistas que nivelam os vinhos do Novo Mundo como sendo "todos iguais", como já nos referimos em outras ocasiões.

As regiões vinícolas da Austrália são divididas em sete áreas com inúmeras sub-regiões, algumas iniciantes e outras com mais de 150 anos, com videiras em franca produção e com idade acima de 60 anos.

Na região de New South Wales, merece destaque Mudgee e Hunter Valley. A região da South Austrália é a mais diversificada de todas e compreende Barossa Valley, Clare Valley, McLaren Vale, Adelaide Hills, Coonawarra e Padthaway.

A região da Tasmânia, com início recente na área de viticultura, é altamente promissora. A Central Victoria engloba Heathcote e o Yarra Valley. Na região do Western Austrália, Margaret River vem crescendo rapidamente nos últimos anos e já se destaca pelo estilo e pela alta qualidade dos seus Cabernet Sauvignon.

Os rótulos dos vinhos da Austrália nos fornecem em detalhes os nomes de seus produtores, a região de origem, as variedades de uvas utilizadas em sua elaboração e a safra — dados importantes que nos auxiliam na escolha.

A região de Mudgee, situada na área das Blue Mountains, a oeste de New South Wales, iniciou seu cultivo de videiras viníferas em 1860, quando imigrantes alemães se fixaram nessa região, mas só a partir de 1970 se projetou no mercado com a produção de vinhos Cabernet Sauvignon de alta qualidade, ao lado de muito bons Chardonnay.

A região do Hunter Valley, New South Wales, considerada a pioneira na produção dos vinhos Shirazes de prestígio e dos melhores Sémillon de toda a Austrália, é a mais conhecida entre nós, abrigando mais de 80 vinícolas.

A região do Barossa Valley é renomada pelos seus excelentes Shirazes e, nos últimos anos, tem sido reconhecida a importância das duas tintas que predominam no Rhône Sul: a Grenache e a Mouvèdre. Os vinhos tintos elaborados com a *assemblage* dessas três varietais (GSM) merecem o sucesso que têm obtido junto aos consumidores exigentes. A Cabernet Sauvignon, a Merlot, a Riesling, a Chardonnay e a Sémillon são destaques nessa região. O Clare Valley produz excelentes Rieslings com um estilo característico dessa região, bem como Cabernet Sauvignon e Shiraz. O McLaren Vale produz Shirazes que disputam com Barossa as melhores posições entre os vinhos australianos, o que é bom para nós consumidores, mas no momento considero que as duas regiões estão empatadas e nos oferecem excelentes escolhas.

Coonawarra brilha com os melhores Cabernet Sauvignon, considerados clássicos pela sua complexidade e capacidade de sustentarem um longo período de envelhecimento; essa é uma das condições para que um vinho elaborado com essa varietal adquira finesse e elegância, que se manifestam quando estão prontos para serem consumidos.

Adelaide Hills apresenta as condições ideais para o cultivo da Sauvignon Blanc, produzindo vinhos brancos de muito boa qualidade com essa varietal ao lado da Chardonnay e, em menor escala, da Shiraz e da Cabernet Sauvignon.

Outras regiões nos aguardam. Até lá e um bom final de semana para todos nós.

29 DE JULHO DE 2007

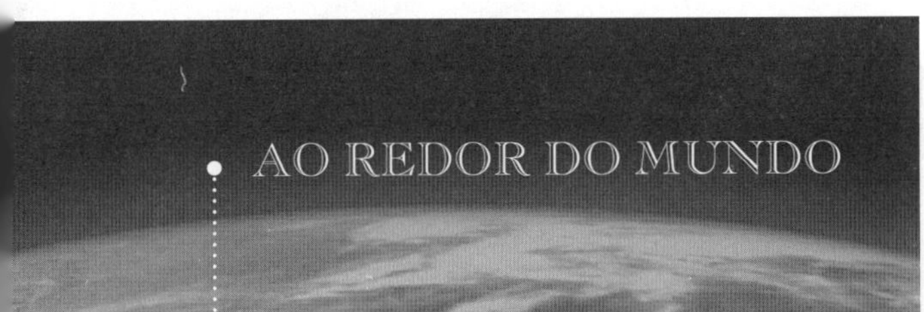

A colheita de uvas viníferas na Itália deverá ser antecipada em até quatro semanas da época tradicional devido ao intenso calor e ao amadurecimento precoce das uvas, conforme informações da Italian Wine Union (IUV). O forte calor de março e abril antecipou a germinação e o florescimento das vinhas e, como conseqüência, o amadurecimento precoce das uvas. O atraso na colheita poderá causar efeitos indesejáveis na qualidade dos vinhos, principalmente nas uvas que, por sua natureza, têm uma maturidade precoce como a Chardonnay e a Pinot Grigio, seguidas da Merlot e da Trebbiano e, posteriormente, da Cabernet e da Nebbiolo. Acesse: www.wantedinrome.com.

CAPÍTULO 71

O VINHO AUSTRALIANO — PARTE 3

Os vinhos australianos têm definitivamente um lugar de destaque ao lado dos maiores produtores do mundo, o que é muito fácil de ser comprovado, desde que se faça uma degustação orientada pela sua região de origem e o nome de seus produtores.

Na região da South Australia, além daquelas aqui já descritas anteriormente, encontramos a Padthaway, conhecida pelos seus Chardonnay, situada ao lado de Coonawarra, mas todas as variedades de uvas viníferas estão presentes, destacando-se a Cabernet Sauvignon e a Shiraz entre as tintas.

Central Victoria, no extremo sudeste, nos apresenta características peculiares à sua viticultura e aos seus vinhos, sobretudo nas pequenas parcelas de solo Cambriano, formado há mais de 100 milhões de anos com rochas cambrianas com idade superior a 500 milhões de anos, que estão presentes em certas regiões vinícolas como Heathcote.

A análise desse tipo de solo adiciona alguns conhecimentos interessantes e intrigantes aos já previamente adquiridos por nós quando abordamos as variedades de uvas viníferas integradas ao seu meio ambiente, e não somente o seu produto final pronto para ser bebido, que é o vinho.

Esse tipo de solo, que se caracteriza por intensa cor alaranjada, brilhante e com alta porosidade, facilita o aprofundamento das raízes das videiras, produz excelentes vinhos Shirazes, sobretudo nas estações do ano com poucas chuvas, de cor intensa de tinta preta, com aromas e sabores acentuados típicos dessa varietal, e destaque para a presença picante da pimenta-do-reino.

Quando o período das chuvas se prolonga além do ideal, o solo fica encharcado devido à camada de granito impermeável que se situa logo abaixo, e o excesso de água oferecido às uvas no seu período de crescimento provoca inchaço, rachaduras e deterioração rápida, afetando a qualidade dos vinhos que eventualmente possam vir a ser elaborados.

Heathcote é uma misteriosa e cobiçada região vinícola em Central Victoria, com extensão de norte a sul de 39 quilômetros e largura de 2 quilômetros, com algumas interrupções de seu solo típico nesse curto trajeto. Videiras são caprichosas por natureza e, quando encontram uma morada ideal, nos dão seus frutos em toda a sua plenitude e, ao mesmo tempo, têm uma estranha maneira de nos transmitir sinais de vida extraídos daquilo que consideramos uma matéria inerte durante milhões de anos.

O Yarra Valley, com seu clima frio, destaca-se pela produção de vinhos brancos e tintos das principais variedades, com destaque para os Chardonnay e os Pinot Noir. As videiras cultivadas em áreas de solos de origem vulcânica produzem frutas que conferem complexidade e intensidade aos vinhos tintos.

Margaret River, na Western Australia, vem adquirindo fama como uma região vinícola pela alta qualidade de seus vinhos brancos, elaborados com a Chardonnay, a Sauvignon Blanc e a Sémillon; esses vinhos, quando maturados em barricas de carvalho, adquirem complexidade típica e muitos produtores têm investido na *assemblage* da Sauvignon Blanc com a Sémillon com resultados muito interessantes. A Cabernet Sauvignon, em associação com a Merlot, produz ótimos vinhos tintos nessa região.

A Tasmânia, localizada cerca de 200 quilômetros ao sul do continente, tem extensas áreas cultivadas com a Chardonnay e a Pinot Noir, produzindo vinhos de corpo leve para médio. Seu investimento atual está concentrado na produção de vinhos espumantes com essas duas variedades de uvas. O espírito aventureiro e audacioso dos habitantes da Austrália reflete-se na diversidade e na qualidade de seus vinhos, que se apóiam em uma estratégia inteligente ao acompanhar a evolução do gosto do mercado consumidor. Deve-se inovar nas práticas vinícolas, mas não deixando de aplicar os ensinamentos clássicos, muitos deles irreversíveis, legados por nossos ancestrais que iniciaram a elaboração de vinhos há milhares de anos. Um bom final de semana para todos nós.

5 DE AGOSTO DE 2007

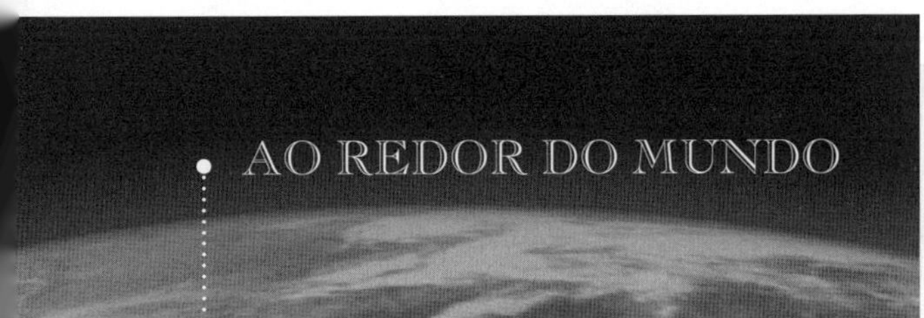

AO REDOR DO MUNDO

Uma das importantes características da uva Shiraz é o aroma e o sabor picante de seus vinhos, que nos lembra a pimenta-do-reino e outras especiarias. O Australian Wine Research Institute (AWRI) descobriu o ingrediente secreto responsável por esse fenômeno. Sua identificação durante o período do crescimento e maturação das uvas permitirá controlar sua quantidade, de acordo com os efeitos desejados na produção final do vinho. Gostaria de lembrar aqui que esse ingrediente, desejável nos vinhos produzidos com a Shiraz, é mais pronunciado nas regiões de clima frio, e que cerca de 20% da população não consegue detectá-lo. Do laboratório até as videiras, há ainda um longo caminho a ser percorrido. Veja mais em: www.abc.net.au.

CAPÍTULO 72

VINHOS DA NOVA ZELÂNDIA

O nome original é Aotearoa, na língua dos seus habitantes nativos, os maoris, mas é mais conhecida como Nova Zelândia, nome oficial que lhe foi conferido pelos cartógrafos holandeses em 1642, quando da descoberta das duas grandes ilhas isoladas no Oceano Pacífico Sul.

Esse país constituído de duas ilhas principais, Norte e Sul, cortadas pelo Estreito de Cook, situa-se a uma distância de 2.000 quilômetros da Austrália, sendo separada pelo mar da Tasmânia.

Sua grande biodiversidade, ao lado de riquíssimas flora e fauna, verdes vales, rios de águas claras, majestosas montanhas e planícies, tem sido o cenário de belíssimos filmes como a trilogia *O Senhor dos Anéis*, dirigida pelo cineasta neozelandês Peter Jackson, de *O Último Samurai*, *King Kong*, *As Crônicas de Nárnia* e vários outros.

Grande responsável pela disseminação do kiwi, fruta nativa da China, a Nova Zelândia, a partir dos anos de 1970, reconheceu seu grande potencial para a produção de vinhos finos iniciando o cultivo das várias espécies de Vitis Viniferas com o uso judicioso e inteligente de porta-enxertos resistentes à *Phylloxera*, o que é de grande importância, visto que os solos da Nova Zelândia, em sua grande maioria, são úmidos, compactados e propiciam o desenvolvimento desse parasita que se instala e destrói as raízes de videiras não enxertadas. A escolha das varietais que melhor se adaptariam ao seu clima e solo e a produção de vinhos de altíssima qualidade com características próprias relacionadas ao seu clima frio e favorecidos pela situação geográfica da Nova Zelândia surpreenderam o disputadíssimo e glamoroso mundo dos vinhos.

A Chardonnay deu o primeiro passo, seguida pela Pinot Noir, suplantadas mais recentemente pela Sauvignon Blanc, que mostrou aqui sua tipicidade com todo o seu potencial.

A região de Marlborough iniciou o plantio de videiras em 1973 e rapidamente se tornou a maior, a mais importante e a mais conhecida de todas as 10 regiões vinícolas da Nova Zelândia.

O clima frio privilegiado com intensa luminosidade solar favorece o desenvolvimento da Sauvignon Blanc, com seus frutos vibrantes e ricos em sabores, produzindo vinhos com intenso frescor, cítricos, lembrando maçãs crocantes, abacaxi e maracujá, tão ao gosto dos apreciadores desta varietal branca.

A Nova Zelândia não é somente Sauvignon Blanc. A Chardonnay produz igualmente grandes vinhos com um surpreendente equilíbrio entre seu nível de açúcar e sua acidez, além de suas características típicas, facilitando a harmonização com os mais variados pratos com molhos delicados e levemente neutros oriundos ou não do mar.

Riesling, Pinot Gris e Viognier são as outras varietais brancas em franca expansão. A grande rival da Sauvignon Blanc é a tinta Pinot Noir que, para nossa felicidade, produz vinhos com uma autenticidade própria que merecem o título de um "Pinot Noir típico da Nova Zelândia": sua cor é vermelho-clara, transparente, já de início indicando leveza, aromas e sabores delicados e vibrantes de cerejas, especiarias, alguns mais picantes lembrando pimenta-do-reino preta, outros provenientes de regiões mais quentes são achocolatados, mas não impregnam ou obstruem o paladar. Os Pinot Noir da Nova Zelândia não são dirigidos somente para carnes vermelhas, mas harmonizam com carnes brancas e produtos derivados do mar. Em geral, o clima marítimo com dias de intensa luz solar e noites frias, e sua imensa biodiversidade conferem aos vinhos brancos ou tintos uma bela e vibrante acidez natural. Seus taninos são leves, suaves e estruturados. Os aromas e sabores de frutas vermelhas são intensos e ao mesmo tempo delicados. Os vinhos brancos mostram todo seu potencial quando consumidos ainda jovens. O uso de cápsulas de alumínio em larga escala para o fechamento das garrafas dos vinhos da Nova Zelândia, quer seja dos tintos ou brancos, sem dúvida conserva seu frescor e não retira seu romantismo, pois a parte mais importante da degustação de um vinho é a sua presença na taça, quando nos oferece seus aromas e sabores. Um bom final de semana para todos nós.

12 DE AGOSTO DE 2007

CAPÍTULO 73

CONHECIMENTO E PRAZER

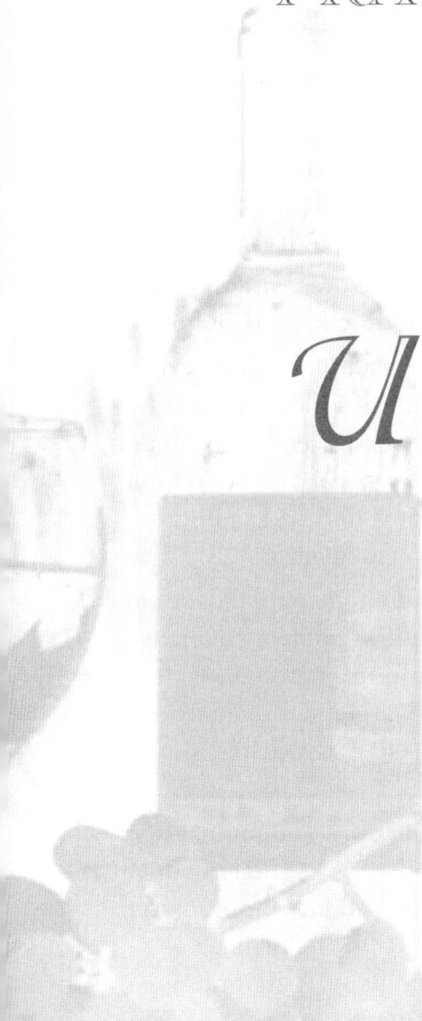

Um presente que a natureza nos oferece logo após nosso nascimento é a capacidade inata de apreciarmos os quatro sabores básicos: doce, ácido, amargo e salgado presentes nos alimentos nas formas de líquidos ou sólidos.

O contato com os diferentes sabores estimula nossa aceitação ou rejeição sem necessidade de conhecimentos adquiridos.

Com o decorrer dos anos de nossas existências, começamos a perceber que desenvolvemos determinadas preferências quando em contato com os vários tipos de alimentos, baseados no equilíbrio ou domínio de um dos quatro elementos básicos que determinam seus sabores, desenvolvendo nossas escolhas pessoais.

Podemos parar aí ou utilizar nossa capacidade de aprendizado e enveredar por novos caminhos utilizando o dom da percepção sensorial — visão, audição, olfato, paladar, tato — cuja evolução se iniciou há milhares de anos por meio de estímulos constantes provenientes do meio ambiente e necessários à nossa sobrevivência. Esses estímulos constantes são conduzidos, processados e armazenados em nosso sistema nervoso central, onde criam um banco de dados que se encontra à nossa disposição, aumentando nossa fonte de conhecimentos. Esses conhecimentos provenientes de estímulos diários e naturais — intuitivos — podem ser largamente ampliados quando utilizamos nossa capacidade cognitiva — o aprendizado.

Aqui cabe fazermos uma pergunta: o conhecimento tem a capacidade de aumentar nosso prazer? Tudo indica que sim. Um pequeno dispositivo que circula na mão de milhões de brasileiros, o telefone celular, inicialmente utilizado como um aparelho para se comunicar pela voz, atualmente é capaz de registrar e enviar em tempo real, de qualquer lugar do mundo, uma imagem de vídeo que será transmitida por uma emissora de tevê ao vivo. Trata-se de uma forma palpável de prazer. Mas, quando falamos de uvas e vinhos, o prazer é subjetivo, eminentemente pessoal, imensurável, naturalmente adquirido e posteriormente ampliado por meio do conhecimento da história, da geografia, do solo, do clima e das diferentes variedades de uvas, viticultores e produtores, bem como as características típicas do produto final, o vinho.

Para comunicarmos o prazer que sentimos ao degustarmos um determinado tipo de vinho, recorremos a uma forma específica de linguagem cuja terminologia aprendemos e utilizamos para expressar nossas sensações. Pode ser uma linguagem romântica, que é subjetiva na maioria das vezes, ou uma linguagem científica baseada na comprovação dos fatos observados durante os procedimentos utilizados no cultivo das uvas e sua vinificação.

Produzir vinhos não é fácil quando se visa acima de tudo a qualidade do produto final que será oferecido aos consumidores, que se apóiam na análise das críticas especializadas, nas suas origens e nas informações contidas em seus rótulos. A produção de vinhos de qualidade requer grandes e contínuos investimentos financeiros por parte do produtor. O solo e as videiras requerem cuidados diários e permanentes.

Condições climáticas adversas em determinados anos — como seca, chuvas intensas, muitas vezes de granizo e com inundações —, pragas como vírus, fungos e outras pestes que atacam as videiras podem comprometer uma colheita de um ano com enormes prejuízos, bem como o custo e a crescente raridade da mão-de-obra durante o período da colheita. A enorme carga tributária é outro fator a ser levado em conta, se bem que muitos países usam questionáveis subsídios agrícolas que são motivo de muitas polêmicas. O uso de novas técnicas de irrigação e conservação do solo, o controle judicioso das pestes, a implantação da agricultura orgânica e biodinâmica são cada vez mais freqüentes. As discutíveis técnicas da micro-oxigenação, já descritas aqui em detalhes, utilizadas para controlar o nível de taninos, a da remoção artificial da excessiva quantidade de álcool que se forma durante a fermentação devido à colheita tardia das uvas, e a disponibilização de fermentos transgênicos têm a finalidade única de apressar a maturação dos vinhos para consumo imediato.

Diariamente tomamos conhecimento de novas técnicas utilizadas com o suposto objetivo de aprimorar a qualidade dos vinhos em um mercado crescente, mas, ao mesmo tempo altamente competitivo, o que para os pequenos produtores está se tornando questão de sobrevivência.

A moderna tecnologia poderá mudar as características que tanto apreciamos nos vinhos que conhecemos? Uma pergunta difícil que só o tempo nos ajudará a responder. Mas, até lá, por meio do conhecimento adquirido diariamente, vamos juntos desfrutar o prazer da descoberta dos muitos mistérios contidos em uma pequena taça de vinho. Um bom final de semana para todos nós.

19 DE AGOSTO DE 2007

ÍNDICE

M

T

CB129280

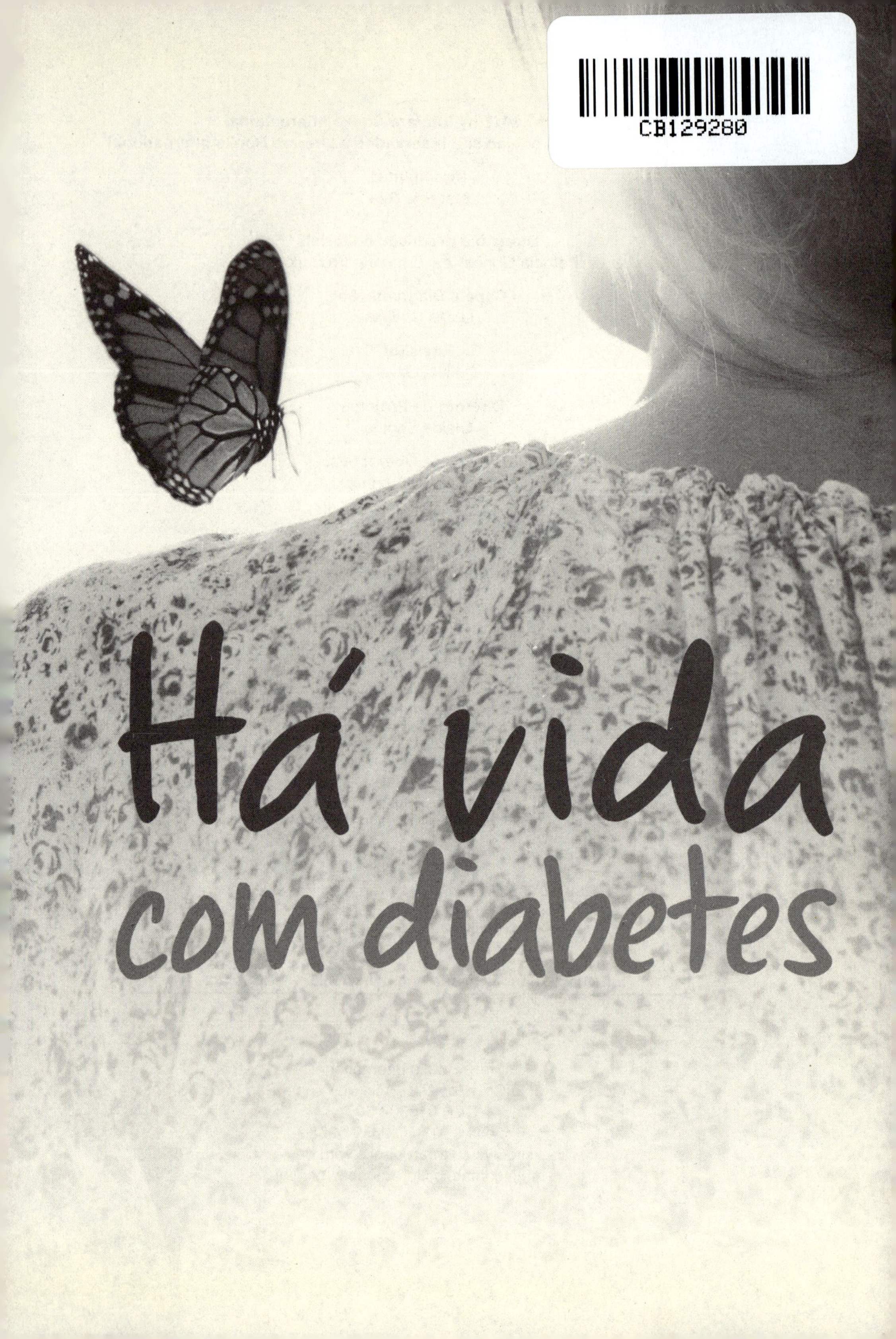

Há vida com diabetes

Copyright© 2018 by Literare Books International.
Todos os direitos desta edição são reservados à Literare Books International.

Presidente:
Mauricio Sita

Direção e produção editorial:
Patrícia Gonçalves (Cocriarte Produções)

Capa e Diagramação:
Lucas Chagas

Revisão:
Camila Oliveira

Diretora de Projetos:
Gleide Santos

Diretora de Operações:
Alessandra Ksenhuck

Diretora Executiva:
Julyana Rosa

Relacionamento com o cliente:
Claudia Pires

Impressão:
Rotermund

Dados Internacionais de Catalogação na Publicação (CIP)
(eDOC BRASIL, Belo Horizonte/MG)

Rosa, Elaine.
R788h Há vida com diabetes: construa uma vida saudável com novas expectativas, outros hábitos, boa saúde mental e muitos motivos para sorrir / Elaine Rosa. – São Paulo (SP): Literare Books International, 2018.
176 p. : 16 x 23 cm

ISBN 978-85-9455-117-7

1. Diabetes. I. Título.
CDD 616.642

Elaborado por Maurício Amormino Júnior – CRB6/2422

Literare Books International
Rua Antônio Augusto Covello, 472 – Vila Mariana – São Paulo, SP.
CEP 01550-060
Fone/fax: (0**11) 2659-0968
site: www.literarebooks.com.br
e-mail: contato@literarebooks.com.br

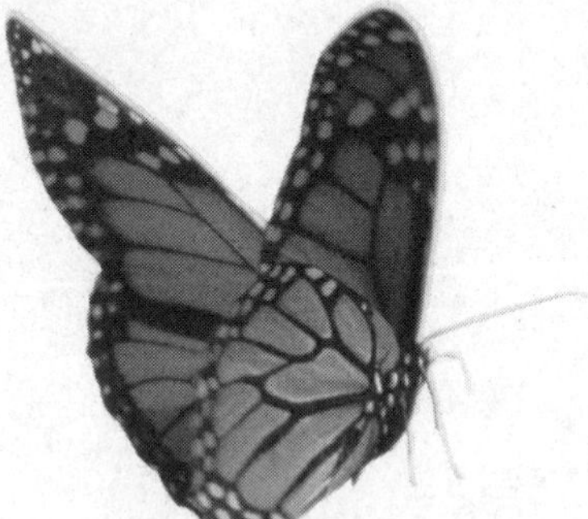

Há vida com diabetes

Dedicatória

Dedico este livro a todos os diabéticos, que, como eu, lutam, diariamente, em prol de uma vida com qualidade, ampliando suas visões de mundo, mediante a disciplina e coragem de todos os dias lutar pela saúde.

Agradecimentos

Agradeço a Deus pela vida e pela oportunidade de ressignificar todos os momentos difíceis e chegar até aqui.

Ao meu marido, Fernando Luiz Rosa, que, com seu amor, carinho, confiança, paciência e constante apoio, sempre esteve ao meu lado, sendo um incentivador dos meus sonhos.

Ao meu pai, Adão Aniceto da Silva (*in memoriam*), que na sua simplicidade, me conduziu a buscar a essência do ser e de como é gratificante quando você, de alguma maneira, pode ajudar alguém.

À minha mãe, Dirce Vidal da Silva, por seu exemplo de disposição e muito trabalho, que me ensinou a lutar pelos meus objetivos e nunca desistir.

Ao meu irmão, Leandro Junior da Silva, que compartilha comigo as minúcias desta vida e me apoia sempre.

Ao filho do meu coração, João Vitor Matuda, um presente de Deus na minha vida.

Aos meus mentores espirituais, que me instruíram, pela graça e fé em Deus, a seguir o meu propósito.

À Patrícia Gonçalves, que me ajudou a ordenar os pensamentos, o conteúdo e me deu todo o apoio para produzir este livro.

Gratidão!

Prefácio

Sobre ser "diferente"

Conheci o trabalho da Elaine, em 2018, por meio das redes sociais. Depois disso, ela se tornou uma das seguidoras do meu universo digital, e logo eu me conectei com ela. Vi que o nosso propósito de vida, mediante a interpretação que atribuímos ao diagnóstico, será o norteador para ter uma vida sem limites, mesmo sendo portador de uma doença crônica como a Diabetes Mellitus.

Por uma feliz coincidência, a minha história de vida reforça, claramente, o que este livro aborda, sobre o viver de forma saudável, mesmo sendo portador de uma doença crônica como a diabetes, superar todos os limites e viver uma vida extraordinária, independentemente da doença. E bem como a Elaine diz, "não é porque temos diabetes que precisamos ser doentes".

Realmente, ela tem toda razão, pois não existem limites quando estamos, verdadeiramente, motivados a viver a vida de forma plena. A Elaine Rosa abor-

da assuntos que eu comecei a praticar antes mesmo deste livro existir, e reafirmo: o que ela escreveu funciona, pois a minha prática diária me fez chegar até aqui, desde quando recebi o diagnóstico de diabetes.

Vivi com as melhores condições de vida, lembro-me do melhor material escolar, das roupas simples, mas novas, das melhores férias que se podia contar, embora nunca tivesse ido à Disney. Do orgulho de um pai inteligente, trabalhador e que sempre nos deu (eu e duas irmãs) o melhor em educação – escola pública, mas sempre bem acompanhado para aproveitar ao máximo do que tínhamos. Além da minha família unida e uma mãe que lutava como uma loba pela sua matilha.

Sempre tive plano de saúde, e as doenças de inverno (caxumba, catapora e sarampo) que nos deram autoimunidade são orgulho até hoje, em campanhas de vacinação. Brincava na rua, praticava todos os esportes. Enfim, nada me faltou nessa vida.

No meio do curso superior em educação física, que foi pago pelos meus pais, nos primeiros anos, tive a oportunidade de atender, como primeiro aluno, meu próprio pai, acima do peso (quase 100Kg), com sintomas claros de sedentarismo e estresse.

Iniciamos um longo trabalho de reeducação alimentar, caminhadas, corridas e mais corridas, que me levaram a minha especialização, para acompanhar quem mais se incentivou com meu trabalho até os dias de hoje. Assim, partimos rumo à preparação da primeira São Silvestre dele, com 20Kg a menos e uma vida de muito mais qualidade.

Mas, tivemos uma surpresa no meio do caminho! Após uma semana de sintomas clássicos de diabetes, estudados ainda naquele mês, em uma disciplina da faculdade, tudo era muito claro para mim, até o diagnóstico.

Mediante aquela situação clássica de falta de informação sobre o que eu poderia ou deveria comer e ser na vida, na primeira conversa com o médico, veio a maior dúvida e a melhor resposta, talvez o maior motivo por eu estar aqui escrevendo a você:

— Doutor, vou poder continuar a faculdade de educação física? Vou poder praticar esportes e continuar correndo com o meu pai?

A resposta do médico foi me mostrar o quadro de um rapaz com sete medalhas de ouro, penduradas no pescoço.

Perguntou-me se eu sabia quem era aquele rapaz, e eu não tinha a menor ideia de quem se tratava. Ele me respondeu que aquele rapaz era, até aquele momento (1995), o maior ganhador de medalhas de ouro em uma única olimpíada, Mark Spitz.

— Ele é diabético tipo 1, como você.

Levantei a cabeça, abri um sorriso e saí de lá com uma promessa para mim mesmo. Um dia serei o Mark Spitz para outras pessoas, que como eu, até aquele momento, pensava sobre as limitações da vida com diabetes e não sabia como se levantar.

Eu levaria a visão de promoção de saúde, certo de que a solução e o controle para o tratamento da diabetes, nada mais são do que atitudes que todos deveriam ter, como controle alimentar, práticas de atividades físicas diárias e um controle de saúde periódico. No caso da diabetes tipo 1, seria o monitoramento sanguíneo e dosagem de medicamento adequada, além de exames periódicos.

Durante dez anos, meu tratamento foi um dos mais precários, com um tipo de insulina sem a menor

segurança para a prática de exercícios. Mesmo assim, percebia que nos dias em que eu corria com meu pai, as minhas taxas ficavam bem melhores e minhas respostas aos medicamentos e alimentos tornavam-se muito mais sensíveis.

Um ano após o meu diagnóstico, completei a minha primeira maratona!!! Foi só o *start* para descobrir que os mais de 42 quilômetros seriam minha principal linguagem para enfatizar e falar sobre o poder fazer de tudo, viver plenamente, com excelência, de uma forma intensamente diferente, mesmo tendo diabetes.

Até hoje, foram mais de 90 maratonas, experiências incríveis, muitas delas compartilhadas com meu pai, além de atravessar os Andes do Chile para a Argentina, correndo. Correr a ultramaratona de 90 quilômetros, mais famosa do planeta, a Comrades, além de provas com até 235 quilômetros de distância.

Tornei-me um treinador, e trabalho como educador em diabetes, ligado à corrida, administrando uma equipe reconhecida como o ponto de encontro dos corredores com a doença. A Nova Equipe Assessoria Esportiva.

Posso dizer, com segurança, que as dificuldades a serem superadas na corrida são as mesmas de qualquer outro corredor, como as subidas íngremes, as travessias de rios, a hidratação correta, as bolhas nos pés, a alimentação e suplementação nas provas e treinos, tudo isso, gerenciando, com segurança, o controle glicêmico com um velocímetro a mais que os outros atletas, que é o Glicosímetro.

Tento mostrar, sempre, principalmente para as crianças, que não necessariamente elas precisam correr maratonas para ter um bom controle da diabetes, mas, que elas podem, sim, ser melhores bateristas, repórteres, fisioterapeutas, jornalistas, psicólogas, escritoras, basta ter controle por meio da educação e recursos da tecnologia no tratamento da diabetes.

Em resumo, tudo que vivo até hoje foi fruto de muita determinação, coragem, disciplina, mas, acima de tudo, amor à vida, saber que eu não estava derrotado, que era possível superar a situação da diabetes em mim e ajudar outras pessoas.

Há vida com diabetes

Poder compartilhar um pouco da minha história na abertura deste livro foi um grande presente que eu recebi dessa grande profissional, colega de profissão, educadora de diabetes Elaine Rosa. Com certeza, trabalhos como este engrandecem a nossa alma.

Sei que este livro contribuirá muito com você, leitor, que é portador, deseja prevenir-se ou, até mesmo, que cuida de pessoas com diabetes. Fica a sugestão: pratique tudo que está aqui e comece uma grande história consigo mesmo, a partir de agora.

Emerson Bisan

Proprietário Treinador da Nova Equipe Assessoria Esportiva, Diabético Tipo 1, Educador em Diabetes e ultramaratonista.

Sumário

Introdução

Eu era apenas uma menina que estava se preparando para casar. Cheia de sonhos, correndo atrás dos meus objetivos e empolgada com a nova fase da minha vida, que estava prestes a acontecer. Cheia de medo, quando de frente com um aparente monstro desconhecido, a diabetes me foi apresentada de forma brusca e, aparentemente, definitiva.

Ela não pediu permissão para ficar, me ensinou que a vida é cheia de surpresas boas e ruins, e que eu precisava ser forte e aprender a lidar com isso. A diabetes foi responsável por eu estar escrevendo este livro hoje, e poder ajudar tantas pessoas, que, assim como fui um dia, não sabem o que é diabetes, têm medo do que está por vir pela frente e se paralisam.

Sem a diabetes, com certeza, nada do que você leria neste livro faria sentido, se eu não tivesse vivido por todos esses anos e me tornado uma psicóloga, escritora e educadora de diabetes, que ajuda quem precisa.

Se eu perguntar "quem quer ter diabetes?" Eu tenho certeza que todos diriam, "eu não!", afinal ninguém gostaria de ter essa ou outro tipo de doença. Infelizmente, a diabetes não pede licença para entrar na nossa vida, assim como não pediu licença para entrar na minha, quando eu tinha apenas 18 anos de idade.

Não foi fácil receber o diagnóstico, "cair a ficha" e começar uma vida nova, até que entendi que o melhor que eu tinha a fazer era cuidar dela, como se fosse uma criança pequena, frágil e, que, se mal cuidada, poderia crescer e se revoltar contra mim.

O número de portadores de diabetes cresceu muito nos últimos anos, incluindo o alto índice de indivíduos pré-diabéticos. Infelizmente, a tendência é que essa taxa cresça ainda mais, principalmente, por causa da falta de qualidade vida de muitas pessoas. O sedentarismo, a falta de alimentação saudável e a obesidade são os principais fatores relacionados ao crescimento da doença.

Praticar atividade física, ter uma dieta balanceada, cheia dos nutrientes perfeitos para o nosso organismo, equilibrar a vida pessoal e profissional são hábitos que

trazem bem-estar e melhoram a nossa saúde. Mas, o que fazer quando descobrimos que tem uma doença como a diabetes dentro de nós? Como cuidar para que ela não vire a nossa pior inimiga?

Este livro é baseado em fatos reais, na história da minha vida e *cases* da minha experiência como educadora em diabetes. Traz uma forma leve de obter qualidade de vida e viver de forma plena, com novas expectativas e hábitos, mesmo sendo portador de Diabetes Mellitus, seja ela DM 1 ou DM 2, ou qualquer outro tipo. Afinal, você pode ter diabetes e a diabetes nunca ter você, ou seja, quem dá poder para a doença agir ou não em seu corpo é você.

Entender que somos nós que estamos no controle das nossas vidas muda tudo. Foi assim comigo e é assim com várias pessoas que eu conheço e atendo. Ter esse *mindset* de autor da própria vida é indispensável para que você, de fato, seja o protagonista da sua história. Aqui, você encontrará, ao longo de oito capítulos, apoio para a sua jornada com o cuidado da diabetes e força para superar seus medos em relação à doença.

Convido você a cuidar mais de si, após ler esta obra. Compreenda, a diabetes não surgiu hoje, ela é milenar e não o atinge unicamente. Veja que você não é, apenas tem diabetes, portanto, pode dar um novo sentido a sua vida, assim como eu fiz. Perceba como ela reage no seu corpo, se olhe por dentro, se conheça melhor. Saiba que não existe fórmula mágica, mas existe uma forma mágica de fazer a sua vida acontecer, apesar das atuais circunstâncias.

Faça a escolha certa, nem tudo o que desejamos é o melhor para a nossa vida, mas tudo o que necessitamos pode ser indispensável para viver plenamente.

Molde os seus pilares de cuidados com a doença, alimentando-se bem, praticando atividades físicas, monitorando a sua glicemia de forma adequada, fazendo a gestão do seu autocuidado como um hábito, assim como tomar banho, escovar os dentes e dormir bem.

Fortaleça seus novos hábitos e viva com qualidade, ressignifique e garanta uma vida extraordinária, apesar da diabetes.

Há vida com diabetes

Embora o dito popular "querer é poder" seja forte, são nossas atitudes que fazem a diferença na vida cotidiana. É a sua forma de pensar que faz toda a diferença. É isso que dá poder às suas realizações. Permita-se viver melhor a partir de agora!

Você pode ter Diabetes Mellitus, mas não a deixe tê-lo! Sua vida pode ser muito melhor do que imagina!

Boa leitura!

CAPÍTULO 1

Como tudo começou?
De frente com o inesperado.

Há vida com diabetes

Era um dia comum dentro da minha rotina diária, levantar, tomar banho e me preparar para ir ao trabalho. Parecia estar tudo normal no cotidiano de uma menina de 18 anos, até que algo começou a me incomodar. Uma sede inexplicável, boca seca, muita ingestão de água, inclusive, antes mesmo de fazer a minha primeira refeição do dia, o meu tão amado café da manhã.

Naquela ocasião, eu estava vivenciando um ritmo frenético, pois faltava pouco menos de um mês para o meu casamento. Precisava resolver a organização, festa, convidados, reforma da minha futura casa. Não tinha pausa, e justificava minha perda de peso repentina ao

cenário que estava vivendo. Comecei a ficar preocupada diante do espanto das pessoas ao me verem muito magra, e o pior é que eu percebia algo errado, por conta do cansaço incomum que me consumia todos os dias.

Trabalhava em uma empresa de cobrança, minha sala ficava no segundo andar e o banheiro era no primeiro. Descia e subia as escadas várias vezes ao dia para tomar água, por conta da sede em excesso. Até que uma colega de trabalho me advertiu para ir ao médico ver o que estava acontecendo, pois eu já tinha perdido muito peso, estava com a pele pálida e um cansaço que me arrastava ao fazer minhas tarefas diárias.

Após aquele conselho, me dei conta da realidade que estava ali, diante dos meus olhos. Atentei-me que meu corpo estava me dando sinais claros de que algo não estava bem. Imediatamente, marquei uma consulta médica no primeiro horário do próximo dia, e fui para a consulta que mudaria, para sempre, a minha percepção de vida e saúde.

Ao relatar ao médico o que estava acontecendo comigo, a voz representava o medo que estava sentindo. Descrevi o cansaço seguido das incontáveis idas ao banheiro e a perda de peso brusca em três semanas. Saí

da sala com uma guia, solicitando um exame do teste de tolerância à glicose (curva glicêmica) em caráter de urgência. Esse exame serve para verificar a quantidade de açúcar no sangue, após ingerir um líquido com glicose.

No primeiro procedimento, tomei um pouco daquele líquido açucarado e, em seguida, colheram uma amostra do meu sangue para verificar se havia glicose em excesso nele. Já na primeira fase, fui informada de que não poderia prosseguir com o exame e que o médico me chamaria para conversar.

Fiquei aguardando, ansiosamente, com o coração na boca e com muito medo. Sentada ali naquela sala, totalmente perdida, aguardei ser chamada pelo médico. Minha vontade era de sair correndo daquele lugar e fingir que nada estava acontecendo, até que ouvi o meu nome ser chamado.

Entrei novamente na sala do médico e fui informada, de maneira direta e abrupta, que meu exame apontou um volume alto de açúcar na corrente sanguínea e que eu não poderia prosseguir com aquele teste. Em seguida, veio a resposta do primeiro exame de tolerância à glicose, que apresentou o resultado para a Diabetes Mellitus.

Fecho os olhos e me lembro, perfeitamente, daquele dia. O mundo desabou sobre a minha cabeça, parecia estar recebendo uma sentença de morte, em meio aos pensamentos confusos. Eu não sabia o que perguntar ou dizer ao médico. Recebi uma lista de exames que teria que fazer com urgência para confirmar o diagnóstico e dar início ao tratamento e assim fiz.

No retorno à consulta médica com o endocrinologista, entreguei meus exames ao médico e fiquei apreensiva aguardando-o abrir o envelope. Eu ainda tinha esperança de que poderia ter sido um engano, mas, infelizmente, não foi. O exame de glicose, em jejum, apontou resultados altíssimos de açúcar no sangue e o médico me relatou que não seria possível fazer o controle com a medicação oral, era preciso o uso de insulina para manter os níveis de glicose no sangue e que não poderia consumir mais nenhum alimento com açúcar.

Como faltavam apenas duas semanas para o meu casamento, perguntei, inocentemente, se eu iria poder comer um pedaço do bolo no dia. O médico, simplesmente, me olhou e respondeu: "Você agora é diabética, não poderá mais comer alimentos com açúcar".

Infelizmente, não tenho boas recordações do dia do meu casamento, eu já tinha sido medicada com o uso da insulina e decidi que iniciaria as aplicações na segunda-feira seguinte. Não sei explicar o porquê, mas não queria iniciar o processo de tratamento antes, mesmo com os sintomas piorando e com a glicose no sangue alta. Eu continuava muito cansada àquela altura. Estava com 47 quilos, tão abatida que não quis revelar as fotos do meu casamento, tamanho foi meu impacto ao me ver tão magra e apática naquelas fotos.

Ou ela, ou eu...será que temos escolhas?

Eu estava recém-casada, em um ambiente novo e com uma nova rotina. Tinha que fazer administração de insulina, monitorização das glicemias e, ainda, reeducação alimentar. Minha saúde e tudo isso se tornara uma tarefa muito intensa para mim. Nesse período, descobri que o controle da diabetes vai muito além de tomar a medicação, é importante a monitorização glicêmica (exame de ponta de dedo antes e após as principais refeições), além de reeducação alimentar, que era o mais difícil de praticar.

Diante daquela rotina repentina, era cada vez mais difícil aceitar a doença. Eu não conseguia assimilar todas as mudanças, não conhecia nada sobre a diabetes, me sentia injustiçada pela vida. O futuro, a partir dali, parecia muito incerto e sempre que tentava fazer alguma alteração na minha rotina e não conseguia, eu só pensava nas complicações da doença e todos os medos afloravam em mim.

Tinha medo de ficar cega, meu futuro parecia ameaçado, não queria que a doença fizesse parte da minha vida e entrei no processo de negação. Cheguei ao ponto de parar de fazer uso da insulina, e, infelizmente, essa não foi uma boa decisão. Negar não ia me curar e, logo percebi que não teria escolha de querer ou não ter diabetes, ela faria parte da minha vida, querendo ou não.

Após duas semanas sem o uso da insulina, eu fui levada para hospital, quase desacordada. Já dei entrada na UTI, com uma glicemia em 680, que resultou em uma Cetoacidose Diabética, uma condição grave que pode resultar em coma ou até mesmo óbito. Ela ocorre quando os níveis de açúcar no sangue encontram-se muito altos.

A minha jornada de luta e controle da Diabetes Mellitus iniciou ali, naquele hospital, quando a "ficha caiu"

e constatei, na pele, que tinha uma doença que poderia tirar a minha vida. Então, o que fazer? O que só eu e mais ninguém poderia fazer por mim naquela situação? O que iria ganhar ou perder, negando ter diabetes? Quem deveria ser mais forte?

Todas essas perguntas me vieram à mente naquela UTI. Foi um momento em que eu, realmente, parei e vi com clareza de detalhes as mudanças que precisaria fazer a partir daquele momento. Afinal, a diabetes não poderia ser mais forte do que minha vontade de viver. Era preciso mudar o meu *mindset*, se eu quisesse ter uma vida saudável e feliz.

Naqueles dois dias que permaneci na UTI, uma chave virou na minha mente. Não queria mais ser escrava da doença, decidi ser a protagonista da minha história.

Começando uma nova história...

Graças a Deus, meus níveis glicêmicos e a cetoacidose responderam bem ao tratamento e, logo, recebi alta e saí daquele hospital. Eu tinha uma única necessidade

a partir daquele episódio, que era o de buscar conhecimento e informação sobre a doença, e fui atrás. Encontrei, na Associação de Diabetes Juvenis (ADJ), cursos para gestão e controle da diabetes. Participei de todos eles, acompanhada por minha mãe. Todos esses cursos me trouxeram informações e esclarecimentos sobre o que estava acontecendo no meu corpo.

O apoio familiar é a pedra fundamental para o crescimento do indivíduo em todos os aspectos, eu agradeço muito a Deus pela oportunidade de ter, ao meu redor, pessoas maravilhosas, que me ajudaram muito com a dinâmica diária da gestão da diabetes. O desejo da minha mãe era o de me ver curada, assim, experimentei todos os chás que diziam me curar.

Comi muita batata Yakon, todos os dias (não suporto nem ver mais essa batata na minha frente). É difícil, para uma mãe, aceitar a nova condição do seu filho, mediante a rotina desgastante da gestão da diabetes, por isso, seu desejo era me ver curada.

Meu marido sempre me incentivou a seguir a minha vida, me levou a enxergar possibilidades além das circunstâncias e, em nenhum momento, ele permitiu que eu mu-

dasse minha rotina e deixasse de trabalhar, estudar. Ele nunca havia me visto com limitações, portanto, me fortaleceu para eu continuar fazendo todas as demais tarefas que já faziam parte da minha vida. Afinal, a diabetes era uma doença e ele acreditava que eu poderia ser mais forte.

Depois de alguns anos na rotina com a doença, tudo parecia tranquilo. Eu continuava tentando administrar meu cotidiano com ela, até que fui surpreendida com outro duro golpe, meu pai foi diagnosticado com um câncer de pâncreas, e, num intervalo de três meses, perdi meu alicerce, que partiu desta vida.

Sem dúvida, foi a experiência mais difícil que vivenciei até hoje, que mais uma vez mudaria minha visão de vida para sempre. Foi uma época muito difícil, eu perdera um dos meus maiores motivadores, fiquei sem estrutura e com muitos questionamentos. Sentia um vazio sem fim e, mais uma vez, precisei levantar a cabeça, mesmo sem saber onde encontraria mais forças.

Eu precisava preencher aquele vazio que me assolava, não poderia me prender ao luto eterno, já se passavam dois anos após a morte do meu pai, e a dor ainda era imensa. Naquele momento, decidi voltar a estudar.

Aceitar para doer menos... aceitar as coisas que não podemos mudar...

Sempre sonhei em fazer uma graduação em psicologia, mas como tinha um bom emprego que atendia minhas necessidades pessoais e financeiras, nunca me esforcei para realizar este sonho. Entretanto, o falecimento do meu pai me fez olhar a vida por outra perspectiva, então iniciei a graduação em psicologia, que foi, sem dúvida, um divisor de águas em minha vida.

Na tentativa de preencher o espaço vazio que ficou na minha vida sem a presença do meu pai, eu me dediquei, excessivamente, aos estudos, em meio às exaustivas jornadas de trabalho, casa e família. Com isso, entrei em outra zona perigosa da gestão da diabetes, que foi a neutralização da doença. Simplesmente, seguia fingindo que ela não estava ali.

Parei de fazer atividades físicas, cada dia eu consumia mais alimentos ricos em açúcares e carboidratos, que antes eram exceções, até que aquele cansaço interminável e a perda de peso estavam ali me assolando novamente.

Retornei para as minhas consultas com minha endocrinologista, e lá estava novamente a diabetes, mostrando que continuava a fazer parte da minha vida. O exame de hemoglobina glicada (exame que consegue determinar o

consumo médio de açúcar dos últimos 90 dias), o famoso dedo duro do diabético, apontou uma descompensação, devido aos altos índices glicêmicos no sangue.

Naquele momento, fui advertida, severamente, pela minha médica, que me trouxe a realidade do que estava acontecendo, para assumi-la. Eu tinha uma doença crônica e ela não tinha cura. E, novamente, a minha "ficha caiu", tinha que fazer a minha parte, se quisesse evitar as complicações e até mesmo a morte.

Até então, apesar dos cuidados e conhecimentos sobre a gestão da diabetes, eu também pedia muito a Deus que me curasse. Tinha esperança da cura e, inconscientemente, acabei terceirizando a Ele os cuidados que eu deveria ter com o meu corpo.

Comecei a compreender e aceitar que a cura da diabetes era tratamento adequado e o seu bom controle. Passei do estágio de intenção de cuidados e controle, para a preparação. Comecei a mudar os meus hábitos alimentares. As monitorizações glicêmicas eram mais frequentes, portanto, o maior desafio foi retornar às atividades físicas. Eu não tinha horário na minha agenda para incorporar mais um compromisso diário, minha única alternativa foi acordar

uma hora mais cedo, todos os dias, para conseguir ir à academia antes de ir trabalhar.

Assim fiz, acordava todos os dias às 5h30min. para conseguir praticar exercícios físicos. No começo foi muito difícil, mas depois já sentia a disposição física e mental que a endorfina me proporcionava. Sempre quando meu corpo queria ficar na cama, eu validava a recompensa em levantar, com os resultados produtivos e disposição que teria no restante do dia. Até hoje, quando meu corpo pede cama, valido com ele os sacrifícios *versus* a recompensa, levanto e vou treinar.

Comecei a entender que para manter um bom controle glicêmico era necessário um conjunto de fatores, que envolvem medicalização, monitorização da alimentação e atividade física. No processo de reeducação alimentar, busquei mais conhecimento sobre os carboidratos, proteínas, gorduras e índice glicêmico dos alimentos.

Por meio dos conhecimentos, consegui fazer escolhas alimentares que me agradavam, mas que tinham baixa quantidade de carboidratos e glicose. Passei a me atentar e ler os rótulos dos alimentos, evitar, ao máximo, os alimentos industrializados. Todo aquele esforço valeu a

pena e o meu corpo respondeu muito bem àquela nova rotina, e conseguia manter os índices glicêmicos próximos do normal. O meu desafio era manter aqueles novos hábitos, até que eles se tornassem parte da minha rotina.

Minha mudança de *mindset*

Eu tenho diabetes, mas a diabetes jamais poderá me ter.

Meu *mindset* mudou e, pensar na vida como uma diabética, já não tinha mais aquele peso do início. Eu sempre compartilhava que tinha diabetes, mas que a diabetes jamais poderia me ter, pois estava no controle da situação.

Valeu o esforço, percebi que tinha, nas mãos, a chance de dar um novo significado àquela doença que não escolhi ter e que, aliás, ninguém escolhe, ainda mais aos 18 anos. Já era possível ter uma boa convivência com a doença.

Naquela altura da minha vida, já havia concluído a graduação de psicologia, fazia alguns atendimentos clínicos, mas ainda estava presa ao meu antigo emprego, que me proporcionava uma tranquilidade financeira. Entretanto, não me apresentava mais nenhum desafio, e eu tinha aquela necessidade latente dentro de mim de "contribuição."

Sempre ouvia das pessoas que eu não tinha cara de

diabética, até hoje fico pensando como seria a "cara de uma pessoa diabética". Mas, que bom, pelo menos sentia que estava recebendo um elogio pelos cuidados que eu tinha com o controle da doença.

Gostava de compartilhar a minha vitória diária do controle da DM, não me via mais naquele papel de coitada. Comecei a compartilhar minhas experiências para auxiliar outros diabéticos, que não conseguiam lidar com a doença. Com isso, me vi apaixonada pela troca que tinha com as pessoas.

Aquela aproximação e identificação com os outros, me levaram a aprofundar estudos sobre a temática, especialmente, de como se educar para controlá-la. Fiz uma pós como educadora de diabetes, me aprofundei em estudos e tive descobertas tão importantes que me fizeram ampliar a visão sobre os benefícios dessa educação.

A união de conhecimentos científicos sobre a diabetes, psicologia, *coaching* e a minha experiência diária me propiciaram a me tornar uma educadora de diabetes diferenciada e criar ferramentas essenciais para ajudar as pessoas portadoras dessa doença a conviver com ela de forma saudável e ter uma vida com mais qualidade.

Literalmente, fiz do "limão uma limonada" e bem como diz no poema de Cora Coralina, "Ajuntei todas as pedras que vieram sobre mim. Levantei uma escada muito alta e no alto subi". E, hoje, estou aqui compartilhando um pouco da minha história com você, que está lendo este livro.

Eu trilhei as mesmas dificuldades que você pode estar passando agora para lidar com a doença, mas venci cada uma delas e espero vencer os desafios que ainda virão, afinal, em uma guerra, devemos estar sempre preparados.

Espero que, ao longo da leitura dos capítulos do livro, você possa olhar para sua jornada, enxugar todas as lágrimas que já derramou, superar todos os desafios e dificuldades de lidar com a gestão da DM, fortalecer a sua saúde, ter esperança e se abrir para as novas possibilidades de ter uma vida extraordinária, mesmo sendo portador de uma doença crônica como a Diabetes Mellitus.

Deixo aqui os meus aprendizados. Todos aqueles que fizeram sentido para mim, depois de um tempo. Assim como eu, você verá que é possível conviver com a diabetes e que isso poderá transformá-lo em uma pessoa ainda melhor.

Dicas para começar a lidar com a diabetes:

• Perceba o seu corpo, olhe para você e, caso note algo de errado, não procrastine, busque ajuda médica.

• Não estamos preparados para adoecer. Nunca estaremos, essa é a grande verdade. Mas, se você descobriu que tem Diabetes Mellitus, não se desespere, siga as orientações médicas e as minhas, que estão neste livro. Não importa a sua idade, existe vida após a diabetes e ela depende do quanto você se ama! Cuide-se!

• Busque ajuda para o controle da sua DM. Nesse momento, o apoio da sua família e de uma equipe multiprofissional como médicos, nutricionistas e psicólogos é indispensável! Você deve ser forte, afinal, a diabetes não pode fazer nada contra você, a menos que você dê permissão.

CAPÍTULO 2

A história da diabetes no mundo. Como a doença surgiu e evoluiu.

Há vida com diabetes

A diabetes é uma doença que existe desde os primórdios da antiguidade, cujo tratamento vem evoluindo até os dias atuais.

Ela surgiu há três mil anos, na era egípcia, quando seus primeiros indícios começaram a aparecer, fazendo menção a uma doença que se caracterizava por emissão constante e excessiva urina. No entanto, foi apenas no século II d.C, na Grécia Antiga, que a enfermidade recebeu o nome de diabetes, por Areteu, o capadócio discípulo de Hipócrates.

Diabetes, cujo nome traz o significado de "passar através de um sifão", estando diretamente relacionada

à quantidade de água que passa pelo sifão, como uma produção excessiva de urina em grande volume, ocasionada pela poliúria, um dos sintomas comuns da diabetes.

A história da diabetes percorreu longos anos, até que o mecanismo da doença fosse compreendido. Ao longo do tempo, com muitos estudos, foi possível classificar e diferenciar tipos e tratamentos que evoluíram, permitindo que as pessoas diagnosticadas vivessem mais tempo, reduzindo os riscos de desenvolver complicações de saúde a longo prazo. Muito dessa evolução só foi possível com a conscientização das pessoas, de que essa é uma doença tratável, e é possível conviver com ela, apenas se cuidando mais e tomando a medicação adequada ao seu tipo.

Mas, será que qualquer pessoa está sujeita a ter diabetes? É possível preveni-la? Antes de dar esta resposta, quero que saiba um pouco mais sobre "o que é" a Diabetes Mellitus e por que ela surge no organismo de uma pessoa.

Conhecendo a Diabetes Mellitus

A diabetes é compreendida e carregada de muitos mitos e, por isso, é comum pensar que o diagnóstico da patologia ocorreu devido ao consumo de muito doce. Portanto, esse é um conceito errado, pois uma pessoa saudável não se tornará diabética apenas porque exagerou no consumo

de açúcar. Entretanto, após se tornar um diabético, os doces devem ser evitados.

A Diabetes Mellitus é uma síndrome crônica degenerativa, que tem como denominador comum o aumento de glicose no sangue. Todos nós precisamos do açúcar, pois é ele que gera a nossa energia, mas é importante dosá-lo, sendo diabético ou não.

O parâmetro para diagnóstico da diabetes são alterações metabólicas que levam ao excesso de açúcar no sangue, devido à diminuição de secreção de insulina ou da sensibilidade à ação da insulina e, no caso da DM 1, a pouca produção de insulina ou nenhuma insulina. Tanto a DM 1 quanto a DM 2 e outros tipos específicos de diabetes poderão desenvolver outras doenças, em consequência dos níveis de glicose alta no sangue, pois são os níveis de açúcar altos, a longo prazo, que desencadeiam as complicações.

Segundo a Sociedade Brasileira de Diabetes, os números de diagnosticados cresceram muito, nos últimos anos. Além disso, ainda existe um número alto de indivíduos que apresentam níveis de açúcar no sangue próximos aos dos que são classificados como diabéticos, que são os "pré-diabetes". Eles apresentam a glicemia, em jejum, alterada, entre 100mg/dl e 125mg/dl.

Já o teste de intolerância à glicose (ITG) apresenta resultados de glicemia, 2h após sobrecarga com 75g de glicose, entre 140 mg/dl e 199 mg/dl. Quando a A1C fica entre 5,7% e 6,4%, sugere um risco aumentado de desenvolvimento de diabetes no futuro.

Existem vários tipos de diabetes, mas o 1 e 2 têm os maiores números dos diagnosticados. As causas da patologia são diferentes, embora exista uma ideia de que a DM 2 seja menos danosa do que a DM 1. Vale ressaltar que ambas podem causar complicações a longo prazo, com os níveis de glicose (açúcar) altos. Entretanto, o bom controle das glicemias são o fator-chave para os diagnosticados evitarem complicações.

Diabetes Mellitus tipo 1 – Crianças e jovens

Um fato triste, mas muito comum é que a diabetes tipo 1, geralmente, afeta crianças, adolescentes e jovens adultos, que outrora eram chamados de "insulino-dependentes", devido à dependência das aplicações de insulina para garantir os níveis de glicemias no sangue mais próximo do normal.

Na DM 1, o pâncreas não produz mais insulina, diferentemente da DM 2, que ainda gera insulina. Esse tipo tem sua causa determinada pela destruição das células beta

pancreáticas (produtoras de insulina), provocada por um processo autoimune, como se ocorresse um erro de informação em que o sistema imunológico ataca as células beta pancreáticas, confundindo com algo estranho no corpo, paralisando a produção de insulina. Por isso, o diagnóstico é abrupto, tendo a necessidade do uso imediato da insulina para controlar a doença. A DM tipo 1, apesar de menos comum, pode ocorrer em adultos também.

Nela, estão presentes os sintomas clássicos de poliúria (urina exagerada), polidipsia (sede exagerada), polifagia (fome exagerada), emagrecimento, cansaço e alterações visuais. Portanto, estes sintomas também podem se manifestar na DM 2, contudo, nesse tipo, a doença tende a se desenvolver de maneira assintomática, enquanto que na DM 1 estes sintomas surgem bruscamente e as reações sintomáticas são evidentes.

Diabetes Mellitus tipo 2 - Adultos

O diagnóstico de DM 2 é mais frequente na faixa etária entre 40 e 60 anos, por isso, durante muitos anos, foi nomeada como "diabetes adulto", mas, infelizmente, devido ao estilo de vida, em que a obesidade e o sedentarismo têm uma alta prevalência, adolescentes e jovens adultos também estão sendo diagnosticados com a DM 2.

Ao contrário da DM 1, sua instauração é lenta e silenciosa, por isso, muitos casos são descobertos por meio de exames periódicos ou, infelizmente, quando a doença já está em estado avançado. Nesse cenário, surgem as complicações crônicas, desenvolvidas pelo excesso de glicose no organismo.

A Diabetes Mellitus tipo 2 tem por caracterização a combinação de resistência à insulina, que normalmente está presente na fase pré-clínica da doença. Suas principais causas são influenciadas por fatores genéticos e ambientais, como o sedentarismo, dietas ricas em gorduras, o envelhecimento e, principalmente, a obesidade, que estão muito presentes no estilo de vida contemporâneo. Isso tem uma forte relação com a comida industrializada e o sedentarismo, que têm contribuído para os números alarmantes de novos diagnósticos de DM 2.

A maior prevalência de diagnosticados são DM 2, praticamente 90% dos diagnosticados estão em proporção absurda se comparados aos diabéticos tipo 1. Este número crescente está associado a vários fatores ambientais como: maus hábitos com a saúde, que envolve a falta de uma alimentação adequada e a ausência de atividade física, e resulta em obesidade, o principal fator de risco para desenvolver Diabetes Mellitus tipo 2.

Impacto socioeconômico da diabetes

Já não bastassem os prejuízos emocionais que a diabetes traz a uma pessoa, o indivíduo que é portador de DM 1 e DM 2 também sofre um impacto muito grande na sua vida financeira. Isso se deve por causa da mudança de hábitos, a começar pela necessidade de uma alimentação equilibrada, a compra da insulina ou hipoglicemiantes orais e os altos custos de insumos, que são indispensáveis para o controle da doença.

Porém, a distribuição de insumos pelo estado não contempla a DM 2 com necessidades de monitorização e, para fazer os exames de ponta de dedo (monitorização), tem seu orçamento comprometido. Tudo isso, combinado com as despesas normais do dia a dia, acaba repercutindo na diminuição do orçamento da família.

A diabetes interfere em todas as esferas da vida do sujeito, por isso, trabalhar com a prevenção seria uma das melhores formas de driblar a triste estatística que temos em relação a essa doença. Assim, faz-se necessária e urgente uma mudança no padrão mental da sociedade, de como a saúde deve ser tratada individualmente e coletivamente.

Atualmente, temos muitas informações sobre como sermos saudáveis, cuidar do corpo, da alimentação e ter uma vida com mais qualidade, mas pouco se segue ainda.

Para alguns, cuidar do corpo e da alimentação é ser *fitness*, estar na moda ou seguir uma filosofia de vida cara, se for calculada com a soma de uma alimentação saudável e uma vida balanceada. Mas, saiba que é possível melhorar os cuidados com a saúde pagando menos do que se imagina, simplesmente mudando hábitos e controlando aquilo que se ingere com cuidado.

O que nem todo mundo para e analisa é que cuidar da diabetes, depois que ela entra em nossas vidas, tem um preço muito mais alto, e é o doente ou sua família que paga a conta por isso. Eu jamais imaginaria que, aos 18 anos de idade, tivesse que começar a pagar um preço tão alto, assim como muitas pessoas que convivem com a diabetes há anos ou que acabaram de ser pegas de surpresa. E esse preço vai além do dinheiro. É algo que estará conosco todos os dias de nossas vidas.

Juntando todos os prejuízos que a doença nos traz enquanto indivíduos, mas também como questão de saúde pública, é preciso estudar novas estratégias de desenvolvimento econômico e social, que nos proporcione uma vida com mais qualidade. Isso só virá a partir de uma conscientização maior das consequências da doença no indivíduo, e como isso afeta a população de um modo geral.

Com certeza, o preço da prevenção de doenças como ela é baixo, se comparado com sua manutenção. Além disso, investir em uma vida mais saudável, mesmo tendo diabetes, pode custar muito menos do que as consequências por negligenciar e faltar com os cuidados adequados da própria saúde.

Acredito que a diabetes só poderá controlar os seus números e parar de evoluir quando tivermos a consciência de que podemos ser saudáveis, tomando o mínimo de cuidado com a nossa saúde no dia a dia, e quando tivermos uma saúde pública que olhe para o indivíduo e não para a doença em massa também.

**Cuide-se!
Sua saúde
é o seu bem
mais valioso!**

Dicas para atingir bons níveis de glicose no sangue:

- Evite alimentos processados e industrializados, eles são baratos e de fácil acesso, entretanto, são ricos em gordura e açúcar refinado, que cooperam para o desenvolvimento da diabetes e para complicações crônicas.

- A atividade física ajuda no controle glicêmico da diabetes e sua prevenção, ou seja, é muito importante para a qualidade de vida, por isso, incorpore em sua rotina pelo menos 30 minutos de atividades físicas.

- Inclua as monitorizações glicêmicas como um pilar de controle da diabetes, independentemente de ser um diabético tipo 1 ou 2, não importa, afinal, as complicações crônicas da diabetes ocorrem devido aos altos índices glicêmicos por longos anos, e atingem a todas as suas classificações.

- A mudança no estilo de vida é a via principal de prevenção da diabetes, invista mais tempo em cuidados com a sua saúde, pois cuidar de si é um dos melhores investimentos.

CAPÍTULO 3

Diabetes não é o meu nome.
Diferenciando a doença da pessoa.

Há vida com diabetes

Se você é uma pessoa portadora de diabetes, talvez tenha se identificado com o título deste capítulo ou, ao contrário, esteja se perguntando, mas, por que "Diabetes não é o meu nome"? Por acaso uma doença tem o poder de alterar a nossa identidade? A resposta para isso é: "Claro que não"!

Nenhuma pessoa portadora de qualquer enfermidade mudaria sua identidade, pelo menos é assim que deveria ser quando o tratamento é direcionado à pessoa e não simplesmente à doença.

Você pôde perceber, ao longo da leitura deste livro, que o diagnóstico de diabetes altera, bruscamente, o modo de vida de uma pessoa, em todas as esferas. Ela chega trazendo tantas mudanças para nossa vida e acaba se misturando com o nosso corpo. Tamanha é a dimensão relacionada entre corpo e doença. Passamos a ser vistos sob o viés da doença e não mais como somos.

Quando temos diabetes é comum chegar na casa de uma pessoa e ela perguntar: "você pode comer isso?" Ou, "eu sabia que você viria e fiz esse prato especial para você". Isso eu vejo, particularmente, como um carinho especial de uma pessoa a nós, é um cuidado que elas têm conosco e isso é maravilhoso. Aí, um pouco sem jeito, nós respondemos que podemos comer qualquer coisa (lógico, com moderação), desde que nossos níveis glicêmicos estejam normais e sob controle.

É muito bom quando temos esse cuidado conosco também. Ou, ao contrário, quando sabemos que não podemos comer aquilo, simplesmente não aceitamos e pedimos desculpas, meio sem jeito, e para não fazer desfeita à pessoa, que tão gentilmente nos serviu algo que não poderíamos comer.

Portanto, infelizmente, quando se trata da medicina propriamente dita, ainda não é assim que funciona.

Ainda somos vistos por alguns profissionais clínicos sob a ótica da doença. Recebemos poucas informações, e tudo isso acontece porque, simplesmente, falta olhar o indivíduo sob a ótica de um ser humano e não apenas da Diabetes Mellitus.

Esse olhar para o nosso ser como um sujeito doente tende a nos deixar perdidos enquanto quem somos. É como se tivéssemos recebido uma ordem de prisão, com a perda da liberdade. Agora, eu preciso ter critérios para fazer escolhas alimentares, controlar a quantidade de carboidratos e açúcares consumidos em cada refeição, monitorar a glicemia, praticar atividades físicas, consultas médicas e ainda carregar um sentimento de culpa, quando não consigo corresponder ao tratamento proposto.

No meu trabalho como educadora de diabetes, muitos pacientes que atendo têm as mesmas queixas que tive, mediante um diagnóstico "curto e grosso": "Você tem uma doença crônica! É doente agora! Tem que se cuidar, senão vai ficar cega, vai morrer, vai ter um membro amputado".

Apesar dessas informações reais, as consequências do mau controle da doença, para uma pessoa que acaba de receber esse diagnóstico é como receber uma sentença de morte, e até pode ser considerado uma agressão mental, quando já se está com estado psicológico devastado.

É preciso muito equilíbrio emocional para "digerir" tudo isso de uma só vez, sem ficar deprimido. Se para o adulto receber uma notícia dessas já é difícil, imagina para uma criança que não sabe a dimensão da doença, principalmente quando seus familiares ficam arrasados com a perspectiva presente de cuidados que devem ter e, ainda, o medo do futuro.

Por muito tempo, eu ruminei dentro de mim a resposta que recebi do médico, quando perguntei se eu poderia comer um pedaço de bolo do meu casamento e ele simplesmente respondeu: "Você agora é diabética, sua dieta será restrita de açúcares".

Eu sequer sabia o que estava acontecendo comigo, meu corpo demonstrava que algo não estava bem, já previa que algo ruim estava ocorrendo e, ao ouvir que tinha diabetes, eu só tinha a informação do senso comum sobre todas aquelas notícias ruins de muitas pessoas que têm o mesmo problema. É quase impossível receber uma palavra de conforto ou de esperança. Tudo o que escutamos é que "nos demos mal" de alguma forma. É como ser um cego em meio a um tiroteio.

No momento do meu diagnóstico, eu simplesmente saí daquela consulta médica com uma receita de insulina nas mãos, com a cabeça confusa, sem saber o que fazer. Meu

futuro, que até poucas horas atrás era lindo e floreado pelos meus sonhos, havia se tornado um pesadelo acordada. Foi um balde de água fria que tomei e mal sabia o porquê.

Os sentimentos que permeiam esse momento são de injustiçado, padecendo de algo que não provocou e vêm muitos questionamentos: por que, justo comigo?

Acredito que grande parte da dificuldade de conscientização venha da dificuldade de lidar com o peso rotulado do diagnóstico, diante da posição de alguns profissionais clínicos que são guiados pelos seus tratados sobre a patologia.

Ao invés de ver como a doença funciona naquele paciente e absorver todo o conhecimento para, a partir dali, melhor tratá-lo e orientá-lo, simplesmente enquadram aquilo que sabem sobre a doença, de forma padrão, em qualquer pessoa.

O que explicaria tamanha inversão do ser humano pela doença?

Hoje, consigo racionalizar e compreender a maneira que vivenciei e vi a doença por anos. Por todo esse tempo, eu estive diante de uma sociedade marcada pelo auge do conhecimento científico e que herdou uma postura profissional que compreende medida, precisão

e objetividade como os únicos métodos existentes para lidar com o doente, mas não com a pessoa.

Falo isso porque, infelizmente, essa mesma sociedade que tem muita informação, mas que conhece tão pouco como cada indivíduo funciona, despreza, substancialmente, a subjetividade humana, guiando o processo de cuidado com a doença e não com o indivíduo.

Somos seres únicos e cada um funciona de uma maneira... E a diabetes pode reagir em cada pessoa de formas diferentes.

Muitos de nós fomos "acolhidos" – apesar de que eu nem sei se poderia nomear isso como acolhimento – por uma equipe multiprofissional, que tem como visão de homem, um amontoado de ossos, carne, sangue, igualado a uma coisa, um aparelho com aparência humana mecanicista de estímulo e resposta, em um momento que, além de informações sobre os cuidados que precisamos tomar a partir dali, precisaríamos também de empatia.

Ver o corpo sem olhar para seus sentimentos e pensamentos é muito desanimador para quem está no processo de adaptação aos cuidados que deve ter com a gestão da DM. Se todos os profissionais que podem nos ajudar a lidar com a diabetes compreendessem o pro-

cesso de luto que um paciente com esse diagnóstico passa, como sua mente recebe essa notícia, o que essas pessoas sabem sobre a doença, de onde vieram, quem cuida delas, talvez entendessem, também, como seria mais fácil orientá-las sob medida, lhes proporcionando o mínimo de dignidade e esperança em seus tratamentos.

Muitas vezes, eu me sentia sozinha, queria ficar bem, mas não conseguia aceitar as condições que agora eu tinha, para viver um pouco melhor do que a situação me convinha. Isso também é relatado por muitas pessoas que atendo e sei exatamente o que elas sentem, pois foi o que eu senti por muitos anos, até entender e superar as más fases que passei.

Nosso corpo passa a ser o centro de tudo, o que torna a caminhada solitária, sentimento de sermos os únicos a estarmos vivendo um momento e, por mais que tenhamos o apoio familiar, parece não ser suficiente, pois os sujeitos envolvidos no processo de controle da doença precisam, além da simpatia de seus familiares, da empatia de alguém que realmente os compreenda.

Por isso, é muito importante se atentar para a singularidade do ser humano, compreender o significado do que é ser diabético enquanto indivíduo, saber como essa pessoa se percebe em um mundo recheado

de limitações que é designado pela doença. Não estou dizendo aqui que todo profissional de saúde tenha que ser um *expert* sobre o lado psicológico dos seus pacientes, mas que, ao menos, pudesse compreender com mais empatia o que significa essa doença na vida de uma pessoa – saber separar doença e gente.

Eu sou uma profissional de saúde e sei que, quando despertamos no outro a vontade de viver e de conviver bem no seu cotidiano, mesmo tendo uma doença crônica, e aprendemos a olhá-la de frente, com informação adequada, força e esperança, as chances de superação são muito maiores. É isso que torna uma pessoa doente em protagonista do seu processo de autocuidado e não como uma condenada à morte de si mesma e de seus sonhos.

Um sujeito que tem atitudes internas positivas se vê e age de forma positiva também. Sua autoestima e a energia para lutar contra qualquer coisa aumentam. Isso o estimula a aprender mais do que pessoas que focam na doença de forma negativa. Para quem convive com um diabético, é indispensável reforçar todo esforço e atitudes em prol dos seus cuidados, endossando a autoimagem de quem está recebendo o elogio.

Uma simples palavra incentivadora ou uma felicitação pelo progresso podem desenvolver uma autoimagem positiva de si, dentro do contexto de vida como portador de uma doença crônica, como a diabetes.

"Para todo game over existe um play again."

(Autor desconhecido)

Se quisermos a mudança, que comecemos a partir de nós!

É muito importante compreendermos a responsabilidade que temos sobre o nosso próprio corpo, razão e sensibilidade. Perceber a existência de um sujeito com corpo sensível e inteiro, mente, coração, instinto e história, mas que, ao receber o diagnóstico de Diabetes Mellitus, teve sua existência afetada nesse todo do seu ser.

Mesmo sendo um portador dessa doença e tendo resultados negativos do seu controle, não deixe para trás a sua história construída e que você deseja construir a partir desse tão indesejado marco. É a vida seguindo, apesar das dores. Somos o principal responsável por ela, os protagonistas da nossa história. É o nosso dever buscar informações, sermos curiosos, nos aprofundarmos sobre a doença e suas influências no organismo.

“A melhor maneira de prever o futuro é criá-lo.”
(Abraham Lincoln)

Há vida com diabetes

Talvez não seja fácil desvencilharmos a nossa mente de como e quem somos a partir de uma doença. Ficamos destroçados, fica tudo misturado, principalmente quando não sabemos direito o que está acontecendo e por que fomos os escolhidos entre milhares de pessoas para sermos acometidos pela Diabetes Mellitus.

Nesse momento, a busca por significados construtivos e não destrutivos é extremamente importante. É hora de repensar como seremos a partir de agora, melhores, mais atentos, cuidadosos, flexíveis, comprometidos conosco, responsáveis com a nossa vida e não, simplesmente, olhando sob a ótica das ciências naturais.

O melhor caminho é sempre rever conceitos, olhar sob uma nova ótica para a situação e compreender que nosso futuro como diabético só estará condenado se deixarmos ela nos vencer. Isso depende de cada um e da maneira como se posiciona com os desafios que chegam na vida.

É preciso caminhar rumo à maturidade como portador de uma doença crônica, submetendo-se a um processo de informações sobre o que significa isso no próprio corpo, como se cuidar e se permitir ao autoconhecimento. O resultado será melhor, diariamente, e o

medo de não conseguir ficará para trás. E aí vêm junto novas experiências, sentimentos e formas de lidar com a doença no cotidiano.

O passado jamais poderá ser mudado, mas o que existe em nossa vida está sempre no presente e o futuro só virá à medida que formos vivendo cada dia, como se fosse o único.

O que eu digo a você é que a diabetes me abalou muito, mas não deixei de viver os meus sonhos e tudo que queria no meu futuro. E é por isso que eu estou aqui escrevendo este livro para você, pois sei que sem a experiência que eu vivi, jamais estaria, hoje, ajudando pessoas como precisei ser ajudada um dia.

Infelizmente, como já contei nos capítulos anteriores, a maioria das descobertas eu consegui fazer por mim mesma, passando por um longo caminho de estudos e autoconhecimento. Hoje, eu praticamente vivo uma vida normal e até com mais cuidado do que muitas pessoas saudáveis. Tenho mais consciência das minhas limitações, mas isso não me paralisa, consigo ver o "outro lado da moeda" e sei que ter qualidade de vida só depende de mim.

Em nossa caminhada, devemos sempre nos lembrar que o ser nos remete a um "traço" ou a um "estado". O traço, por sua vez, nos leva a uma característica inerente ou específica, enquanto que o estado nos encaminha para uma dimensão provisória – estou, não sou.

Ou seja, se fixarmos a ideia de que somos doentes, nossa visão ficará limitada ao nosso estado fixo, que não permite mudanças e aí, realmente, ficaremos passivos à doença. Enquanto que ao termos a visão de estar, somos levados a descentralizar a patologia do nosso "eu" e agir para minimizar as perdas.

O que somos reflete nas nossas atitudes, que descreverão nossas experiências de vida, lembranças e emoções. Tudo isso será retratado pela nossa força de levantar e tentar novamente, todos os dias. Só se consegue caminhar, de fato, quando nossa mente concebe e internaliza que temos uma doença crônica, no entanto, não precisamos ser doentes.

Convido você a refletir sobre tudo o que leu neste capítulo. Como você tem reagido à doença? Como um protagonista da sua história ou uma vítima? As minhas dicas são:

Dicas para expandir sua visão sobre a diabetes:

- Tenha em mente que o maior responsável por sua saúde é você, portanto, reaja, levante, erga a cabeça e invista no seu cuidado.

- Busque informações. Aprofunde-se nas ações de cuidados que seu corpo necessita para controlar a Diabetes Mellitus.

- Fique atento aos seus medicamentos e as reações no seu corpo. Questione o profissional que está cuidando de você, caso não esteja se sentindo bem.

- Não entendeu o que o profissional de saúde disse? Pergunte quantas vezes forem necessárias, até entender;

- Não acredite em tudo o que vê na Internet. Cuidado com as *Fake News*, remédios milagrosos, gente que deu certo com um tratamento etc. Lembre-se, não é porque deu certo com o outro que pode dar certo com você.

E siga adiante, você é mais forte do que imagina...

CAPÍTULO 4

Entendendo como a diabetes reage no corpo. Por que sinto isso? Como posso controlá-la?

Há vida com diabetes

Nosso corpo pode ser comparado a uma máquina fantástica. Ele trabalha para manter tudo em ordem, funcionando bem e, em condições normais, isso tudo de forma automática, sem percebermos. Já imaginou se você precisasse dar um comando ao seu nariz para respirar ou ao seu coração para que ele movimente o seu sangue? Ou, quem sabe, pedir aos seus olhos para enxergarem e a seu ouvido para escutar?

Ainda bem que não é preciso que nenhum de nós fique mandando o nosso corpo agir, pois ele cuida disso sozinho. Só devemos ficar atentos quando algo não vai bem, principalmente quando se tem diabetes.

Perceber o próprio corpo e compreender como a diabetes reage nele é essencial para fazer uma boa gestão de autocuidado. Afinal, se sentimos que algo não vai tão bem dentro de nós, temos que agir, imediatamente, e evitar que algo pior nos aconteça. É nessa hora que o nosso organismo pede a nossa ajuda, pois não age sozinho.

Neste capítulo, eu convido você a conhecer um pouco sobre os caminhos percorridos da diabetes no corpo de um diabético, como forma de prevenção e aumento nos cuidados necessários a partir do momento do diagnóstico. Essas são dúvidas muito comuns que meus pacientes trazem até mim, no processo de educação de diabetes.

Não quero assustá-lo, pelo contrário, quero encorajá-lo a saber tudo o que for possível sobre as consequências da diabetes, para preveni-la e evitar que você passe pelo que eu e tantas outras pessoas passam, por falta de conhecimento adequado sobre as consequências e cuidados dessa doença. E saiba que as complicações só virão se você der poder para a diabetes, se descuidando.

Há vida com diabetes

Diabetes, pelo seu contexto, é uma palavra generalista, porém, plural, quando se trata dos seus vários tipos da doença. Ela se divide em muitas classificações, no entanto, as mais comuns são as da diabetes tipo 1, 2 e gestacional.

Por falta de informações e conhecimento suficientes sobre a doença, muitos acabam não fazendo o controle adequado. Além disso, é comum acreditarem em diversos mitos, sendo os mais comuns sobre as suas consequências como, por exemplo, o determinismo de que ter diabetes é esperar ficar cego ou perder um membro do corpo.

Por isso, não dê ouvidos a quem não conhece tão bem sobre o assunto, pois para a doença chegar nesse estágio crônico, é porque o autocuidado e controle não foram feitos de forma adequada. Afinal, quais complicações são essas? Como se deve ficar atento a elas?

Normalmente, a hiper e hipoglicemia são as complicações agudas da diabetes, sendo intensas, podendo chegar a um estágio avançado se não receber os cuidados imediatos.

Já as complicações crônicas são a retinopatia, nefropatia, neuropatia e cardiopatia, estando em um nível mais grave. Venha comigo e eu explicarei mais detalhadamente, ao longo deste capítulo, cada uma delas.

Complicações agudas e os cuidados para evitá-las

Se você me perguntasse o que incomoda na vivência com a DM, com certeza responderia que são as hipoglicemias, pois já passei por experiências desagradáveis durante crises.

As hipoglicemias são assombros na vida dos diabéticos (confesso que até hoje não me acostumei com elas), devido aos sintomas serem desgastantes para o corpo. Estes causam prejuízos na convivência social, como ansiedade, irritação e impaciência, que desencadeiam, durante as crises, ações que não conseguimos controlar e acabamos magoando as pessoas.

Por isso, uma dica, mesmo sabendo que o desencadeamento daquele comportamento agressivo foi devido à hipoglicemia, é encerrar a situação com um pedido de "desculpas", ou já avisar que está em crise, com frases do tipo: "me deixa quieta por alguns minutos".

As hiperglicemias, por sinal, também têm seus prejuízos na vida social. Um exemplo disso é a falta de insulina que faz o transporte do açúcar presente no sangue, para as células que ficam sem energia. Esse processo é refletido pelo cansaço, fadiga e dores, que levam à falta de ânimo ao participar de atividades sociais com amigos e familiares, devido ao desejo de ficar sempre deitado.

Tanto as doenças crônicas, quanto as agudas, têm seus pesos diferentes, não sendo, portanto, uma menos importante que a outra. Porém, tenha em mente que você pode evitá-las. E, para você entender um pouco melhor a diferença entre uma e outra, a principal dica é que a hipoglicemia é o contrário da hiperglicemia, andam na contramão.

Hipoglicemia ou glicemia baixa:

A hipoglicemia é causada pela baixa de açúcar no sangue, com valores de glicemia abaixo de 70 mg/dl, o que pode ser considerado um desequilíbrio entre as doses necessárias de insulina e o que foi consumido em termos de carboidratos. Embora cada pessoa tenha uma quantidade ideal de insulina no corpo, há uma variação que depende da alimentação que deve ser feita.

Nesse caso, é preciso ficar de olho na dieta prescrita e ter cuidado com atividades físicas intensas após a medicação, pois isso influencia, diretamente, para que haja uma queda brusca na glicemia.

Os principais sintomas da hipoglicemia são: tontura, suar frio, formigamento ao redor da boca, confusão mental, dificuldade para raciocinar, fome, sono, palpitação, perda de consciência e até o coma, se não tomadas as medidas de correção.

Segundo diretrizes da SBD – (Sociedade Brasileira de Diabetes), o tratamento recomendado para correção da hipoglicemia (glicose no sangue abaixo de 70mg/dl) é consumir de 15 a 20 gramas de carboidratos simples e de ação rápida como: uma colher de açúcar dissolvido em água, um copo de 200 ml de refrigerante comum, um copo de suco integral de laranja. Aguarde 15 minutos e verifique a glicemia com exame de ponta de dedo, se continuar baixa, repita a ingestão de carboidratos simples.

A hipoglicemia, em um momento ou outro, ocorrerá no cotidiano da diabetes, poucos diabéticos podem dizer que nunca tiveram uma hipoglicemia. Por isso, é muito importante se atentar aos sintomas para evitá-los, devido ao perigo que envolve uma crise severa em qualquer lugar que estivermos.

Você pode estar dirigindo, trabalhando, fazendo uma viagem ou pedalando e ter uma crise dessas. Imagine o que pode acontecer quando estiver sozinho?

Não quero dizer que agora você não pode fazer mais nada, pelo contrário, pode e muito mais do que pensa. Eu não fiquei limitada, eu dirijo, pratico esportes, mas sempre levo comigo balas, para medidas de correção de uma hipoglicemia.

Tenho grande parte da minha rotina de forma independente, desenvolvo os meus projetos, estudo e digo a você: é possível ter uma vida normal e fazer tudo isso também, só precisa estar atento aos seus cuidados e aos sintomas.

Por isso, conheça o seu corpo, sua rotina, deixe as pessoas mais próximas de você informadas, previna-se e, com certeza, tudo isso irá ajudá-lo em um momento de sufoco.

E, se você que está lendo o livro não tem diabetes, mas convive com um diabético e percebe que ele apresenta estes sintomas e se recusa a consumir alimento com açúcar, insista para que ele faça o exame da ponta de dedo, pois é o meio de confirmar a hipoglicemia e tomar as medidas cabíveis de consumo de açúcares rápidos nessa correção.

Hiperglicemia ou excesso de glicemia no sangue:

A hiperglicemia é o estado em que a glicemia se encontra igual ou superior a 180 mg/dl, conforme determinação da Sociedade Brasileira de Diabetes. Os principais sintomas são: caminhar irregularmente, como se estivesse flutuando; pele pálida e úmida de suor; coração muito acelerado (taquicardia); muita fome e sede; náuseas e sonolência; excesso de urina; fraqueza e tonturas; emagrecimento sem explicação; vômitos e dificuldades para respirar.

A hiperglicemia é o aumento da glicose no sangue e só ocorre quando há deficiência ou falta de insulina no organismo, que pode ser desencadeada por doses incorretas, excesso de alimentação, resistência ao medicamento, estresse, entre outros fatores.

As complicações agudas, hipoglicemia e hiperglicemia podem ocorrer em algum momento, durante os cuidados com a diabetes, no entanto, a meta glicêmica mais próxima do normal é o objetivo principal do tratamento da DM, evitando os altos e baixos índices glicêmicos no dia a dia e, consequentemente, as complicações crônicas.

É difícil manter 24 horas por dia os parâmetros normais, pois de um momento para outro ela pode subir, por isso a importância de fazer as correções. É preciso ter muita cautela, pois a glicemia alta (hiperglicemia), frequente e por um período prolongado, ou seja, se virar rotina, pode trazer complicações crônicas da diabetes.

Por isso, tome cuidados, mantenha uma rotina saudável, pratique exercícios físicos, siga uma dieta regular, faça ajustes da insulina, de acordo com a sua alimentação, durma bem e evite comer muito antes de dormir, não fume e evite bebidas alcoólicas. Tudo isso ajuda a manter uma qualidade de vida melhor e, a consequência é o equilíbrio da saúde, que reverbera para todo o organismo.

Complicações crônicas e os cuidados para evitá-las

Quando não há o equilíbrio dos níveis glicêmicos, consequentemente virão as complicações crônicas da diabetes, causadas devido às altas taxas de açúcar no sangue (hiperglicemia), que danificam as artérias e os nervos, despertando um colapso dentro do organismo.

Diferentemente das complicações agudas, as crônicas, depois de instaladas no organismo, não têm cura. Como nosso corpo é constituído de artérias e nervos, as complicações crônicas podem atingir diferentes órgãos do corpo.

Essas complicações são a retinopatia (patologia/complicações na retina), nefropatia (lesão ou doença no rim), neuropatia (doenças ou problemas no funcionamento dos nervos) e cardiopatia (doenças do coração).

Eu entendo que todos esses nomes podem parecer aqueles laudos que os médicos nos passam com seus diagnósticos e que nós, em primeiro momento, ficamos com cara de "o que é isso, o que significa"? Mas calma, eu vou explicar isso um pouco melhor, principalmente para você, que não está tão acostumado com esses termos.

A retinopatia é uma dessas complicações ocasionadas pela lesão nos vasos dos olhos, devido às hiperglicemias constantes e, infelizmente, a retinopatia é a segunda maior causa de cegueira no mundo.

Outra consequência preocupante é a neuropática diabética, que atinge os nervos periféricos. Segundo diretrizes da Sociedade Brasileira de Diabetes, é uma complicação crônica que merece muita atenção, devido ao fato de ser muito silenciosa e avançar, lentamente, pelo nosso organismo. A neuropatia é responsável por cerca de dois terços das amputações não traumáticas.

A cardiopatia é apontada, também, como uma das maiores complicações e causas de óbitos de diabéticos, sendo uma a cada duas mortes provocadas pela doença cardiovascular. Isso acontece devido à diabetes ser uma inimiga do sistema de encanamento que distribui o sangue pelo organismo e maltrata tanto as artérias maiores, como as coronárias, que abastecem o coração.

A nefropatia é, hoje, apontada como a principal causa de insuficiência renal crônica terminal no mundo. Acomete de 20 a 40% dos indivíduos diabéticos. Isso acontece por uma consequência da hiperglicemia, que obriga os rins a filtrarem o que eles não foram preparados, provocando desgaste até a instalação do quadro de insuficiência renal.

"Mente sã, corpo são"

Não vale a pena expor a riscos e danos o nosso corpo, que decorrem da diabetes mal controlada, não

é mesmo? Fomos ensinados a cuidar do outro e dispensarmos os cuidados conosco. Esse é um grave erro, principalmente quando temos uma doença crônica como a Diabetes Mellitus.

Mas, o que é cuidar para você? O que isso significa?

Para compreender o que é cuidar de si, temos que refletir sobre "o que é o cuidar".

O que eu estou fazendo, qual a proposta de vida que me ofereço todos os dias? Sob qual lente você está olhando a sua vida? A de uma pessoa que quer uma vida saudável, apesar da diabetes, ou a de um doente entregue ao pior dessa doença? As respostas a estas questões serão direcionadas pela percepção e estado de ânimo em que estamos vivendo. É isso que direcionará nosso olhar e prioridade ao nosso bem-estar físico e às nossas necessidades.

O ser humano percorre sua existência sem se preocupar com a saúde, até que o surgimento de uma patologia o obriga a ter que priorizar o cuidado de si.

O processo de viver saudável, sendo portador de uma doença crônica como a Diabetes Mellitus, passa pelo processo de reflexão, disciplina e responsabilidades, aos quais somos obrigados a programar a nossa rotina para que ela faça parte. Isso é preciso, mesmo gerando muitos conflitos.

Claro que o que todo diabético quer é uma solução rápida e definitiva, ou uma norma de cuidados, mas, infelizmente, o "cuidar-se" não pode partir de uma norma estabelecida. Ele tem que ser vivido, sentido.

Seja o protagonista da sua história e não vítima do problema

Acredito que o sucesso de um bom tratamento é oferecer a oportunidade de conhecimento sobre a diabetes, seguido dos cuidados necessários com ela. Mas, infelizmente, não foi assim que aconteceu comigo, pois eu obedecia às orientações médicas, era submissa aos princípios biomédicos, acreditava que somente o remédio, no meu caso, o uso da insulina, era o suficiente, mas não era. Eu não tinha entendido nada, não tinha consciência de onde eu podia chegar com a doença, qual era o meu limite. Simplesmente a ignorava, porque não tinha aceitado ainda que eu tinha uma doença.

Por falta da aceitação, consequentemente, eu não tinha disciplina para implementar mudanças comportamentais e muito menos para lidar com a DM e suas dificuldades. E, claro, não fazia as mudanças necessárias

para conseguir uma boa gestão da doença e transferi a responsabilidade do cuidado da minha saúde para Deus.

Abandonei o tratamento e não fiz as aplicações da insulina. E agora que você já sabe das complicações que a diabetes malcuidada traz, talvez você já tenha a resposta do que tenha acontecido comigo. Claro, entrei no meu primeiro "colapso" com a doença.

Em curto espaço de tempo, três semanas aproximadamente, eu estava no hospital, em estado de emergência, na UTI, depois de uma hiperglicemia que gerou uma cetoacidose diabética.

Para você entender o que é isso, a cetoacidose diabética é uma grave emergência médica que ocorre quando os níveis de açúcar (glicose) no sangue se encontram elevados e ocorre a presença de cetonas no sangue, devido à falta de insulina no organismo. Nesse momento, a reação do corpo frente à falta de energia nas células é usar os estoques de gordura para nutri-las.

Todo o resultado desse processo é a formação de cetonas, que são substâncias ácidas que desequilibram o Ph do sangue, ocasionando uma desarmonia na composição sanguínea, que pode levar ao coma ou até mesmo à morte.

Eu agradeço a Deus pela oportunidade de ter conseguido sair daquela situação. Nunca quero voltar nela, por isso mudei a minha mente e o meu corpo, consequentemente, reagiu de forma mais saudável.

Aceitar que tenho diabetes e que ela faria parte da minha vida foi um divisor de águas e, hoje, convivemos de forma mais harmoniosa, ao ponto de me estimular a escrever este livro e, de alguma maneira, incentivá-lo a ter uma boa relação com a DM.

Por isso, eu digo, cuidar de si mesmo é o melhor que você pode fazer. Se tiver a consciência de que terá uma vida saudável, mesmo com a diabetes, conviverá de forma mais harmoniosa e sem prejuízos nas suas ações cotidianas. Tudo isso é possível e se eu consegui, você também pode. Para isso, só precisa mudar o seu *mindset* e se preparar para viver uma nova história a partir de agora.

Além de tudo o que eu falei neste capítulo, quero reforçar algumas dicas que poderão levá-lo além durante o seu tratamento. Use-as sem moderação!

Dicas para melhorar a sua gestão de diabetes:

- Faça suas refeições sempre nos mesmos horários e siga uma média de consumo de carboidratos para manter bons controles glicêmicos.
- Faça as correções das hipoglicemias de forma correta e não use suas crises para comer todos os doces que estiverem ao seu alcance. Isso é importante para que não ocorra o efeito rebote e mantenha os seus níveis de glicemias sob controle no restante do dia.
- Procure manter uma dieta regular, facilitando a contagem de carboidratos e evite alimentos que não tenha como contabilizar os carboidratos de forma exata para aplicação de insulina. Isso evitará a hiperglicemia, por causa da falta de insulina ou a hipoglicemia pelo excesso de insulina.
- Não caminhe sozinho, o gerenciamento da diabetes pode ser mais fácil quando se tem o apoio de profissionais, familiares e amigos.
- Aproveite essa fase da sua vida para se aprofundar em você, para se conhecer, se perceber.

Mais um pouco de cuidado e logo você perceberá que está ficando cada vez mais forte.

CAPÍTULO 5

Não existe fórmula mágica. Todo dia é dia de recomeçar!

Há vida com diabetes

Recomeçar nem sempre é fácil, pois exige mudança de hábitos e comportamentos que só acontecem ao aceitarmos que, na vida, sempre seremos pegos de surpresa em algo. No caso da diabetes não é diferente – ela chega sem ser convidada mesmo.

Seria ótimo dizer que essa doença pode sumir em um estalar de dedos, ou que é um estado psicológico, mas isso seria um devaneio da minha parte como diabética há 25 anos e, acima de tudo, como profissional especialista no assunto. O fato é que não existe uma fórmula mágica que faça a diabetes desaparecer, o que existe é aceitação do

novo pelo novo e os cuidados para conviver com ela, buscando sempre mais qualidade de vida.

O diagnóstico de diabetes chega alterando os planos do presente e do futuro e, claro, isso desperta várias reações psicológicas, como as que eu dividi com você no início da minha história. Entramos em choque, depois passamos pela negação, pelo medo, pela raiva, e uma tristeza profunda e ansiedade tomam conta do nosso ser e tudo isso desestabiliza a nossa vida emocional.

Todas essas fases de processamento da doença são comparadas à teoria do luto de Elizabeth Kubler Ross que são: negação, raiva, barganha, depressão e aceitação. Você já se percebeu em alguma dessas fases?

A sua percepção é importante para aprender a superar cada fase do luto, até conseguir chegar na aceitação que o levará a ter uma interpretação do ser diabético. Mais otimista e determinado a fazer uma boa gestão da DM, e não ser guiado pelo emaranhado de emoções e pensamentos disfuncionais.

Nada melhor do que tempo e conhecimento para ganhar essa maturidade, se adequar a uma nova realidade e se desvincular da concepção equivocada de que ser diabético é conformar-se na condição de doente. Não! Você tem a doença, mas só ficará doente se não cuidar.

Sei que não é fácil aceitar isso, pois não foi fácil para mim também, mas como eu disse, consegui ressignificar o estado da diabetes em minha vida, no dia em que aceitei que tinha uma doença, mas que não daria poder para ela me adoecer.

Isso também acontece com meus pacientes, após entenderem como podem conviver com a diabetes sendo saudáveis e mais felizes.

Em um dos primeiros pacientes que acompanhei na educação em diabetes, eu tive uma experiência profissional incrível e que guardo com muito carinho.

Iniciamos o processo e suas palavras relatavam a apatia e tristeza em ser diabética, e olha que essa pessoa já tinha o diagnóstico há 12 anos, mas ainda vivia o peso insuportável de restrições, falta de liberdade, medo do futuro e quando pronunciava a palavra “diabetes”, seu olhar refletia a dor de conviver com a doença.

Quando começamos a trabalhar a interpretação que atribuímos à doença, que influencia nossos pensamentos e guia nossas ações, pude sentir um despertar esperançoso para possibilitar aquela mudança de pensamento e ressignificação do viver com diabetes e isso foi maravilhoso.

Na caminhada para a finalização do seu processo de educação em diabetes, eu estava diante de uma

pessoa muito mais otimista e mais experiente em relação à prática de hábitos saudáveis, mudanças que despertaram novos comportamentos e um novo olhar para conviver com a diabetes de forma mais leve.

Ela já não via mais só as limitações, mas as possibilidades de viver bem, sem se sentir escrava da doença. Conseguia se enxergar sem aquele olhar apático do início do processo e, agora, podia contemplá-la com sede de viver bem, esperança, experimentando a cada dia que a diabetes não poderia limitá-la, mas sua mente sim.

Estágios do luto

Passar por todos os estágios do luto é necessário e importante, embora doloroso, assim como quando perdemos um ente querido. No caso da Diabetes Mellitus, o luto vem como uma forma de perda de liberdade e autonomia da nossa saúde.

Como não existe uma pessoa diabética igual a outra, nem sempre todos os diagnosticados passam por todas essas fases, mas é comum a passagem por pelo menos dois deles, negação e aceitação, raiva, ou até mesmo permanecer na negação por muitos anos.

Por isso a importância de discorrermos sobre cada fase, para compreender que o processo de passagem é normal, mas a permanência nele é prejudicial, principalmente se essa fase for a da negação, pois o que vai desconectá-lo do problema em si é a aceitação.

Negação

A negação da doença é um estágio muito comum, mas esses estágios precisam ser vivenciados dentro de um tempo, sem que prejudique a saúde devido ao mau controle, situações que infelizmente são muito comuns.

No meu trabalho nas redes sociais e *blog*, já recebi centenas de mensagens, compartilhando comigo que não aceitam a doença, sentem-se como prisioneiros e vivem com medo do futuro, por não conseguirem ter os cuidados necessários, e esses relatos vêm de pessoas que já têm diabetes há mais de 15 anos.

Normalmente, quando recebo um paciente, o intuito principal dele é ter metodologias para um bom controle da doença, devido ao medo que sente das consequências. É muito difícil implementar mudanças comportamentais quando sua mente não aceita a nova realidade. Desconstruir essa interpretação, conscientizar para che-

gar à aceitação é, muitas vezes, difícil, mas vejo como o pilar que sustenta as mudanças de comportamentos.

Essa é uma fase que tem um mecanismo natural e compreensível, mas também pode ser considerada a mais dolorida e de isolamento. Quando você recebe um diagnóstico de uma doença crônica, incurável, como a diabetes, que exige mudanças drásticas de comportamento, é preciso dizer adeus a sua vida atual e elaborar um novo prospecto para fazer uma boa gestão da doença. É preciso perceber os hábitos que prejudicam o bom controle da doença e ainda fazer mudanças neles.

O processo de negação pode não ocorrer de imediato, como aconteceu comigo, que apesar do choque, segui todas as orientações médicas para o controle da doença e, mesmo assim, seguindo uma disciplina diária de monitorização e alimentação, não conseguia controlar a glicemia.

Comecei a ter resultados glicêmicos altos e, com isso, me sentia frustrada, sem forças. Eu me abati, fiquei oprimida e com um sentimento de fracasso, que me paralisava e não me deixava enfrentar a situação. Minha válvula de escape era a negação, ela era uma saída de emergência, pois era mais fácil negar do que aceitar que, mesmo fazendo tudo certo, às vezes, a diabetes não iria obedecer, pois existia algo a ser melhorado que eu ainda desconhecia.

O peso da disciplina e os cuidados me levaram a abandonar o tratamento. Parei de monitorar as glicemias e fazer uso das insulinas, que resultou em uma cetoacidose diabética e, graças a Deus, não resultou em uma complicação crônica.

Existem situações diferentes que, somadas, podem levar à negação da doença, a começar pela descrição da patologia que recebemos no primeiro contato, antes de falarmos sobre a evolução de tratamentos e condições de viver bem e saudável.

Em alguns casos, recebemos uma visão extremamente pessimista pelo profissional de saúde, que foca suas orientações no resultado final do mau controle, nas consequências crônicas da doença, no intuito de chamar a atenção para a adesão ao tratamento e isso acaba nos afastando da realidade, por causa do medo de enfrentar a situação.

Esse tipo de atitude é uma tentativa infrutífera de incentivo aos cuidados e pode ter o efeito oposto, afinal nosso cérebro sempre trabalha para nos proteger do sofrimento e, quando sentimos medo, pode ser uma opção do nosso cérebro desligar-se, no intuito de nos poupar da dor.

A rotina diária da gestão da diabetes requer informações e mudança no estilo de vida. Acaba gerando um incômodo que nos oprime e, por isso, o nosso comportamento imediato é o de fingir que não estamos doentes e ignorar a doença.

A falta de conhecimento, a vida agitada e estressante, também podem resultar em uma negação. Quando não temos conhecimento da ação da patologia no nosso corpo, nós não nos atentamos aos sinais que o corpo demanda para dizer que algo está errado.

Tudo isso, somado ao descontrole do nosso dia a dia, dificulta a nossa qualidade de vida, incluindo a falta de tempo para praticar uma atividade física e fazer uma reeducação alimentar. E, consequentemente, nos sentimos culpados por não conseguirmos controlar a doença, justificando isso pela falta de tempo e dinheiro.

A Associação Brasileira de Diabetes orienta que as postergações de idas ao médico, alegando falta de tempo, seguir a vida como se a diabetes não existisse e acreditar que ela é uma doença boba, são sintomas que indicam que o diabético possa estar num processo de negação da doença. A negação da DM pode nos tornar amargos, revoltados, frustrados, insatisfeitos, cheios de rancor e de tristeza, que são sentimentos que trazem mais dificuldades.

Aceitar uma condição de vida que não esperamos ou queremos que faça parte da nossa existência é do nosso ser, da nossa história de vida. Parece mais fácil ter um manual de regras nos fazendo o apontamento das consequências, quando não andamos em linha reta e seguir um curso normal na vida.

Mas, seguir apenas os protocolos de cuidados dificulta a reflexão para conscientização e para aceitação interior da nova realidade. Aceitar é reconhecer nossos limites diante de situações inesperadas e inevitáveis, mas encarar a realidade e seguir em frente.

Raiva

A raiva é uma sensação que tem forte interação com o pensamento avaliativo, que surge mediante uma situação indesejada. Mas, afinal, o que é o pensamento avaliativo?

O pensamento avaliativo é o jeito como interpretamos uma situação frente ao acontecimento de um evento externo que nos atinge, como o convívio com uma nova realidade, nos gerando raiva manifesta em nosso comportamento, como por exemplo, os cuidados com a diabetes, suas restrições e disciplina.

É possível detectar um pensamento avaliativo quando ele se manifesta em reações e mudanças físicas. O coração acelera com o pensamento, sente-se a tensão dos músculos e a respiração ofegante, ao pensar o quão injusta a vida foi com você, que agora não pode mais comer seu doce predileto e sempre precisa furar o dedo.

Lamentamos, nos indignamos e reclamamos. "Poxa, essa doença é terrível! Ela me dá raiva!". A partir desses pensamentos, o cérebro percebe suas reações, aumenta a raiva e direciona o seu comportamento para sentir mais raiva ainda, virando quase que uma bomba-relógio, prestes a explodir a qualquer momento. Percebe como os pensamentos avaliativos se tornam um círculo perigoso?

A raiva é um sentimento comum que temos ao sermos diagnosticados com a diabetes, pois ela está diretamente ligada ao nosso mecanismo de defesa. Ela funciona como um antídoto natural contra o medo, mediante um sentimento chamado "coragem" para lidar com a situação desafiadora que é a notícia do diagnóstico.

Ao saber que a nossa vida nunca mais será a mesma, a raiva aparece com tudo. Os primeiros questionamentos que fazemos são: "por que justo comigo?", "o que eu fiz para merecer isso?", "isso não é justo!".

É normal sentirmos raiva mediante algo que não esperamos e não merecemos, não é mesmo? Mas, nesse sentido, a raiva e a diabetes vão andar de mãos dadas por um tempo. Por causa das ameaças do mau controle da doença e o medo constante das consequências, podemos ter esse sentimento.

O problema está na maneira que a expressamos e o que fazemos com ela. A raiva passa a ser um problema quando ela é intensa, gerando agressão e violência ao culpar-se por tudo que ocorre devido à diabetes. Os pensamentos avaliativos se tornam cada dia mais disfuncionais, alimentando a raiva que reflete na disposição de enxergar outras possibilidades de viver bem com a doença.

A raiva de ter diabetes foi um sentimento que dificultou muito a mudança do pensamento avaliativo disfuncional de uma paciente minha, que tinha uma revolta de ser diabética, por sempre ter sido muito cuidadosa com a sua saúde.

Seu discurso era de que sempre teve uma alimentação saudável, praticava atividade física, era focada nos cuidados com a sua saúde e foi diagnosticada com diabetes. Ela sempre finalizava dizendo que "a vida era injusta mesmo". Esse discurso percorreu por muito

tempo, mesmo após termos explanado que a causa da DM 1 não está no ambiente, era uma doença autoimune, não tínhamos como evitá-la.

Até certo ponto, a raiva pode ser considerada normal, afinal somos humanos e a revolta bate, porém, ela não pode se tornar um círculo vicioso e descontrolado. Não se pode ficar "cego" de raiva e esquecer que a sua saúde está em jogo, pois é preciso mudar o estilo de vida e se adaptar à nova realidade que a diabetes exige. Do contrário, haverá prejuízos enormes para o seu controle como, por exemplo, a geração das doenças crônicas, agudas e, ainda, problemas de relacionamento.

Saiba que você pode trabalhar a raiva que sente a seu favor, pois é no momento que ela surge mais forte e nos deixa inconformados, que somos chamados para mudanças. É ela uma das energias responsáveis por impulsionar o indivíduo a sair da sua zona de conforto, modificar pensamentos e atitudes e superar dificuldades encontradas pelo caminho.

O importante é que você faça isso de forma construtiva e não destrutiva, afinal a raiva não pode definir as suas atitudes para lidar com a diabetes. Se achar que alivia, esbraveje, grite, tenha seu momento a sós para liberar essa emoção, mas não se prenda a ela por muito tempo.

Siga em busca do seu autoconhecimento e preparo para ganhar forças e conviver com essa nova realidade. Isso, com certeza, trará a você um grande crescimento e maturidade ao longo do tempo.

Barganha ou negociação

Sabe aquele momento que você percebe que negar não vai ajudá-lo em nada e que ter raiva também não? É a partir daí que começa a fase da negociação. Sim, começamos a barganhar, fazer promessas a Deus, a prometer que vamos ser uma melhor pessoa, mais saudável e espiritual, caso recebamos a cura. Além de inúmeras negociações de mudanças baseadas na fé para sair daquela situação e nos curarmos. É nessa fase que surgem os chás milagrosos, nos quais empenhamos toda nossa fé.

Algumas pessoas, nessa fase, param de tomar a insulina, descuidam-se com a diabetes, acreditando que serão curadas por Deus, ou seja, jogam toda a responsabilidade nas mãos Dele e esperam por um milagre. Assim como eu fiz, muitos terceirizam a Deus os cuidados com a sua própria saúde, cruzam os braços, acreditando na cura pelo ato da fé, até perceberem que não está dando certo.

Nesse momento, surge a descrença em tudo e em todos, até perceber que apenas você e mais ninguém é responsável por sua saúde. Nessa fase pode vir a revolta, a raiva pode aparecer novamente, o sentimento de frustração, a derrota e até a tristeza, mas a realidade logo vem nos lembrar que precisamos mudar as nossas estratégias em relação aos cuidados com a diabetes.

A barganha é a negociação da dor pela perda, e, como diabético, é nesse momento que nossa ficha começa a cair de que algo deve ser feito, se quisermos nos manter saudáveis, embora tenhamos a doença. A negociação deve ser feita com si mesmo, que irá enfrentar a diabetes de frente, sem deixá-lo adoecer. E esse é um passo importantíssimo para aceitar que a doença, a partir de agora, faz parte da sua vida e só você é responsável por controlá-la.

Depressão

A rotina estressante de cuidados com a diabetes, que envolve dieta alimentar e o peso da restrição de alimentos, unidos ao controle intenso das glicemias, são fatores que podem influenciar o desenvolvimento de depressão, principalmente quando se trata de adolescentes que se veem diferenciados do seu grupo,

experienciando, com frequência, emoções de tristeza para se adaptar a esse novo contexto de vida.

A depressão também pode estar presente quando ocorrem as complicações que se desenvolvem pelo mau controle da diabetes, por um longo tempo. Imagine que, muitas vezes, a pessoa não passou nem pelo processo de aceitação da doença e agora precisa conviver com outras que trazem dores físicas intensas, além de ter que fazer o controle glicêmico.

A depressão em diabéticos tende a piorar o controle da doença, além de ser, extremamente, prejudicial à qualidade de vida, pois envolve estar com o físico, psicológico, relacionamentos familiares e sociais abalados, aumentando a pressão relacionada a sua saúde.

É muito importante se atentar aos sinais para buscar ajuda de um profissional, se você perceber não sentir mais prazer em atividades que antes lhe faziam muito bem, alegre e, hoje, perdeu o bem-estar ao realizá-las.

Sentimento de ansiedade frequente, perda de sono ou querer só dormir, não tem desejo de realizar nenhuma atividade, perda de energia, cansaço, sonolência o tempo todo e, principalmente, pensamentos suicidas que emergem o desejo de morrer.

Os sintomas de depressão são muitos, mas o importante a pontuar aqui é que, caso você sinta que não está bem, procure ajuda de um profissional psicólogo. A terapia cognitiva e a terapia cognitivo-comportamental é reconhecida pela efetividade no tratamento da depressão.

A depressão precisa ser tratada, por isso não cabe deixar dicas de como vencê-la. Existem momentos difíceis que todos nós passamos, aqueles que dão vontade de desistir de tudo e em que as forças parecem estar indo embora.

O que deve estar bem claro é que esses são momentos, e não uma rotina em nossas vidas. Ao percebê-los como parte do seu contexto, procure ajuda de um profissional, juntamente com o apoio familiar e amigos. Ter fé em Deus e em si mesmo também são importantes nessa hora. Não se deixe abater pela doença, não podemos deixar que ela nos destrua com nossa permissão.

Vale lembrar que o mau controle da diabetes também desencadeia sintomas que parecem muito com os da depressão, pois o açúcar alto no sangue (hiperglicemia) fará você sentir cansaço para realizar suas tarefas rotineiras, gerando ansiedade e desânimo.

Fui indicada para o processo terapêutico de uma paciente que alegava estar com depressão. Solicitei que

ela me trouxesse o exame ou resultado de hemoglobina glicada na próxima consulta, e me assustei quando vi o resultado altíssimo. Aquele cansaço e apatia eram devido às glicemias altas, açúcar parado no sangue, falta de energia às células que reflete em cansaço, desânimo e ansiedade de se ver naquela condição.

O mesmo pode ocorrer com os sintomas de açúcar baixo no sangue (hipoglicemia), pois as hipoglicemias noturnas frequentes atrapalham seu sono e prejudicam o seu desenvolvimento no dia seguinte. Uma noite de sono mal dormida pode desencadear emoções negativas, que acabam interferindo no comportamento.

Aceitação

Essa é a última fase do luto e, aqui, a pessoa portadora de diabetes começa a encarar a doença de frente e aceitar a perda com mais consciência, pois sabe que não adianta negar mais, nem se revoltar mais e, muito menos, negociar com os outros aquilo que lhe cabe fazer e que também a tristeza e a depressão não são os melhores caminhos.

Na aceitação, a mudança do velho pelo novo está acontecendo, embora de forma dolorosa. Aqui, não se

experimenta mais o desespero e nem se nega mais a sua realidade, pois o que ela quer é "ficar em paz." Durante a aceitação, estamos nos confrontando com nosso modo de ser e agir diante de uma nova realidade com a diabetes, que não queríamos, mas que fomos impostos.

A aceitação de tocar a vida com uma nova rotina para controlar a Diabetes Mellitus ocorre naquele momento sublime em que passamos a olhar para a doença de outra maneira, criando condições para mudar por meio de novas estratégias e ressignificar o nosso modo de viver com a doença.

Não é fácil aceitar que se tem uma doença crônica e conviver com ela diariamente, sabendo que um simples descuido pode nos complicar a vida. É nesse momento que percebemos que sozinhos, às vezes, não iremos conseguir superar todas as fases e os "dias nublados" que a diabetes nos traz.

Buscar a ajuda de um educador de diabetes, um terapeuta ou grupo de apoio que possa nos ajudar nesse processo e nos auxiliar para sabermos lidar e enfrentar a sobrecarga de cuidados com a doença, deve fazer parte das estratégias de gestão da diabetes, afinal, juntos podemos ser mais fortes.

Há vida com diabetes

Quando passamos todos os estágios, da negação até a aceitação, que envolvem a necessidade de acolhimento, mas que também nos causa afastamento, confusões entre autenticidade e inautenticidade, passamos a refletir em nossas ações, comportamentos desconhecidos, que, muitas vezes, nos impedem de ampliar novos horizontes e possibilidades. Ficamos tão presos à diabetes que não conseguimos enxergá-la pelo lado de fora.

Viver um dia de cada vez, reconhecendo que durante a nossa jornada podem surgir novas oportunidades e que é preciso abraçá-las em prol da sua saúde, tendo pensamentos positivos, sem medo do futuro, faz parte da aceitação de que você é mais forte do que a diabetes.

É o otimismo e o significado que damos ao novo modo de viver que produzirá a satisfação, vigor, alegria e coragem de nossos dias. Pode ser que você tenha vivido muitos anos de maus cuidados, mas nunca é tarde para despertar-se e viver o processo de aceitação, ter paciência consigo e com as recaídas. Lembre-se, tudo isso faz parte do seu processo de reconstrução e ressignificação da diabetes. Eu consegui e sei que você conseguirá também.

Dicas para superação do luto:

- Negar que tem diabetes não fará ela desaparecer de você. É um fato, é como é. Querer ignorá-la é como querer que um rio corra na direção contrária. Pode-se ir contra a sua correnteza, remar contra o percurso, mas, ainda assim, ela vai continuar seguindo seu curso normal. Resistir a essa verdade é travar uma batalha contra si mesmo e se tornar um perdedor. De fato, não queremos que coisas ruins nos aconteçam, que adoeçamos, percamos a nossa liberdade, por exemplo. Porém, mesmo contra a nossa vontade, essas coisas acontecem e, às vezes, não vamos conseguir fazer com que elas, simplesmente, deixem de existir, como no caso da diabetes.

- Precisamos entender melhor como lidar com nossas emoções. Segundo Pema Chödrön, qualquer emoção que tenhamos dura apenas 90 segundos. Ela descreve esse sentimento como "Gancho", e explicou ainda que "se você permitir que uma emoção exista durante 90 segundos sem julgá-la, ela desaparece". Nesse sentido, respire fundo quando sentimentos de raiva, revolta, tristeza e abandono surgirem durante o seu dia a dia com a diabetes, restabeleça suas emoções e deixe esses sentimentos irem embora.

- Lembre-se de que o seu luto em relação à Diabetes Mellitus deve ser menor do que a sua vontade de viver. Levante, sacuda a poeira e não deixe que isso o paralise. Pelo contrário, aproveite esse momento para dar um novo significado à sua vida, busque ajuda, se ajude e entenda como você pode ajudar outras pessoas a partir dessa experiência. Aprenda a amar a sua realidade.

- As bases para as ações que temos são as emoções. Os sentimentos que determinarão seu comportamento em positivo ou negativo dependerão da interpretação que você faz do momento, por isso trabalhe com seus pensamentos disfuncionais que alimentarem o comportamento negativo.

Tudo na vida tem um propósito, um que e um por que, encontre o seu! Siga adiante, independentemente do que o espera no caminho!

CAPÍTULO 6

Aprendendo a se cuidar! Os cinco pilares do tratamento da Diabetes Mellitus.

Há vida com diabetes

Depois de tudo que você leu nos capítulos anteriores, deve estar se perguntando: "será que não existe uma forma de me livrar da diabetes?". Eu adoraria dizer que isso é possível, mas, infelizmente, convivo com a diabetes há 25 anos e tudo o que eu já busquei como cura me ajudou apenas a controlá-la. E, como eu disse, aprendi a conviver com ela, diariamente, sem o peso da doença, pois, de toda a minha experiência, posso falar que é o nosso autocuidado, enquanto diabéticos, que faz a diferença.

No meu trabalho como educadora, um dos maiores problemas está relacionado ao cuidar de si, a partir de

uma nova realidade. Muitos pacientes, assim como eu, quando descobri a diabetes, encontram dificuldades para trabalhar a relação de seus cuidados em promover sua saúde e bem-estar, possuem o pensamento centralizado na doença, acham que estão com a vida condenada para adoecer. E, consequentemente, toda a sua energia fica focada na doença e não na saúde.

A experiência focada no adoecer traz à tona, de forma imediata, o desejo de ser curado, como se existissem somente dois conceitos de vida, saúde e doença. Além disso, passamos a tratar o nosso corpo como se ele fosse desconectado de nossas ações diárias, trazendo como herança de pensamento no diagnóstico o pensamento biomédico, que entra em contato apenas com os órgãos, as consequências e não como um todo, o homem em si.

Como eu já disse anteriormente, "o meu nome não é diabetes". Não somos a diabetes, estamos com ela, mas se tivermos os cuidados recebidos individualmente, como ser único e com um corpo único, não iremos adoecer. O foco central da nossa vida deve ser orientado e baseado nos cuidados com nosso corpo e saúde, esse é o despertar positivo que devemos ter, ao sermos diagnosticados com uma doença crônica como a Diabetes Mellitus.

Vivemos em uma sociedade que sua compreensão de saúde é despertada a partir da possibilidade de adoecer e não da prevenção. E quando se adoece, busca-se retornar ao estado de saúde a partir da cura da doença com medicamentos, ideia de cuidados herdada do modelo biomédico, contextualizado e fortalecido na sociedade de consumo.

O modelo de enxergar e explicar o corpo é proveniente das ciências biomédicas e do paradigma mecanicista. Percorreu 14 séculos com suas raízes, ainda no Renascimento, e foi expandido com a visão cartesiana do corpo, como uma grande máquina que, ao adoecer, poderia ser consertada por uma substância específica chamada remédio.

Isso parece uma maneira sutil de pensamento, mas ao percebemos o quanto essa visão de corpo e doença podem prejudicar o autocuidado, centralizando nos remédios a cura da doença, é como se estivéssemos trocando uma peça que está quebrada por outra.

Ao repassarmos o contexto histórico que norteou o modelo de pensamento que temos hoje, para tratar as doenças, fica mais compreensível a relação de cuidados que os portadores de diabetes têm. Baseada apenas na medicalização que, por si só, produz resultados insatisfatórios e gera mais frustração com a doença por parte dos seus portadores. Há uma grande necessidade de novas percepções

de cuidados, desconstruindo a visão de que apenas o remédio é o responsável pelo controle da diabetes.

A história da diabetes movimentou grandes nomes da ciência para se chegar ao controle da patologia. A busca da cura sempre foi e continua sendo um desafio para as ciências modernas.

Existe uma grande expectativa da cura da diabetes por parte dos seus portadores e familiares, e eu também espero que essa cura chegue entre as tantas inovações científicas que estão surgindo. No entanto, atualmente, apenas as mudanças de hábitos antigos por hábitos saudáveis é que ajudarão no melhor controle da doença.

É preciso entender, além disso, que esperar pela cura, centralizando os cuidados apenas na medicalização, não é suficiente para o tratamento da diabetes. Aqui eu quero chamar a sua atenção de que tomar os medicamentos é muito importante, porém, apenas eles não são suficientes, pois saúde e bem-estar vão muito além de ter um corpo medicado.

É preciso trabalhar com cada pessoa de forma individual, assim como cada corpo é único sobre a perspectiva do humano e não da doença, como eu falei anteriormente. É necessário que a saúde pública, e nós,

que temos diabetes, desconstruamos o pensamento mecanicista de tratá-la pela perspectiva da doença, para tratá-la sob a ótica de uma pessoa que precisa fazer a gestão da diabetes e o seu autocuidado de forma individual para não adoecer.

Além disso, é preciso perceber que a responsabilidade por fazer a manutenção de uma boa saúde é nossa, trabalhando, sobretudo, na prevenção das doenças e, principalmente, da DM 2, que tem como causa de diagnóstico o estilo de vida.

Temos que sair do modo automático de ver a doença pela doença e irmos para a essência como um ser humano, que precisa de cuidado adequado, se realmente não quiser adoecer por consequência da diabetes malcuidada.

Infelizmente, não fomos ensinados ou motivados a nos prevenir de doenças e, muito menos, nos cuidarmos independentemente delas. Desde criança, aprendemos que dor se cura com remédios e o médico sempre poderá resolver um problema, uma dor, prescrevendo uma receita como solução.

Entretanto, com a diabetes não funciona assim, pois ela deve ser pensada dentro de várias instâncias consideradas como seus pilares, que são as bases e

colunas seguras que compõem o seu tratamento. Se todos esses pilares estiverem fortalecidos e firmes, os riscos de adoecer tendo diabetes se tornam menores. Do contrário, se esses pilares estiverem enfraquecidos, toda a construção do autocuidado também ficará comprometida. A soma de todos os cuidados e o compromisso com a gestão do tratamento é que trará um resultado eficiente.

A Sociedade Brasileira de Diabetes tem, em suas diretrizes, a importância dos pilares de controle da diabetes, que são: reeducação alimentar, atividade física, medicalização, monitorização e a educação em diabetes. E, eu ainda acrescento que, se todos esses pilares estiverem bem estruturados, podem reduzir, e muito, as consequências da diabetes mal controlada no corpo.

1. Reeducação alimentar para saber fazer boas escolhas alimentares. Comer bem, de forma adequada, considerando os limites de cada corpo;

2. Atividade física como uma aliada no controle da diabetes. Praticar exercícios que o coloquem em equilíbrio com o corpo e mente, com tempo de qualidade para manter a saúde estável;

3. Medicação como parte desse processo, não sendo a única responsável por todo o tratamento. Não basta tomar o remédio e ter um estilo de vida como tinha antes da diabetes. É preciso criar um novo estilo de vida, pautado na nova saúde que se quer ter;

4. Monitoramento que indicará como a medicação, alimentação e atividade física estão influenciando na sua glicemia, permitindo fazer os ajustes necessários para o alcance da meta glicêmica estipulada pelo seu médico.

5. Educação em diabetes. O educador em diabetes orientará você sobre os cuidados com base nos pilares de tratamento e o auxiliará em todas as etapas do seu tratamento para que você ganhe forças e faça o controle da diabetes de forma mais leve e assertiva.

Agora, vou falar um pouco mais sobre cada um desses pilares e espero que, no decorrer da leitura, você possa começar a pensar como implementar cada um deles dentro da sua rotina. Afinal, segundo Sócrates, o grande filósofo, "O segredo da mudança é concentrar a sua energia não na luta contra o velho, mas na construção do novo".

1. Alimentação saudável

A Revolução Industrial trouxe muitos benefícios a nossa sociedade, mas nos distanciou de ações benéficas para com a nossa saúde, sem que nos déssemos conta. O trabalho no campo está cada dia mais distante da nossa realidade, passamos a maior parte do tempo sentados em nossos escritórios, nos movimentamos menos, somando ainda a correria diária que leva a preparações de comidas rápidas, que são processadas com alto teor de gordura e açúcar refinado. O resultado disso são os números crescentes de doenças ocasionadas pela má nutrição e a vida sedentária.

Se você não é diabético e está lendo este livro, provavelmente conhece alguém que é diagnosticado com a doença. O tipo DM 2 é uma das principais causas do aumento do diagnóstico, que tem como fator principal o ambiente ou estilo de vida, que evidencia a nossa forma contemporânea de viver e que, ao mesmo tempo, deve nos alertar para a prevenção da diabetes e bom controle dessa doença.

Nossas práticas alimentares são diretamente ligadas às diferentes culturas e não fomos ensinados a pensar no alimento como fonte de nutrição, mas, sim, no prazer que ele

nos proporciona, independentemente de suas fontes nutricionais. Muitas vezes, comemos de qualquer jeito, porque estamos com pressa e nos perdemos na percepção de fome, saciedade e apetite. Normalmente, não pensamos em nos nutrir de forma adequada e como o corpo precisa.

É necessário despertar em nós que qualidade e quantidade alimentar são imprescindíveis para uma boa saúde. Implementar hábitos de ler rótulos de alimentos para saber sua composição, aderir a alimentos naturais e evitar os industrializados, mesmo que isso seja difícil por causa da fácil acessibilidade e vida agitada que temos. Mudar comportamentos em relação à comida deve fazer parte da reeducação alimentar ou nutrição em diabetes.

Para manter a prática de uma alimentação saudável, é importante contar com a ajuda de um profissional nutricionista, entretanto, existem hábitos que, se incluídos em nosso dia a dia, poderão ampliar a visão de benefícios e malefícios para nossa saúde, mediante nossas escolhas.

Quando o diabético passa por um programa de educação em diabetes, aprende os aspectos da doença, seus cuidados e como fazer uma alimentação saudável, passando a comer de tudo, desde que inclua todos os grupos alimentares.

Ter o cuidado com o que se come é fundamental para o gerenciamento e prevenção da diabetes, pois é impossível conseguir um bom controle metabólico sem uma dieta adequada. Essa dieta deve ser estabelecida a partir de quantidades adequadas, individualmente, de macronutrientes, micronutrientes, fibras e quantidade de carboidratos, especificados de acordo com a idade e o peso.

Aqui, reforço que a dieta de uma pessoa pode ser totalmente diferente da dieta de outra, ou seja, o que serve para "Paulo", pode não servir para "Pedro", pois são totalmente diferentes, com corpos e metabolismos distintos.

Outro cuidado importante é observar produtos que são definidos em seu rótulo como *diet* ou *light*, pois nem todos são indicados para diabéticos, além de possuírem carboidratos e gorduras em sua composição. Muitos diabéticos já devem ter passado pela experiência de ter consumido um alimento *diet* e depois terem os seus níveis glicêmicos aumentados. Por isso, ao comer um chocolate, por exemplo, verifique no rótulo a quantidade de carboidratos e gorduras para fazer o uso correto de insulina e evitar a hiperglicemia.

A contagem de carboidratos é uma terapia nutricional muito eficiente, principalmente para a DM 1 que faz uso da insulina, pois permite flexibilidade para controlar a glicemia

ao ingerir os alimentos. Eu sei que para quem não tem o hábito de contar "sob medida" aquilo que se come, pode ser mais difícil no início, mas é preciso aprender para se alimentar de forma adequada.

A quantidade de insulina necessária para corrigir sua alimentação deve ser estipulada pelo seu médico endocrinologista. Além disso, a quantidade de carboidratos necessários para seu corpo, que leva em conta idade e peso corporal, deve ser avaliada junto ao seu nutricionista, pois os valores da contagem de carboidratos não são uniformes.

No entanto, seu conhecimento sobre a quantidade de carboidratos nos alimentos, o índice glicêmico e açúcares rápidos são informações que auxiliarão nas melhores escolhas, evitando a hiperglicemia ou hipoglicemia.

A dieta do diabético deve considerar as suas preferências alimentares, mas sempre procurando explorar alimentos naturais, verduras, legumes, frutas e, sobretudo, a atenção ao consumo de água. Ainda que a tabela de contagem de carboidratos apresente índices de carboidratos para legumes e verduras, eles não refletirão em um aumento glicêmico ao serem ingeridos, por serem fontes de fibras.

Posso dizer que jamais imaginei que conseguiria me adaptar a uma dieta de comida natural, no entanto, hoje tenho colhido benefícios no controle glicêmico e disposição física e mental. A nutrição comportamental, que trabalha a relação com a comida, foi uma estratégia que me ajudou a fazer escolhas conscientes que poderão beneficiá-lo também.

2. Atividade física

A prática de atividades físicas é uma grande aliada do diabético para o controle de bons índices glicêmicos. Ela influencia na capitalização das fibras musculares, aumentando a sensibilidade das células à ação da insulina, promovendo a absorção de glicose pelos músculos. Além disso, auxilia no controle de peso, controle da pressão arterial e das funções cardíacas.

A ideia da prática de atividade física para um corpo bonito e magro acabou descentralizando a sua importância relacionada à manutenção do nosso autocuidado e bem-estar. Assim, nos movimentamos menos e comemos mais, duas ações extremamente prejudiciais à nossa saúde, mas, principalmente, aos portadores de doenças crônicas, como a diabetes.

Uma das maiores dificuldades que encontro durante o meu trabalho de educação de diabetes é a de

conscientizar as pessoas diabéticas sobre a necessidade de exercícios físicos. Essa mudança no estilo de vida é o fator primordial para o controle da doença. Isso envolve mexer na rotina diária, adaptando ao seu dia a dia, boa alimentação e a prática de atividade física como parte do seu contexto.

Se conseguimos tempo para mais trabalho, lazer, uso de redes sociais e tantas outros hábitos que nos consome e nem percebemos, também podemos reavaliar tudo isso e incluirmos algo que nos tornará mais fortes, ativos, equilibrados e que, além de tudo, é indispensável para nos mantermos mais saudáveis apesar da diabetes.

Você não precisa entrar em uma academia se não quiser, procure uma atividade que lhe traga prazer, inicie com uma caminhada, pelo menos 30 minutos por dia, cinco vezes na semana. Fazendo isso, com certeza, você perceberá os benefícios e terá motivos para vencer a zona de conforto da cama e para acordar 30 minutos mais cedo para caminhar.

Quando eu me lembro que sou muito melhor me exercitando e que isso me traz mais disposição para realizar os meus projetos e evitará, mesmo que seja por um dia, ficar prostrada na cama, sem energia para nada, a minha automotivação me tira da minha zona de conforto.

Aprendi em toda essa trajetória que é melhor ser feliz, do que ser triste, é melhor ser saudável, do que deixar os meus e os sonhos de muitas pessoas irem embora que, pelo meu trabalho, hoje são muito melhores. Praticar atividade física é, sem dúvida, um dos meus grandes combustíveis para fazer tudo que eu preciso fazer e ainda me manter saudável. Vamos lá, comece em pequenos passos e, quando perceber, já terá andado por uma estrada inteira!

3. Medicalização

É importante seguir as orientações médicas e manter os horários prescritos das medicações e aplicações de insulina, não negligenciando ou sabotando o tratamento, inconscientemente, por causa do esquecimento. É comum em diabetes tipo 2 ser orientado que a medicação seja administrada na hora do almoço e, devido aos esquecimentos, o medicamento passa a ser administrado apenas no jantar.

Esse pode ser considerado um sabotador inconsciente que prejudicará o tratamento e influenciará no controle glicêmico, se esse comportamento se tornar quase rotineiro. A medicalização, como já descrita até aqui, é um dos pilares. Não pode ser a única fonte de

cuidados, como você pode perceber ao ler este capítulo. Nenhum pilar de tratamento deve ser visto como categoria de mais ou menos importância, o segredo do tratamento de sucesso da diabetes está em trabalhar a relação de todos os pilares, que contribuirão com muito mais eficácia no controle da doença.

4. Automonitoramento

O monitoramento da glicemia é visto como um raio-x, indispensável ao tratamento da diabetes. Ele direciona o seu médico sobre as atitudes a serem tomadas, permitindo descobertas de quais as relações entre alimentos ingeridos, glicemia alta e atividade física, que podem ser realizadas.

Esse monitoramento ou automonitoramento é feito por meio dos testes de glicemia capilar, a famosa ponta de dedo ou dextro, utilizando uma gota de sangue para verificar a quantidade de açúcar presente, ou por meio de sensores como o *Libre* e outros de monitorização contínua, tais como os das bombas de insulina, que fazem a medição da glicose no líquido intersticial.

Não é só a DM 1 que precisa fazer essa monitoração, mas também a DM 2, pelo menos em dias e horários alternados para se ter uma visão de quais refeições estão

impactando no aumento de seus índices glicêmicos. Fazendo isso, é possível realizar ajustes no tratamento para evitar as complicações crônicas da diabetes.

Existe uma falsa ilusão de que a DM 2 "é menos perigosa", no entanto, o que devemos ter em mente é que para evitar as complicações crônicas da doença, a meta é manter bons índices glicêmicos e, para isso, precisamos ficar de olho nas glicemias em jejum e após as refeições. Isso é possível por meio da automonitorização da glicose no sangue.

A glicemia em jejum, normal, não é a definição para um bom controle. O uso da tecnologia como os sensores são os grandes aliados para um bom controle glicêmico, pois, por eles, tem-se maior probabilidade de se manter os níveis glicêmicos dentro da normalidade e, ainda, diminuir o risco de hipoglicemias. Infelizmente, essa tecnologia ainda tem um custo alto, que impacta no orçamento e manutenção do seu uso pelo portador de diabetes.

Vale lembrar que a utilização de sensores que medem o nível de glicose não dispensam o exame de ponta de dedo, o que acontece é que as picadas diminuem, mas ainda são necessárias.

5. Educação em diabetes

Você já ouviu falar sobre educação em diabetes?

O educador de diabetes ainda tem pouco espaço de trabalho no Brasil, no entanto, em países de primeiro mundo ele faz parte da equipe multiprofissional de cuidados.

Considero a educação de diabetes importante para que todos os pilares tenham suas bases bem estruturadas e se faça uma boa gestão do tratamento da diabetes, uma vez que as pessoas diagnosticadas com essa doença precisam ser bem orientadas desde o início do seu tratamento, para evitarem dores e consequências desnecessárias com o seu impacto, que, inicialmente, é na mente e, posteriormente, envolve todo o corpo.

Para que se possa fazer uma boa gestão da diabetes, é preciso desenvolver comportamentos capazes de resolver problemas, adaptar-se saudavelmente e reduzir os riscos da diabetes no organismo. É comum uma pessoa que acaba de receber o diagnóstico dessa doença não saber por onde começar, assim como eu compartilhei com você ao longo deste livro e, nesse sentido, o educador de diabetes pode ajudá-lo muito.

Nossa sociedade, em geral, carece de informações básicas sobre a Diabetes Mellitus. A educação em diabetes é essencial para ampliar a visão de cuidados por meio do processo de ensino e aprendizagem no contato com o paciente, por isso ela é um pilar muito importante no tratamento.

O educador de diabetes ensinará os detalhes do tratamento por meio de uma didática focada no conhecimento sobre a doença e seus cuidados como patologia atuante no corpo. Também atuará na preparação do indivíduo para fazer a manutenção e o controle glicêmico de forma adequada e, principalmente, no seu processo de passagem de informações para conhecimento e significado da doença na prática, no dia a dia.

Esse profissional tem um papel fundamental na intervenção comportamental, transformação de *mindset* e preparação de estratégias voltadas para alcançar metas de autogestão. O educador de diabetes realiza um trabalho cuidadoso, focado na qualidade de vida do indivíduo portador da diabetes e não na doença.

O controle da diabetes envolve cuidados que são indispensáveis, no entanto, é extremamente importante

analisar e entender, como diabético, o que está sentindo e como está enfrentando seus desafios no tratamento. Ter a mente saudável irá ajudá-lo a conseguir o melhor controle da doença.

Como educadora de diabetes, percebo que a cada dia que consigo fazer pequenas alterações na rotina dos meus pacientes diabéticos, reafirmo a importância da educação em diabetes e o fato de que não podemos lutar contra o inimigo, quando não conhecemos a sua força. A estratégia de educação permite ao diabético explorar todas as temáticas que envolvem ações de controle e conhecimentos sobre a diabetes em seu corpo.

Por muitos anos, eu achei que tinha diabetes devido ao meu emocional e quando descobri que era uma doença autoimune, meu interesse em buscar conhecimento aumentou ainda mais. Por isso, procuro sempre estudar sobre os assuntos que enriqueceram meu controle e me permitiram prestar um bom serviço como educadora.

Sei o quanto é difícil lidar com a gestão da diabetes, diariamente, mas infelizmente o mau controle poderá somar à sua rotina, como diabético, outras doenças

que dificultarão ainda mais a sua vida ou até mesmo acabará com ela, como falei ao longo deste livro.

Eu convivi com pessoas lindas que partiram desta vida muito cedo, por não acreditarem nos problemas que a diabetes mal controlada poderia causar-lhes, e ainda ouvi de uma delas uma frase que me marcou muito: "Eu nunca imaginei que a diabetes poderia me deixar da maneira que estou hoje".

Infelizmente, em decorrência da diabetes, minha prima querida partiu cedo demais, devido a uma complicação crônica cardíaca. Isso me desapontou muito na época, afinal nunca estamos preparados para perdermos as pessoas que amamos, ainda mais quando elas têm uma vida toda pela frente.

Por isso, busque forças e ajuda para lutar por qualidade de vida. Não desista! Hoje você tem a possibilidade de contar com ajuda profissional que o auxiliará nessa caminhada e eu espero poder ter contribuído com este livro, que tem um significado muito especial para mim, pois retrata não apenas a minha história de superação, mas, sobretudo, serve como um instrumento em suas mãos para conduzi-lo a uma vida saudável, mesmo sendo portador de diabetes.

"A educação em diabetes não é somente parte do tratamento da diabetes, é o próprio tratamento."

(Eliot Joslin - 1930)

Eduque-se! Vença! Suba mais um degrau...
Estou aqui para ajudá-lo a seguir em frente...

CAPÍTULO 7

Desejo x necessidade. O poder de nossas escolhas!

Há vida com diabetes

Como seria se você acordasse um dia e percebesse que está saudável, mesmo tendo diabetes? Convido você a pensar nessa possibilidade, pois ela pode ser real e se o trouxe até este capítulo, saberá que pode ter diabetes, mas que essa doença jamais o terá, desde que você se cuide bem. E se cuidar depende da mudança de hábitos diários.

A grande dificuldade para começar uma nova rotina com a diabetes está intimamente ligada por dois sentimentos distintos, mas que caminham muito próximos:

nossos desejos e necessidades. Somos influenciados, socialmente, o tempo todo a consumir aquilo que não precisamos e não podemos, por puro prazer. O *marketing* das coisas estimula e alimenta os nossos desejos e, ao mesmo tempo, nos distancia de avaliarmos, verdadeiramente, as nossas necessidades.

Ao falarmos de desejos e necessidades, precisamos, primeiro, compreender que são sentimentos opostos, que misturamos para atender hábitos já estabelecidos e que, muitas vezes, são nocivos para nós.

Imagine que você tenha uma reunião decisiva no seu negócio e está dirigindo seu carro normalmente e, de repente, acaba a gasolina antes de chegar ao seu destino, que está a 10 quilômetros. Você olha adiante e está a dez metros de um posto de gasolina, só que nesse posto o combustível está 50% mais caro do que no posto de gasolina que você tem o costume de comprar, que fica a 20 quilômetros de distância.

O que fazer nessa hora? Comprar mais caro no primeiro posto ou buscar gasolina em um galão a 20 quilômetros? Certamente, o seu desejo seria o de buscar a gasolina no posto mais barato, porém, analisando o fato de que você vai se atrasar para a reunião e ainda terá que gastar com um deslocamento

até o seu destino, não lhe restará outra solução a não ser comprar a gasolina mais cara.

Essa é uma analogia que podemos trazer para a necessidade ao cuidado com a diabetes, ou seja, sabendo que você foi diagnosticado e que seu corpo a qualquer momento pode entrar em um colapso, caso ele não receba a insulina ou medicação oral, não sejam praticadas atividades físicas e que a glicemia não seja monitorada, qual é a chance de você chegar a ser saudável sem se prejudicar?

O desejo é uma aspiração, querer, vontade, expectativa de possuir ou alcançar algo. A necessidade é a qualidade daquilo que precisamos, é algo inevitável, ou seja, aquilo que é indispensável para a nossa vida.

Um exemplo disso é que necessitamos de alimentos nutritivos para o nosso organismo e optamos por *fast-food* ou doces, que nos impedem de ter os níveis glicêmicos controlados. Necessitamos de água, mas desejamos refrigerante. Optamos por dormir, quando, na verdade, deveríamos praticar atividade física.

As necessidades podem ser satisfeitas, mas os desejos nunca. É uma análise difícil de ser implementada em nossa rotina para fazer escolhas, principalmente nas escolhas alimentares, afinal as doenças crônicas crescem a cada dia, devido à má nutrição.

Nossa sociedade está adoecendo por causa da confusão de liberdade em suas escolhas alimentares, sedentarismo e uma vida conturbada, cheia de compromissos e pouco tempo para investir na qualidade e bem-estar no seu dia a dia. Aliada a isso tudo está a incapacidade de refletir de forma real sobre as necessidades do corpo, mediante nossos desejos imediatos.

Os nossos desejos nos levam à falsa sensação de liberdade e faz parte da natureza humana. Liberdade esta que acreditamos ter, mas que nos prende a situações, grandes riscos e consequências lamentáveis para a nossa saúde. Infelizmente, para quem tem diabetes, a visão de ser livre e agir da maneira que quiser custa um alto preço.

A necessidade é de disciplina para fazer a gestão de diabetes com sucesso, para isso, adequar as escolhas alimentares, fazer a monitorização adequada, anotar, tomar medicamentos nos horários corretos, tudo isso é necessário e é o que nos dará a liberdade de conduzir a nossa vida de forma saudável, mesmo tendo diabetes.

Ser livre consiste em adequar a vida a cada momento, mediante as nossas necessidades. É conhecer a si mesmo, pois quanto mais nos conhecemos, nos

tornaremos mais conscientes para lidar com todos os nossos conflitos, limites, restrições, disciplina e necessidades. Só quando nos tornamos gestores da nossa vida, racionalizando e refletindo sobre nosso contexto, é que exerceremos a nossa liberdade.

Jean Paul Sartre (1905-1980), filósofo do existencialismo, já dizia que:

“O homem está condenado a ser livre.”

Para ele, o homem é responsável por sua existência, devendo se equilibrar entre suas escolhas e as possibilidades de realizações.

O problema não está em desejar e estar livre para algumas escolhas fora das nossas necessidades de vez em quando, mas, sim, em estar vinculado ao desejo, a ponto de ele sobrepor as nossas necessidades de gestão da diabetes, pelo fato de termos nos tornado reféns daquilo que desejamos. Se eu não consigo decidir entre as minhas necessidades e desejos, que liberdade é essa que aprisiona? Você já parou para pensar?

Nós, diabéticos, somos chamados a ter uma responsabilidade por nossas escolhas, de forma consciente para beneficiar a nossa saúde. Quando me rendo ao meu desejo de ficar deitado e não me atento à real necessidade do meu corpo de praticar atividade física, quando necessito seguir as orientações médicas nos horários pontuais da medicação e não o faço.

Quando eu preciso seguir com um bom controle glicêmico, mediante as monitorizações para ter um mapa para a equipe de saúde tomar as melhores alternativas de tratamento e não faço, ou quando eu preciso seguir uma dieta balanceada, mas rejeito. Qual sentimento está direcionando a nossa vida? Ser guiado pelos nossos desejos é escolha ou escravidão? Quem está no controle da situação?

Para evitar as complicações crônicas da diabetes, é necessário, antes de tudo, dar um novo significado

à existência na condição de diabético. É essa mudança de *mindset* que nos fortalecerá para a disciplina e consciência de que somos responsáveis por nossas escolhas e olhar para o objetivo da saúde, a fim de fazer um bom controle sobre a doença, extrapolando o limiar dos cuidados do corpo físico e crescendo em expectativas de conquistar, a cada dia, uma vida extraordinária, mesmo sendo diabético.

Se eu te perguntasse, hoje, o que precisa ser feito para você fazer uma boa gestão da diabetes, talvez você dissesse que sabe, mesmo que o conhecimento fique aquém do que realmente precisaria ser feito. Mas, teoricamente, eu também teria a resposta que para a boa gestão da diabetes seria necessário seguir com uma alimentação saudável, tomar a medicação, praticar atividade física e fazer a automonitorização.

Mas, e na prática, o que tem sido feito verdadeiramente? Não importa se você é portador da DM 1 ou DM 2, ou de qualquer outro tipo de diabetes, o que realmente você tem feito pela sua saúde? Por que você sabe o que precisa fazer e não faz?

É claro que, orientar sobre os cuidados para um bom controle da diabetes e a adesão ao tratamento, ainda con-

tinua sendo um grande desafio para as equipes de saúde, que busca por meio de informações técnica sobre a doença, trazer consciência da responsabilidade de cuidados e disciplina, com foco no controle da doença no corpo físico.

Com isso, desconsidera-se a compreensão do diabético na sua individualidade, dentro da sua dimensão física e emocional, o que impede a integração entre razão e emoção para atingir as metas e objetivos do tratamento, impossibilitando a mentalidade de que é possível ter diabetes e não ser doente, como já abordei em capítulos anteriores.

Para uma boa adesão ao tratamento é extremamente importante o processo de educação sobre a doença, dentro do contexto físico, mental e emocional. Afinal, para instituir uma nova rotina adequada aos pilares do tratamento é necessária a mudança de hábitos que, muitas vezes, estão arraigados culturalmente e fortemente relacionados com o estilo de vida. O novo *mindset* do diabético deve ser voltado para analisar, refletir, usar sua capacidade mental e emocional para fortalecer o seu tratamento.

Freud já dizia que "todo ser humano sabe o que é melhor para si, mas o grande problema é a diferença entre saber e fazer". Sabemos o mínimo que precisa ser feito para ter uma boa gestão da doença, entretanto, saber o que precisa ser feito não é suficiente para lidar com ela.

Neste livro, você aprendeu até aqui todos os cuidados que deve ter com a diabetes e com a nossa era da informação e do conhecimento. O que mais temos são informações capazes de ampliar a nossa visão acerca de determinado assunto. Mas, são apenas informações, ou seja, nada poderá ser feito se você não as utilizar a seu favor. O fato é que o número de novos diagnósticos de diabetes e as consequências de mau controle da doença crescem, consideravelmente, a cada dia.

Ter conhecimento, mas não colocá-lo em ação é como viver em círculos e não sair do mesmo lugar. Eu poderia estar escrevendo sobre as disciplinas necessárias, passos para controle da diabetes, milhares de artigos com a temática, mas se não houver o fortalecimento mental, quebra de barreiras e limites de quem está lendo, essas informações não serão transformadas em ação. Seriam meros cuidados e malefícios da diabetes, que estariam sendo lidos.

As maneiras que interpretamos o viver com diabetes têm relação direta da interpretação que fazemos dos acontecimentos a nossa volta. O responsável por essa interpretação de mundo é a nossa mente e a nossa história de vida, que dá sentido às situações que nos ocorrem.

Quando entendemos que o nosso fortalecimento mental é extremamente importante para ressignificarmos

os nossos pensamentos e atitudes e abrirmos para novas oportunidades, estaremos prontos para lidarmos com a Diabetes Mellitus, assim como ela é em cada um de nós.

"Penso, logo existo."
(René Descartes)

Somos seres pensantes e isso nos torna diferentes de todas as demais espécies, pois nos dá o poder de escolhas. Isso equivale dizer que aquilo que pensamos e sentimos, podemos fazer. Você sabia que a nossa mente se relaciona com nosso corpo o tempo todo?

Observe que, quando eu penso em bater palmas, minhas mãos respondem batendo palmas ou quando eu me aproximo de algum perigo, meu corpo responde com fuga. O primeiro sinal de rejeição ao tratamento da diabetes começa em nossa mente e, com isso, as barreiras

vão crescendo também, de forma inconsciente. A consequência é que a doença vai evoluindo e minando a nossa capacidade de lidar diariamente com ela.

Diante disso, alterar comportamentos estabelecidos se torna uma necessidade básica que precisa ser trabalhada dentro de uma dimensão mental e física, que nos permita ampliar a nossa visão, para conseguirmos romper com os limites que a nossa própria mente nos estabelece para fazer a gestão da diabetes.

A maneira como eu me vejo como diabético terá grande influência nos resultados positivos ou negativos dos cuidados com a doença. Os pilares de controle da diabetes só serão estabelecidos na rotina mediante a disciplina diária e reflexão sobre as necessidades do nosso corpo e dos nossos desejos. Por isso, a importância de se trabalhar a representação mental do que realmente é necessário ou que não passa de um desejo.

Meu desejo é ver você bem, saudável, feliz e com esse mesmo desejo. Meu desejo é que o seu desejo seja por aquilo que lhe fará bem, que é necessário para você ter mais qualidade de vida. Para isso, é uma necessidade, a partir de agora, que você comece a colocar tudo o que eu orientei neste livro em prática.

Dicas para ajudar você a focar nas suas necessidades de autocuidado:

• Analisar e entender como você está se sentindo e enfrentando seus desafios diários no tratamento da diabetes irá ajudá-lo a fazer o melhor controle da doença, além de deixar bem claro que nós temos a autoridade sobre as nossas ações e desejos.

• Não pense muito no que precisa ser feito, ao despertar o relógio mais cedo para fazer atividade física, pule da cama, pense rápido no benefício que ela irá trazer para você. O conflito ocorre pela incapacidade de adaptação, ou seja, nosso corpo é adaptável. Insista em manter as disciplinas, até que virem rotina.

• Sempre se pergunte: o que estou fazendo hoje está me levando a mudanças? Ou tem me prendido e trazido desconforto?

Siga em direção ao seu melhor, se permita ser melhor do que ontem. Existe uma vida inteira esperando por você! Mude seu mindset!

CAPÍTULO 8

Mudança de *mindset*. O despertar para uma nova história!

Há vida com diabetes

Saúde. Não é isso que todos queremos? Não queremos ser saudáveis só de vez em quando. Queremos ter energia suficiente para realizarmos os nossos sonhos, conquistarmos os nossos objetivos e seguir a vida de forma plena. A verdadeira plenitude de uma pessoa, independentemente de ter uma doença como diabetes ou não, é estabelecida por hábitos saudáveis.

Essa é a mais pura realidade, mesmo que não nos damos conta disso em algum momento da nossa vida, justamente por levarmos a vida de forma automática, muitas vezes.

Tenho certeza de que você já compreendeu, ao longo da leitura deste livro, que não escrevi apenas para passar conhecimento, apesar de que isso fará muita diferença no seu convívio com a diabetes. Acima de tudo, este livro retrata a história da minha vida e fatos relacionados de vidas que, assim como você, têm a oportunidade de serem felizes, independentemente da Diabetes Mellitus.

Este livro nasceu quando escrevi a minha monografia da pós-graduação em educação em diabetes. O tema discorrido até aqui veio dos meus questionamentos sobre as dificuldades de adesão ao tratamento da DM, da minha própria experiência como diabética e do trabalho que realizo com meus pacientes.

Meu questionamento partiu do princípio de que, como alguém, sendo portador de uma doença crônica que dispõe de terapias eficazes para o bom controle, se recusa a seguir com o tratamento?

Ao aprofundar-me nos estudos a partir da pesquisa de campo feita com grupos de diabéticos, pude perceber que a falta de conhecimento sobre a diabetes é uma das dificuldades de adesão ao tratamento. Além disso, atualmente, não é raro no meu trabalho, como educadora em diabetes,

esclarecer uma dúvida básica e extremamente importante para o bom controle da doença. Visto que, na presença de uma doença, é essencial um conjunto de conhecimentos sobre a mesma, conquistando, assim, habilidades para lidar, diariamente, com a sua gestão e limitações.

Eu mesma, durante anos, descrevi que eu tinha "Diabetes Emocional" por ter descoberto a DM 1 num período de muito estresse em minha vida. E, quando me apoderei do "ser diabético", pude buscar mais informação e perceber que o conhecimento e autoconhecimento são as estruturas que sustentarão uma boa convivência com a DM, desde que sejam bem utilizados.

Também foi a partir desse conhecimento, que descobri que não existe "Diabetes Emocional". O fato é que a diabetes pode ser desencadeada a partir de um período de estresse ou ansiedade, ou seja, o estresse pode desencadear a diabetes, desde que haja uma predisposição ao seu desenvolvimento, mas não é a sua causa.

Segundo a Sociedade Brasileira de Diabetes, os tipos conhecidos da doença são de caráter hereditário, étnicos, sistema imunológico e a destruição das células beta pancreáticas (como no meu caso). Por fim,

o estado emocional de uma pessoa não é capaz de desenvolver uma doença como a diabetes.

Mesmo com tantas informações sobre a doença, a falta de adesão ao tratamento é, hoje, um dos maiores desafios para os profissionais de saúde. Por causa desse cenário, a temática de pesquisa para elaboração da minha monografia foi "Como é ser diabético". Isso abriu espaços para compreensão do papel do médico como orientador do processo de autocuidado, mas, acima de tudo, cabe ao diabético ser o administrador de todo o processo.

Ou seja, mesmo que o médico e a equipe multidisciplinar orientem sobre tudo o que precisa ser feito, ainda cabe ao diabético a aceitação de novos hábitos. Nesse sentido, trabalhar o empoderamento e autorresponsabilização do portador de diabetes, a fim de que ele viva de forma saudável, é indispensável para que o tratamento tenha sucesso.

Compreender que a pessoa é diferente da doença faz parte do processo de conscientização e superação das dificuldades que, muitas vezes, são subjetivas por estarem relacionadas mais ao "não estou preparado psicologicamente para ter uma doença", do que ter a doença propriamente dita.

Aproximar-se do contexto e acolher a pessoa diagnosticada com a diabetes é de fundamental im-

portância para nós, como profissionais multidisciplinares que apoiam o diabético em sua luta diária. Luta essa que, muitas vezes, passa a ser até existencial quando parte do princípio do adoecer.

Quando é difícil controlar as emoções, o que fazer?

Por meio da bibliografia e de pesquisas de campo sobre como ser diabético no dia a dia, foi possível perceber as dificuldades de controlar emoções negativas de raiva, medo e tristeza, que envolvem o contexto do diagnóstico de uma doença crônica como a Diabetes Mellitus.

Como portador da doença, vem à tona todos os tipos de pensamentos que são bombardeados por um turbilhão de questionamentos, principalmente os que envolvem limitações como "será que vou conseguir, não vou mais poder fazer isso ou aquilo, que raiva de ter essa doença".

Você já parou para pensar que, entre as quatro emoções básicas de raiva, tristeza, medo e alegria, as três emoções negativas são as mais presentes no cotidiano do diabético?

Isso acontece porque se insiste em reforçar, diariamente, pensamentos negativos por causa do medo de enfrentar e lidar com a doença e, consequentemente, a raiva está presente na maior parte do tempo.

Eu já tive contato com diabéticos com mais de 20 anos de diagnóstico, que descreveram a doença como uma "desgraça", ou seja, esse processo ocorre para os novos diagnosticados, mas pode acompanhar a rotina do diabético por anos, pela falta de aceitação da DM, como falamos no capítulo de estágios do luto.

Se tratando de todo o processo que envolve emoções, pensamentos e comportamentos, não basta falar quais as ações a serem tomadas, é preciso gerar nessa pessoa força e combustível suficiente para enfrentar todos os obstáculos e lidar com as mudanças de hábitos necessárias que envolvem todo o tratamento.

Somos seres complexos e mudar hábitos é algo difícil para nós. Até as mudanças mais simples, singelas e imediatas se tornam um desconforto, muitas vezes.

Somos formados pela soma de influências biológicas e dos nossos familiares, além da cultura que temos, entre outros fatores que interferem na maneira que interpretamos o mundo. Tudo isso direciona nossa mente e nos acompanha ao longo de nossas vidas. O que somos hoje é resultado do que acreditamos e

que a nossa mente estabeleceu a partir das ideias que criamos como verdades absolutas e convicções que nos governam, sejam elas benéficas ou maléficas.

Nossos sentimentos, pensamentos e comportamentos estão inter-relacionados, influenciando uns aos outros, e os padrões de pensamentos racionais ou irracionais, chamados também de crenças, nos acompanham desde a nossa infância. Essa é uma poderosa lente de interpretação, que podem distorcer os significados dos acontecimentos a nossa volta.

Um exemplo para melhorar a sua compreensão é quando uma pessoa vê a diabetes como uma "desgraça". Seus pensamentos são centrados na raiva de ter a doença, restrições alimentares, exclusão por não participar de uma mesa farta junto com sua família, o prazer de comer seus doces quando e quanto quiser.

Odeia academia, então não vai conseguir praticar atividades físicas (nem pensa em outras possibilidades, como uma caminhada, natação, entre outras). Perdeu a sua liberdade, enfim, a doença é muito ruim e limitante. Essa pessoa, em função do pensamento desadaptativo e inflexível,

possivelmente, experimentará doses maiores de raiva e medo das consequências crônicas da DM. Evitará ter contato com os assuntos relacionados a diabetes e, infelizmente, muitas dessas pessoas até escondem a doença.

O resultado desse padrão de comportamento é uma crença limitante, que resultará em negligência com a doença, por não aderir ao tratamento. As consequências são glicemias altas, falta de energia, cansaço, irritação e cada vez mais a crença de que a diabetes é uma doença difícil de controlar.

Esse sentimento, com o passar do tempo, vai crescendo e aumentando o desejo de se afastar da doença. Negação é um cenário prejudicial, pois as chances de desenvolver outras doenças crônicas derivadas do mau controle são grandes.

Mas, também, temos o poder de direcionar as nossas atitudes a partir de um novo fato, afinal, quem estará no controle de tudo que acontece na nossa vida, se não for nós mesmos? Precisamos ser os protagonistas da nossa história, mesmo que ela venha ao contrário dos nossos desejos, daquilo que criamos em nossa mente como uma vida perfeita.

"Transformai-vos pela renovação da vossa mente, para que experimenteis qual seja a boa, agradável e perfeita vontade de Deus."

Romanos (12 : 2)

Você já ouviu alguém dizer que quer muito mudar, mas ao ser questionado se deseja modificar seu agir, pensar, ele não sabe o que quer mudar realmente?

Como eu disse no capítulo anterior, os cuidados que envolvem a doença vão muito além da sua medicalização, eles precisam ser feitos no estilo de vida e isso é de extrema importância para que se conviva bem com a diabetes.

Jamais conseguiremos fazer qualquer tipo de mudança num piscar de olhos, mesmo com um manual de regras e disciplinas em mãos. Você pode ler este livro, saber todas as informações sobre o seu autocuidado, ver exemplos de pessoas que convivem bem com a diabetes apenas se cuidando melhor, mas, cabe apenas a você entender que essa mudança é necessária para o seu bem. São seus novos hábitos que direcionarão você para o caminho de uma vida mais saudável.

Mesmo que não seja fácil fazer mudanças de hábitos para controlar a DM, o diabético sabe que não quer adoecer e sofrer as consequências da doença. Se você sabe que pisar em um buraco pode virar o seu pé ou, talvez, por não conhecer a profundidade do buraco pode se machucar gravemente, então, por que pisaria nele?

Assim também é com a diabetes. Se você sabe que se não cuidar dela terá problemas graves em sua saúde e não tem alternativa, por que não cuidar de si mesmo, uma vez que só lhe resta fazer isso?

Para reduzir o sofrimento de ser um portador de diabetes, é preciso cuidar de crenças limitantes que bloqueiam os pensamentos e geram a incapacidade de não conseguir se adaptar aos cuidados com a doença.

Infelizmente, não fazemos tudo que gostamos, apenas nos adaptamos às situações para continuarmos vivendo bem. Tudo bem que diminuir o consumo de doces, carboidratos, ter que fazer atividade física, buscar conhecimento sobre a diabetes e monitorar a glicemia com frequência pode não ser tarefa fácil no início, afinal, não queremos ficar presos a isso, temos mais o que fazer, não é mesmo? Mas, só existe um fato importante nessa história: sem saúde, não iremos fazer tanta coisa que precisamos fazer.

Sem saúde não vamos para lugar nenhum, não somos absolutamente nada. Não vai adiantar ter tanto dinheiro guardado ou nada de dinheiro, não vai adiantar trabalharmos todos os dias, arduamente. Não vai adiantar ter o melhor carro, as melhores roupas, os melhores amigos do mundo, se não tivermos saúde. É ela que

nos dá força e a energia necessária para construirmos os nossos sonhos e vivermos ele de forma plena.

Você não é obrigado a mudar de hábito se não quiser, a escolha é sua. Mas, se quiser continuar tendo saúde apesar da doença, conseguirá fazer isso muito bem. Sabe aqueles anos sabáticos que algumas pessoas tiram pelo menos uma vez na vida, para repensar seus valores, o curso de suas vidas, desapegarem-se de bens materiais, aumentarem a sua espiritualidade, respirarem e colocarem a mente em ordem? Talvez seja isso que um diabético, quando acaba de receber o diagnóstico da doença, precise fazer.

Parar tudo por um tempo e reorganizar a sua vida, para se adaptar a uma nova realidade com mais leveza. Isso, com certeza, o ajudará a rever possíveis dificuldades para realizar inúmeras mudanças, ao mesmo tempo em que devem fazer parte de sua rotina.

Tudo muda quando alteramos a nossa mentalidade

A dificuldade enfrentada pelo diabético é a mesma para todos aqueles que precisam implementar mudança de comportamento para alcançar um objetivo. Afinal, nos acostumamos com a nossa zona

de conforto, nossas rotinas e, mudar a direção da nossa caminhada exige esforço.

Os estudos das psicologias e grandes filósofos, ao longo dos anos, se debruçaram com afinco para encontrar recursos eficientes para trabalhar as mudanças comportamentais, diante da dificuldade que o processo terapêutico encontra para promover mudanças de comportamentos que proporcionem bem-estar físico e mental.

Para desenvolver autoconhecimento e empoderamento diante da diabetes e que se tenha uma vida extraordinária, é imprescindível distinguir entre pensamentos, sentimentos e a própria realidade. Pensar e sentir são diferentes, embora, muitas vezes, utilizamos as palavras "pensar" e "sentir" como sinônimos.

Quando eu faço uma avaliação diária dos meus pensamentos automáticos negativos, eu começo a ter consciência da existência deles. Esses pensamentos automáticos se tornam um padrão habitual e inconsciente, por isso a dificuldade de percebê-los.

Segundo o modelo cognitivo, a maneira que vemos o mundo e o estruturamos é responsável pelas nossas emoções e comportamentos. A maneira como nos

comportamos em uma situação desafiadora, como o diagnóstico da DM, será mediante a percepção que temos da doença, alimentada pelos nossos pensamentos.

Logo, para mudar os nossos hábitos comportamentais, (importante para o controle da DM) devemos prestar atenção aos nossos pensamentos, mudar a forma de pensar e ter consciência da existência dos pensamentos disfuncionais.

Partindo da minha experiência de 25 anos de convivência com a DM e com os meus atendimentos, sei que não é fácil fazer mudanças em nossas vidas. Mesmo as mais simples são incômodas, se tornam complexas e nada pacíficas.

E é difícil quando a mente pede uma coisa e o corpo reage de outra forma, desobedecendo os nossos comandos, na maioria das vezes, como por exemplo: se fartar de comer seu doce predileto, satisfazer aquele desejo momentâneo e depois sofrer as consequências de uma hiperglicemia, com seus sintomas desgastantes.

Somado a isso tudo, ao planejarmos atividades que nos ajudem com as mudanças em nossa rotina para um bom controle da DM, queremos, de imediato, entrar no processo da ação com resultado rápido e ver a transformação.

Entretanto, devemos ter bem claro que os resultados dos nossos hábitos e ações fazem parte do nosso desenvolvimento ao longo de anos, dos quais se exige perseverança e disciplina para que novos comportamentos sejam estabelecidos.

Existe um ditado que diz “quando a gente perde é que a gente ganha”. A realidade é que quando ganhamos algo, de alguma maneira estamos perdendo também. Imagine uma pessoa que se dedicou aos estudos, longas horas dedicadas ao inglês, para conseguir uma colocação profissional na empresa dos sonhos. E chega o dia de uma proposta de trabalho em uma excelente empresa em outro país. Para isso, será preciso deixar seus pais, amigos e namorado.

Entre a alegria de realizar o sonho, surge a dor causada pela sensação de perder algo, em meio ao que acabou de ganhar. A vida funciona assim, quando ganhamos algo, certamente, perdemos algo ao mesmo tempo. Assim é com a diabetes, a diferença está no momento em que decidimos perder para manter um bom controle da doença e, a partir disso, certamente

podermos visualizar o que ganharemos no futuro, com “envelhecer com qualidade de vida, sendo portador de uma doença crônica como a diabetes”.

Eu vivi todos esses anos com uma certeza que me acompanha todos os dias, em cada atendimento que faço, cada projeto que construo, cada montanha que subo, cada movimento em prol de uma vida melhor.

Diariamente, e como você viu sobre a minha história, a diabetes chegou na minha vida sem ser convidada, ainda na minha juventude, no auge da empolgação de uma vida toda pela frente.

Entretanto, mesmo em meio às minhas dificuldades, eu mudei o meu *mindset* em relação à DM, o que me despertou a escolha como profissional de educação em diabetes e saúde mental.

Talvez, se eu não tivesse diabetes, eu não teria escolhido essa profissão. E com a minha fé em Deus, disciplina, recomeços, perseverança e enxergar as possibilidades além das dificuldades com coragem, tudo isso me permitiu chegar aqui e até onde eu ainda quero chegar.

Se você quer resultados positivos, então se lembre de instruir a sua mente sobre o que quer e não sobre o que não quer. Mude um hábito por dia e, quando perceber, esse hábito fará parte de você, de forma inconsciente.

Você pode ser o protagonista da sua história. Faça da sua vida o seu maior espetáculo!

Compartilho uma reflexão de Rubem Alves e o convido a refletir a sua vida a partir de tudo que você leu neste livro, até aqui, a partir desta mensagem.

> Senti o susto na sua voz ao telefone. Você descobriu que está doente de um jeito diferente, como nunca esteve. Há jeitos de estar doente, de acordo com os jeitos da doença. Algumas doenças são visitas: chegam sem avisar, perturbam a paz da casa e se vão. É o caso de uma perna quebrada, de uma apendicite, de um resfriado, de um sarampo. Passado o tempo certo, a doença arruma a mala e diz adeus.
> Tudo volta como sempre foi. Outras doenças vêm para ficar. E é inútil reclamar. Se vêm para ficar é preciso fazer com elas o que a gente faria, caso alguém se mudasse definitivamente para a nossa casa: arrumar as coisas da melhor maneira possível, para que a convivência não seja dolorosa.

"Vai um conselho: sem brincar de Poliana, trate sua doença como uma amiga. Mais precisamente: como uma mestra que pode torná-lo mais sábio. Quem sabe pode até tirar algum proveito da situação?"
(Rubem Alves - A Doença)

Há vida com diabetes

O meu sentimento neste momento é de alegria, pois sei que pude contribuir na sua vida de alguma forma. A você, o meu sincero sorriso e o meu desejo de uma vida longa, saudável e extraordinária daqui para a frente.

Convido você a fazer um desafio mental por 21 dias, colocando em prática tudo aprendido até aqui, substituindo pensamentos e hábitos antigos, por novos hábitos. A dor, pela esperança de dias melhores, o fracasso, por novos sonhos, a palavra "eu não consigo" por "eu já consegui", pois segundo Filipenses 4:13, "tudo posso naquele que me fortalece!".

Gratidão!

Referências

DAMASCENO, M.M. *O existir do diabético.* 1. ed. Fortaleza, Editora: Gráfica LCR. 1997.

Sociedade Brasileira de Diabetes. *Diretrizes da Sociedade Brasileira de Diabetes.* 2017-2018. Rio de Janeiro: 2017.

ZAGURY, L. *Tratamento atual da Diabetes Mellitus.* 1. ed. Rio de Janeiro: Editora Guanabara Koogan, 2009.

Sobre a autora

Elaine Rosa

Psicóloga – CRP 126648. Pós-Graduada em Educação em Diabetes pela Associação Nacional de Educadores em Diabetes (ANBED). Especialização em Fundamentos para a compreensão da Psicoterapia Daseinsanalítica, a Ontologia fundamental de Martin Heidegger e os fundamentos da prática clínica. *Personal & Professional Coach* pela Sociedade Brasileira de Coaching.

Saiba mais sobre meu trabalho, entre em contato comigo por uma de minhas redes sociais.

elainerosapsi

elainerosapsi

elainerosapsi

Ou acesse minha página:
www.elainerosapsi.com.br